健康ライブラリー　イラスト版

失語症のすべてがわかる本

江戸川病院名誉院長　加藤正弘

武蔵野大学大学院
人間社会研究科教授　小嶋知幸

［監修］

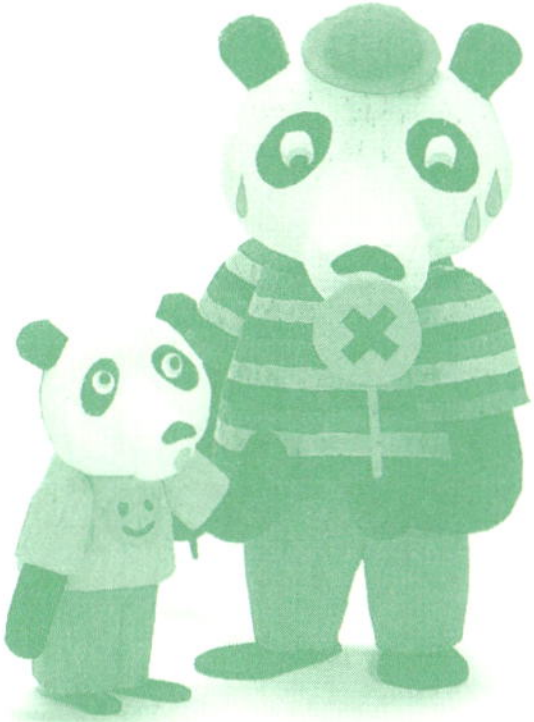

講談社

まえがき

現代を生きる私たちにとって、言葉を使えないことがどれだけの不便を強いられるか、想像してみてください。

働き盛りの人なら、会議に出席して自分の意見を述べる、人の提案を聞き、書類を読むといった活動がいちじるしく制限されます。日常生活でも、回覧板や連絡網、地域のお知らせなど、必要な情報は言葉を介してやりとりされます。言葉を失うと、まず、こうした社会活動に大きな影響が及びます。

また、楽しいこと、感動したこと、そうした思いをほかの人と共有するためにも、少なからぬ言葉の力が必要です。言葉を失うと、自分を表現し、ほかの人と共感し合う喜びもいちじるしく制限されます。

このように、失語症の患者さんは、社会のなかでも、親しい人の間でも、孤立した状態におかれてしまうのです。

さらに、この状況を悪化させるのが、失語症に対する周囲の無理解です。

さまざまな社会保障のなかでも、失語症に対する保障は進んでいません。実際に生じる困難が大きいのに、身体のマヒなどに比べて、障害度が低く認定されているという問題もあります。

また、医療の現場でも、失語症に関する知識がゆきわたっていないために、間違った対応がなされているケースがまだあります。患者さんやその家族が、十分な説明を受けられないために、無用な混乱や負担を強いられていることが少なくありません。

本書は、失語症の患者さんやその家族に、「すぐにでも役立つ」ことを目指しました。発症後まもなくのころから知っておきたいこと、検査、治療、家族の対応のしかたについて順番に説明しています。

特に、患者さんとのコミュニケーション法については、多くのページを使っています。最初に述べたことと矛盾するようですが、適切な言語訓練が行われ、コミュニケーション法を身につけた患者さんは、時に周囲の人を驚かすほどに豊かな表現力を発揮します。

ただし、これは患者さんが一人でできることではありません。患者さんの言わんとすることを周囲の人が読みとる、まさに二人三脚のコミュニケーション法です。この本が、患者さんとご家族にとってより豊かなコミュニケーション法への一助となれば、これほどうれしいことはありません。

江戸川病院名誉院長　加藤正弘
武蔵野大学大学院人間社会研究科教授　小嶋知幸

失語症のすべてがわかる本

もくじ

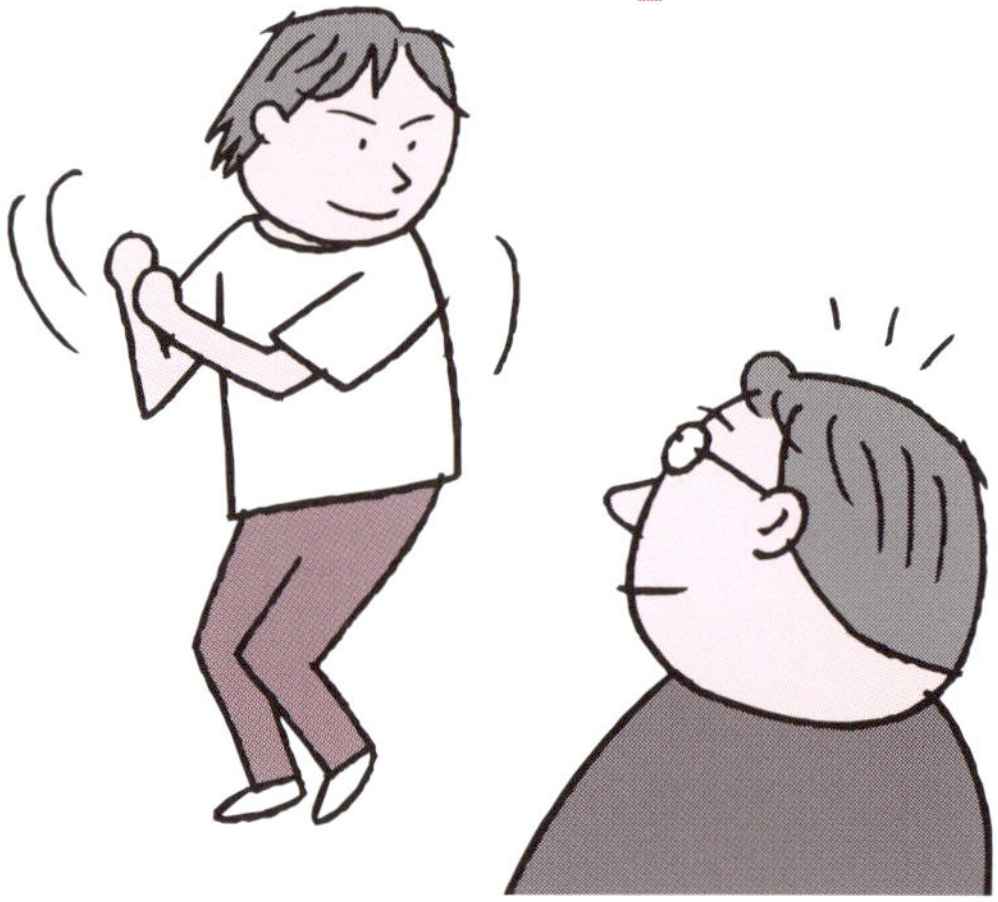

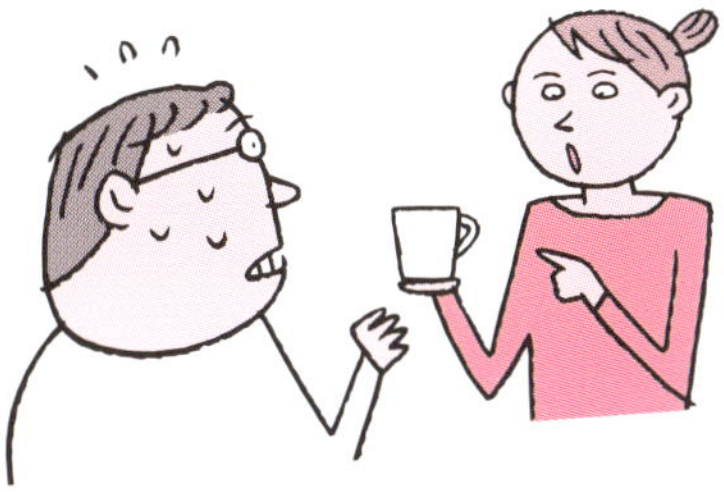

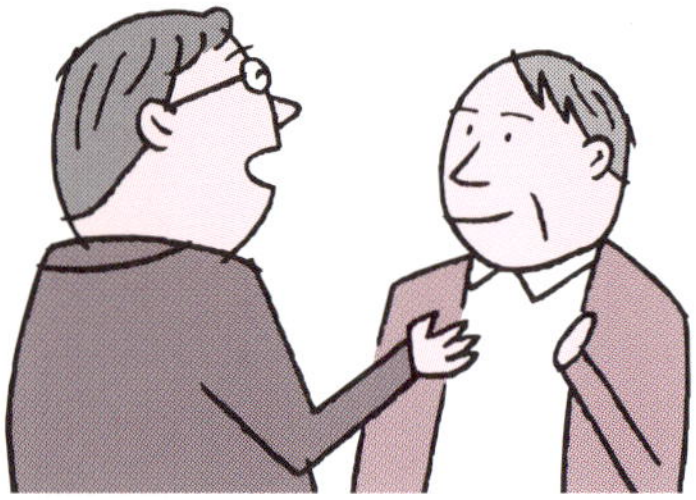

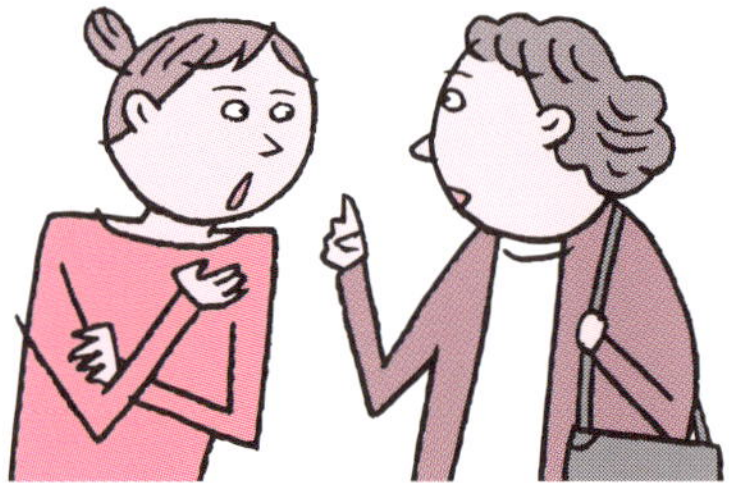

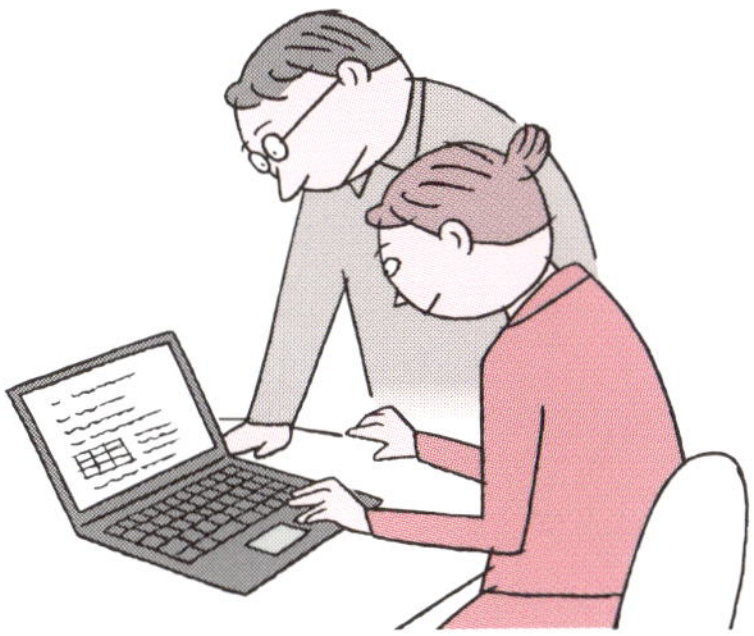

失語症について、どのくらい知っていますか？

まずは、失語症について正しく理解しているかをチェック！

Q1では、失語症の患者さんの特徴がわかっているかどうかをみます。Q2では、失語症についての理解度を調べます。

Q1 この4人のなかに、失語症と診断された人がいます。どの人かわかりますか？

1 なめらかにペラペラと話すAさん

2 紙に絵を描いているBさん

3 とぎれとぎれに話すCさん

4 五十音表を指し示すDさん

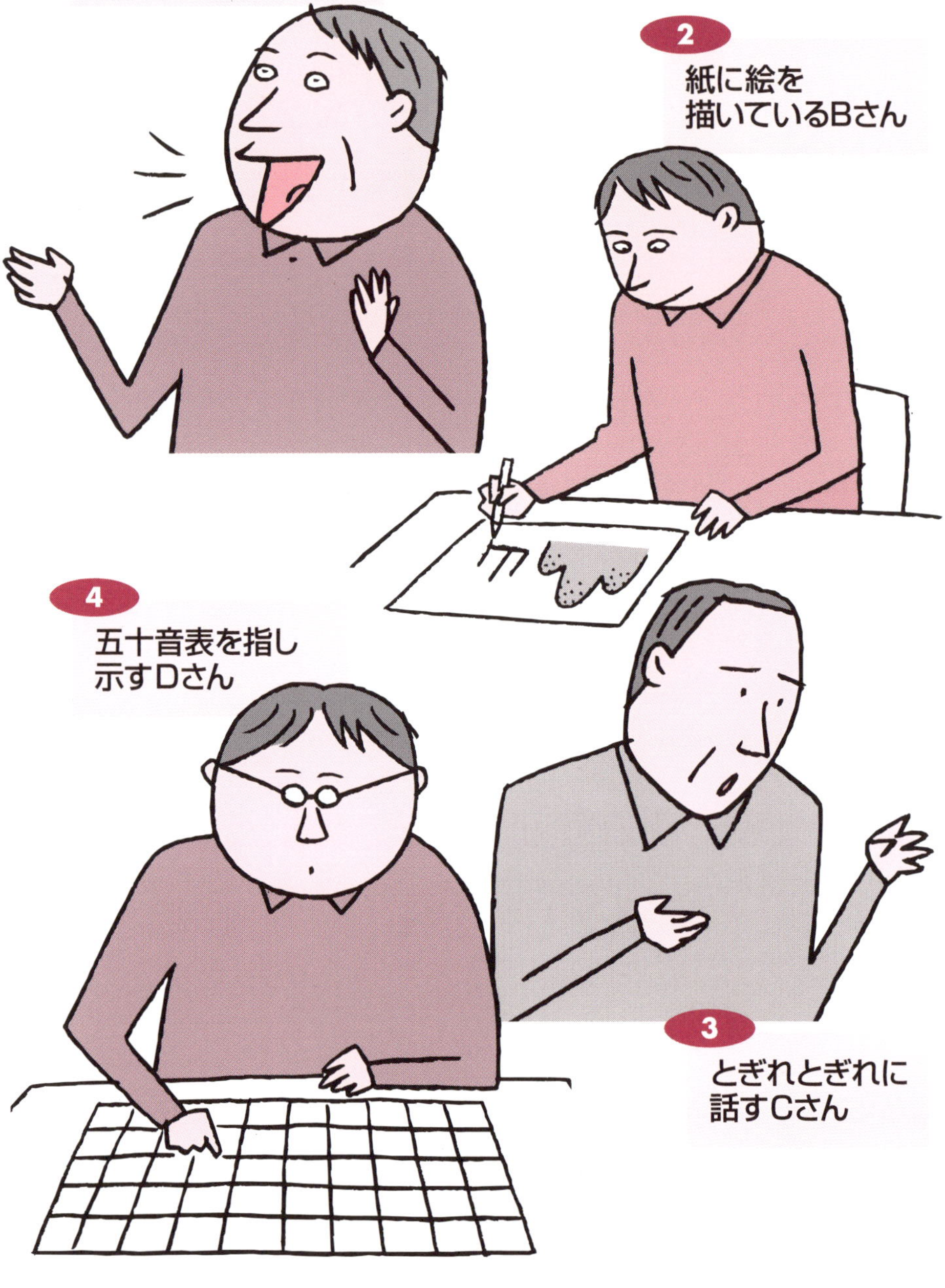

Q2 次の5つの文章、正しいか間違っているか、○×で答えてください。

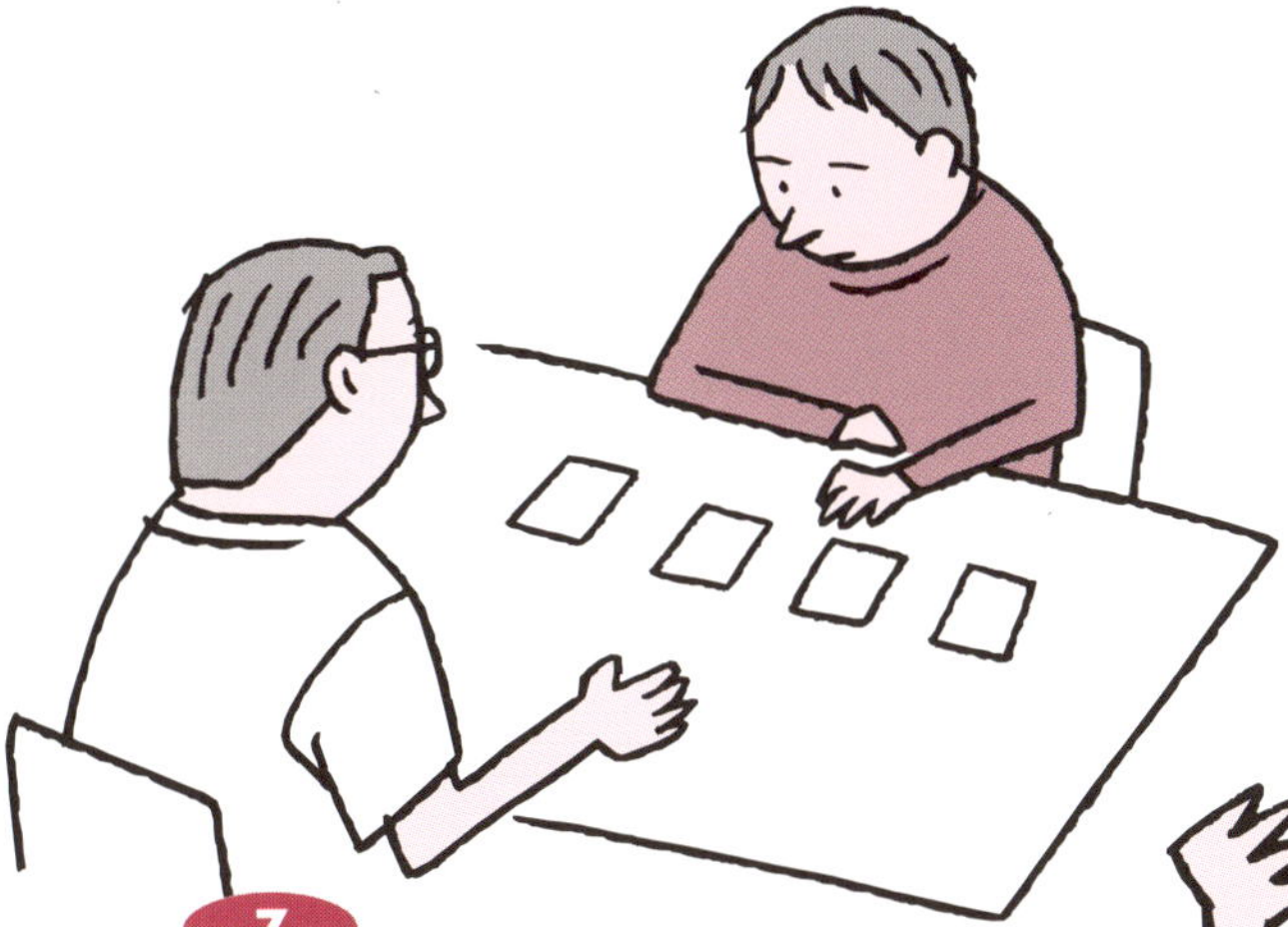

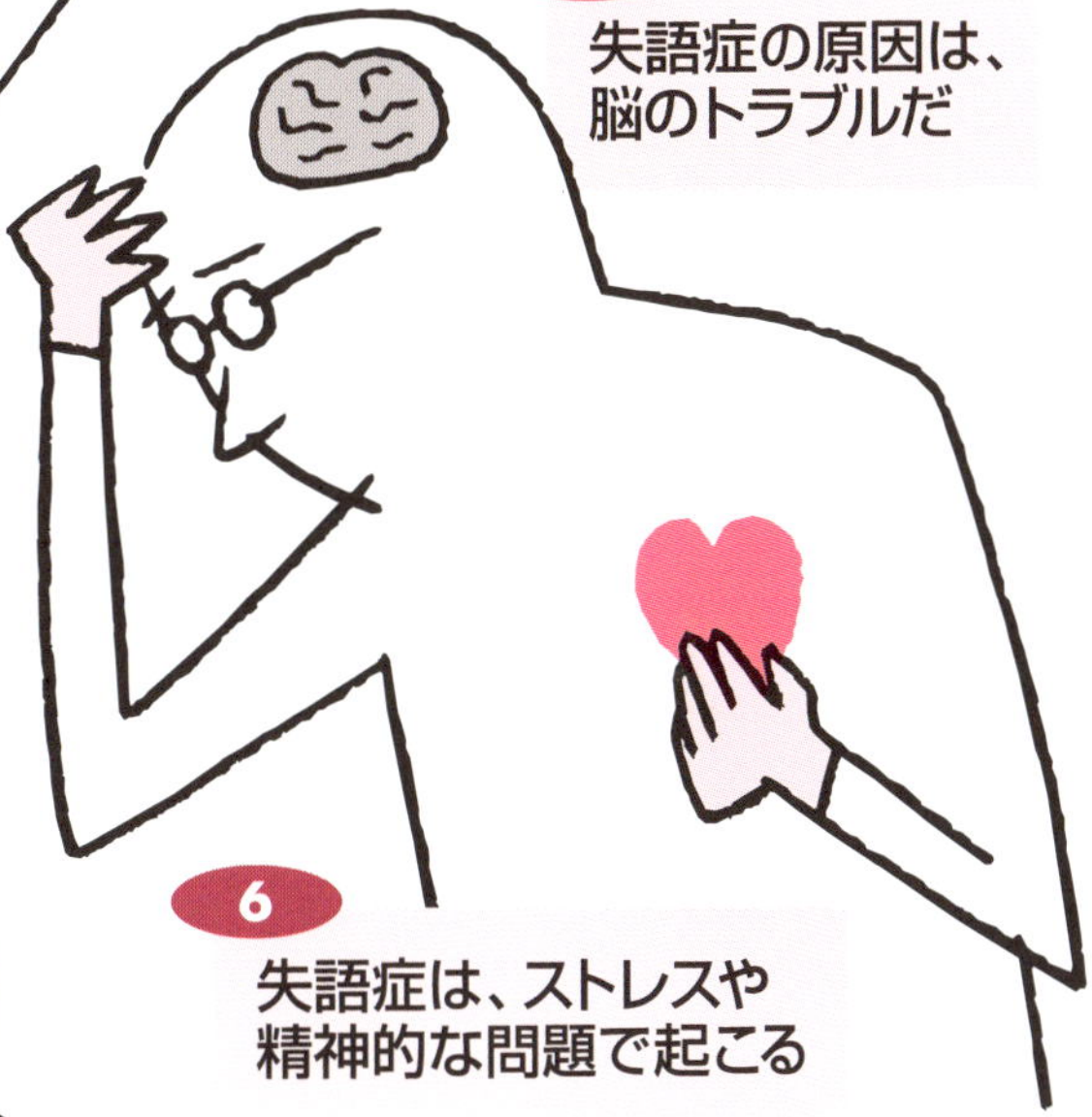

5

失語症の原因は、脳のトラブルだ

6

失語症は、ストレスや精神的な問題で起こる

7

失語症になると人とのコミュニケーションは困難だ

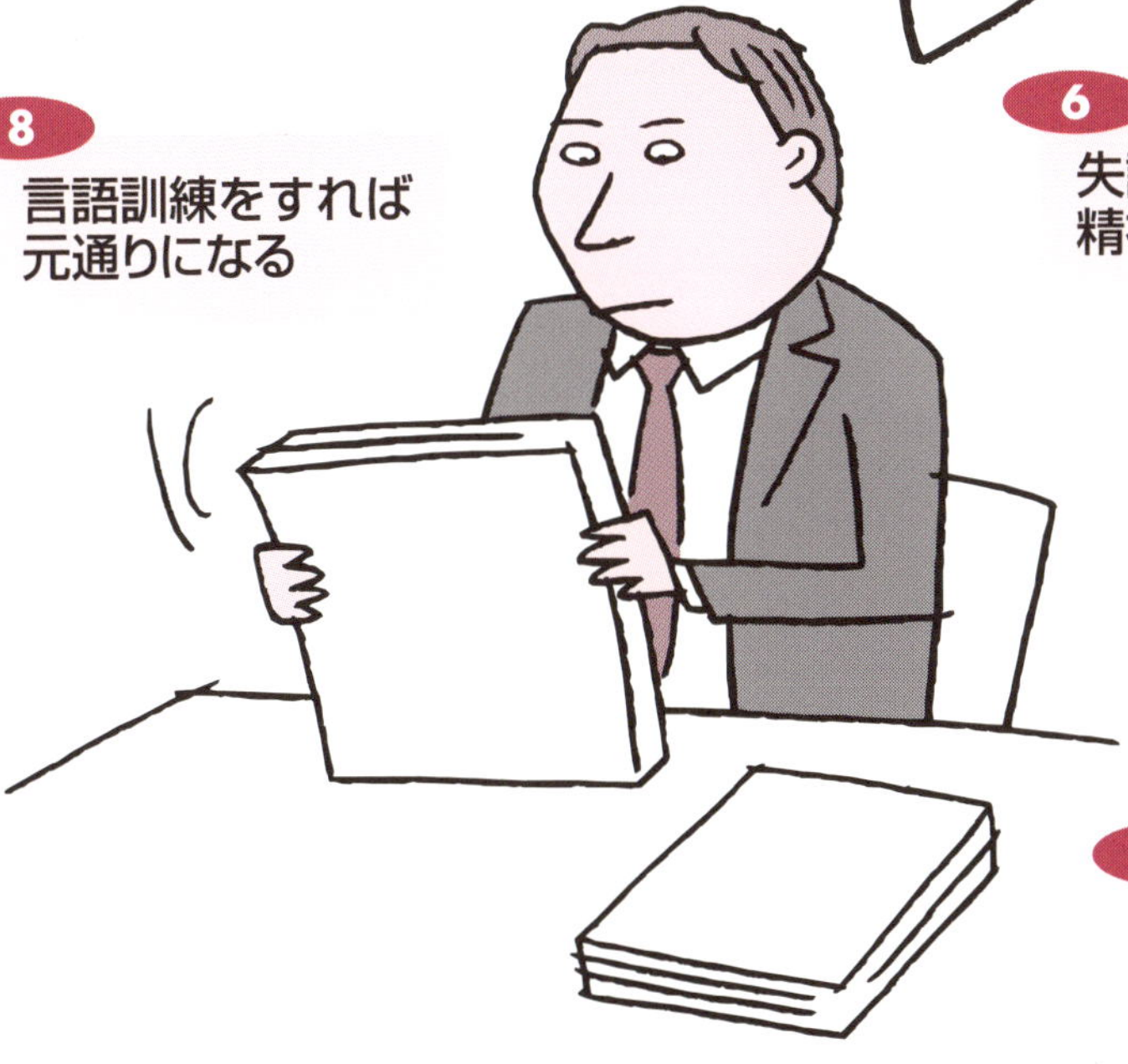

8

言語訓練をすれば元通りになる

9

仕事は、もう無理だ

←答えは8ページ

Q1の答え

この４人のなかで、失語症ではないといえるのは、じつはDさんだけ。
Aさん、Bさん、Cさんはそれぞれタイプの違う失語症の可能性があるのです。

1 Aさんは失語症の可能性があります。

失語症には、話している言葉は正しくないものの、自然な発音で流ちょうに話すことができるタイプがあります。ちょっと聞いただけでは失語症とわかりません。

2 Bさんは失語症の可能性があります。

言葉が話せなくても、言いたいことを絵や漢字で書いて伝えることができる失語症の患者さんはたくさんいます。

3 Cさんは失語症の可能性があります。

失語症によって言葉がスムーズに出てこないことがあります。ただ、失語症以外にも、声を出す器官にマヒが起こって、なめらかに話せない可能性もあります。

4 Dさんは失語症の可能性はあまりありません。

失語症が起こってすぐの患者さんは、言葉を頭の中でまとめることができないため、五十音表を見せられても、言葉をつづることはできません。

Q2の答え

失語症について正しく理解しておかないと、
思わぬことで患者さんを傷つけたりすることがあります。

5 ○

失語症の原因の大半は、脳出血や脳梗塞《のうこうそく》、ケガによって脳の働きが損なわれることです。

6 ×

よく誤解されていることです。失語症は心の問題とは関係ありません。

7 ×

言葉以外のことを活用して、コミュニケーションをとることができます。

8 ×

回復の度合いは、障害された脳の範囲や患者さんの状態によってさまざまです。

9 ×

元の職場に復帰するほか、いろいろな形で仕事に戻る患者さんもいます。

1

失語症とは
これだけは知っておきたい

失語症とは、どのような後遺症なのでしょうか。
患者さんがどのような状況におかれているのか、
どんなことに気をつければよいのか、
最初に知っておきたい基礎知識を紹介します。

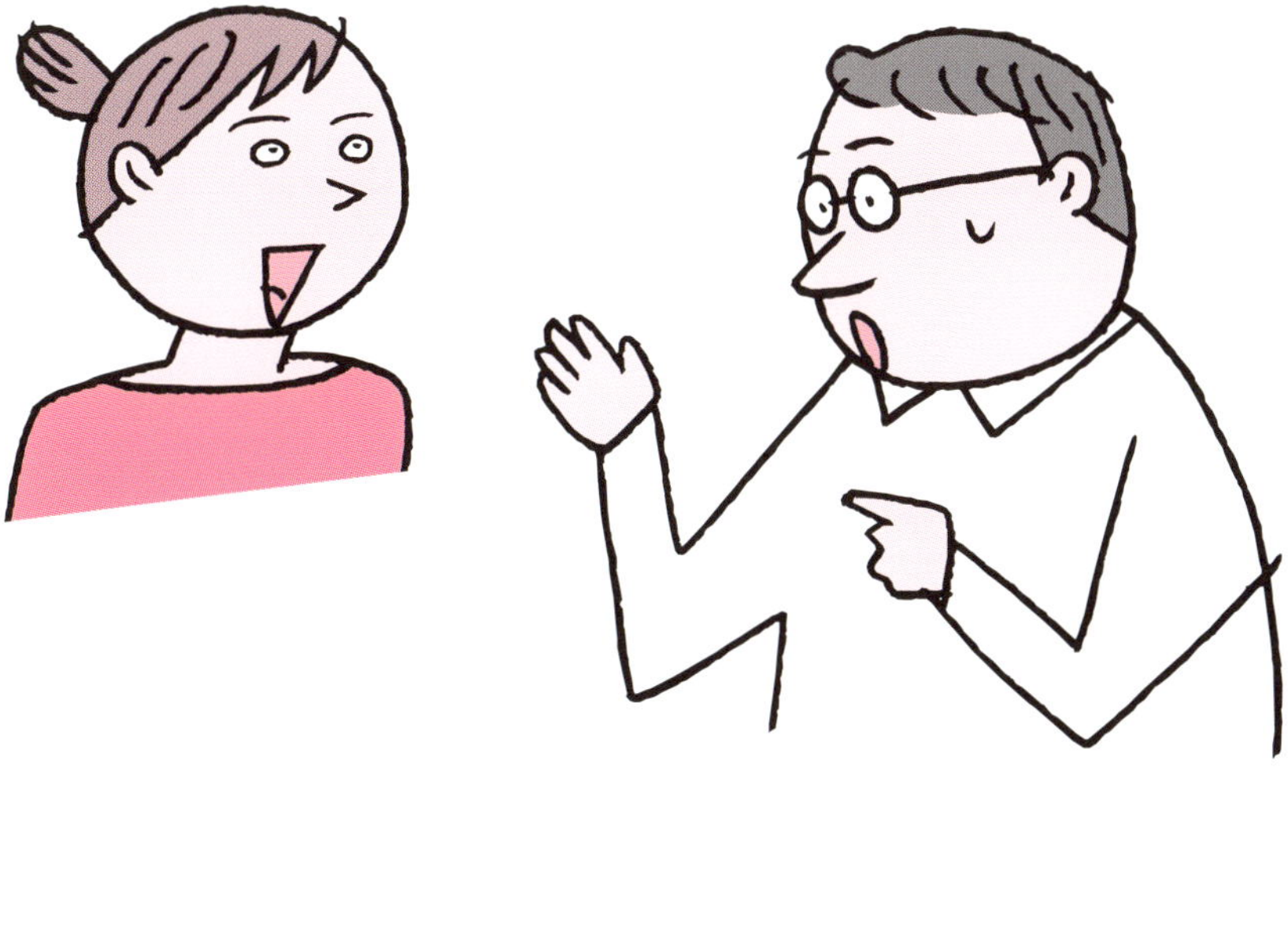

ストーリー①

たいへん！お父さんが倒れた!!

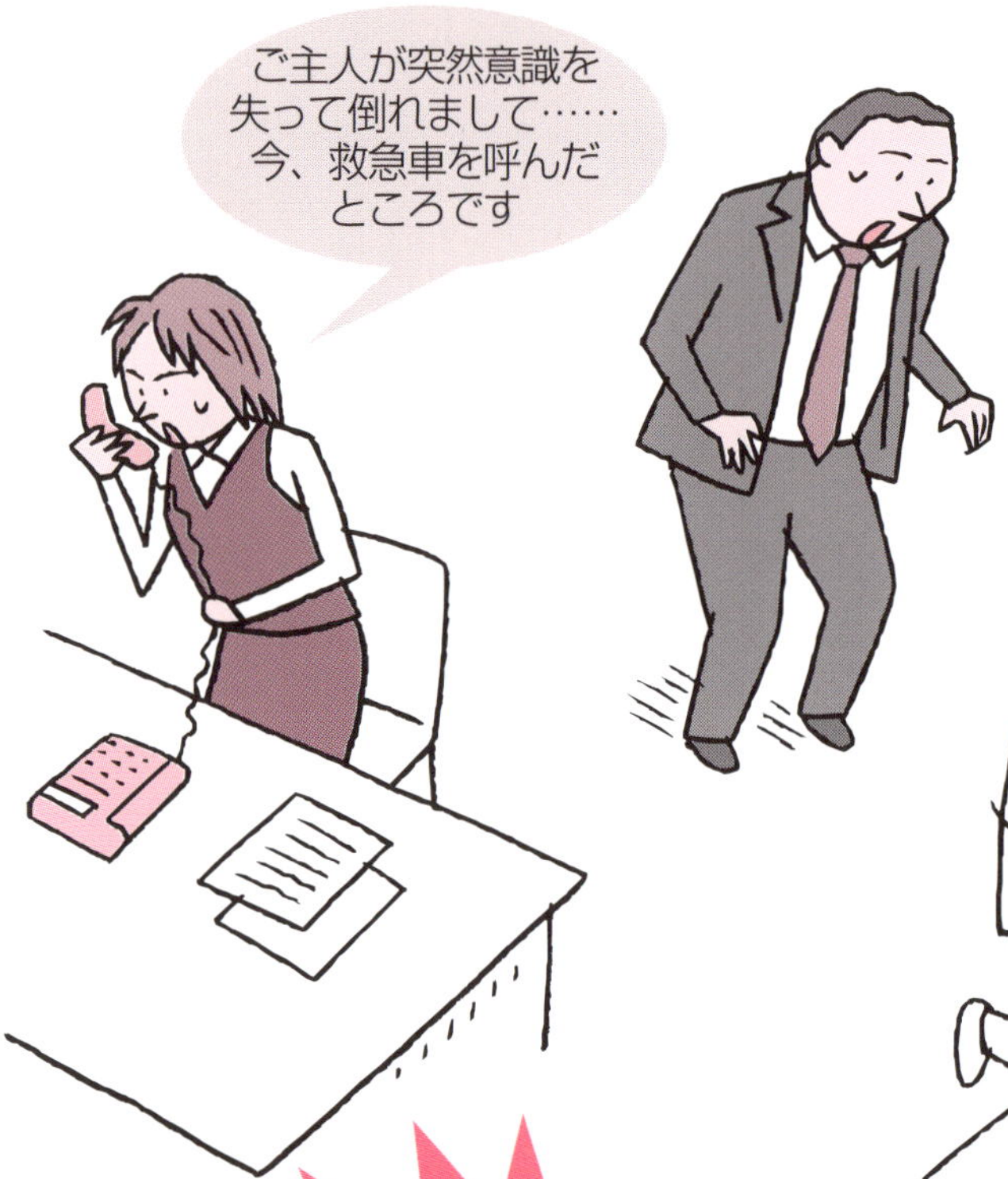
ご主人が突然意識を失って倒れまして……今、救急車を呼んだところです

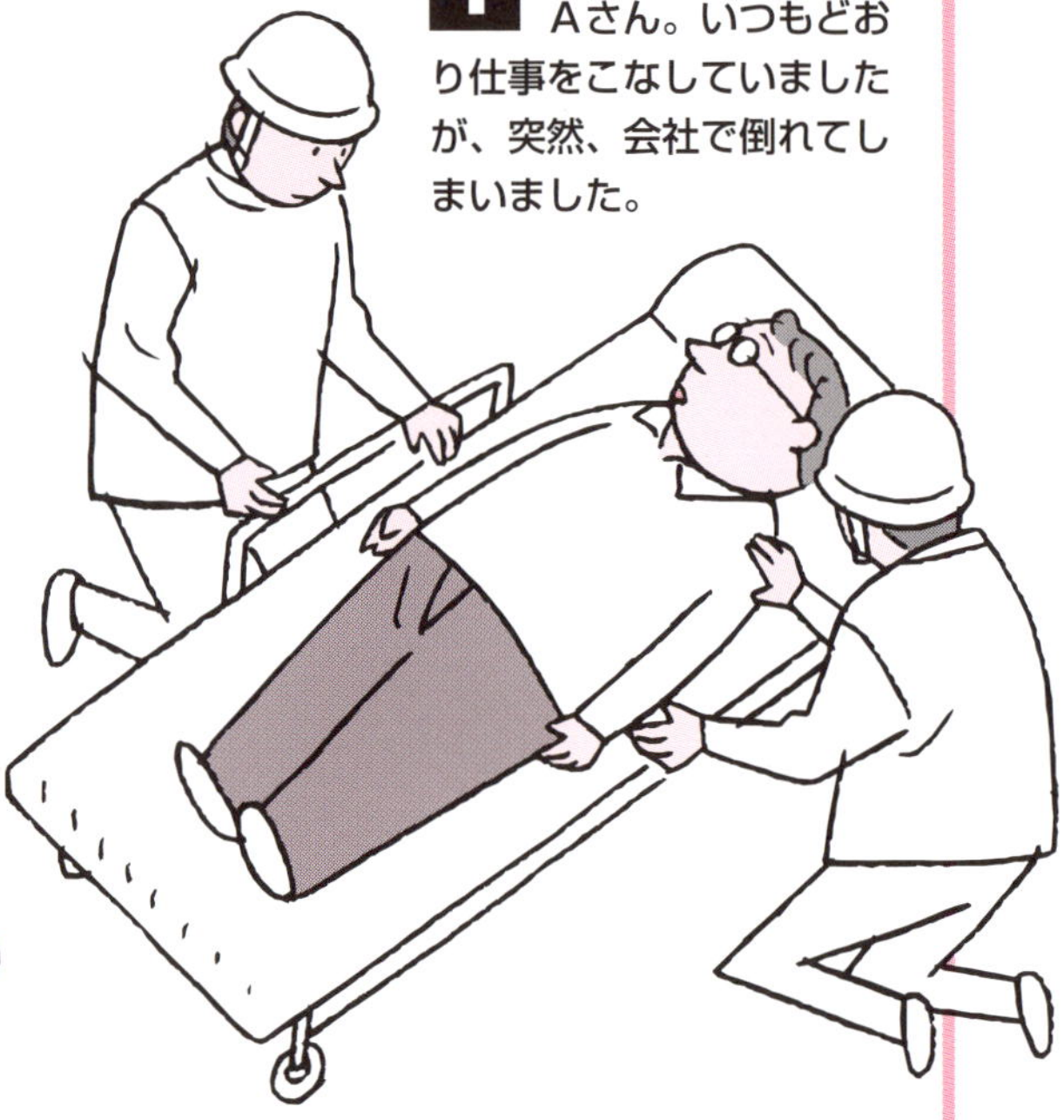

1 朝、元気に出勤したAさん。いつもどおり仕事をこなしていましたが、突然、会社で倒れてしまいました。

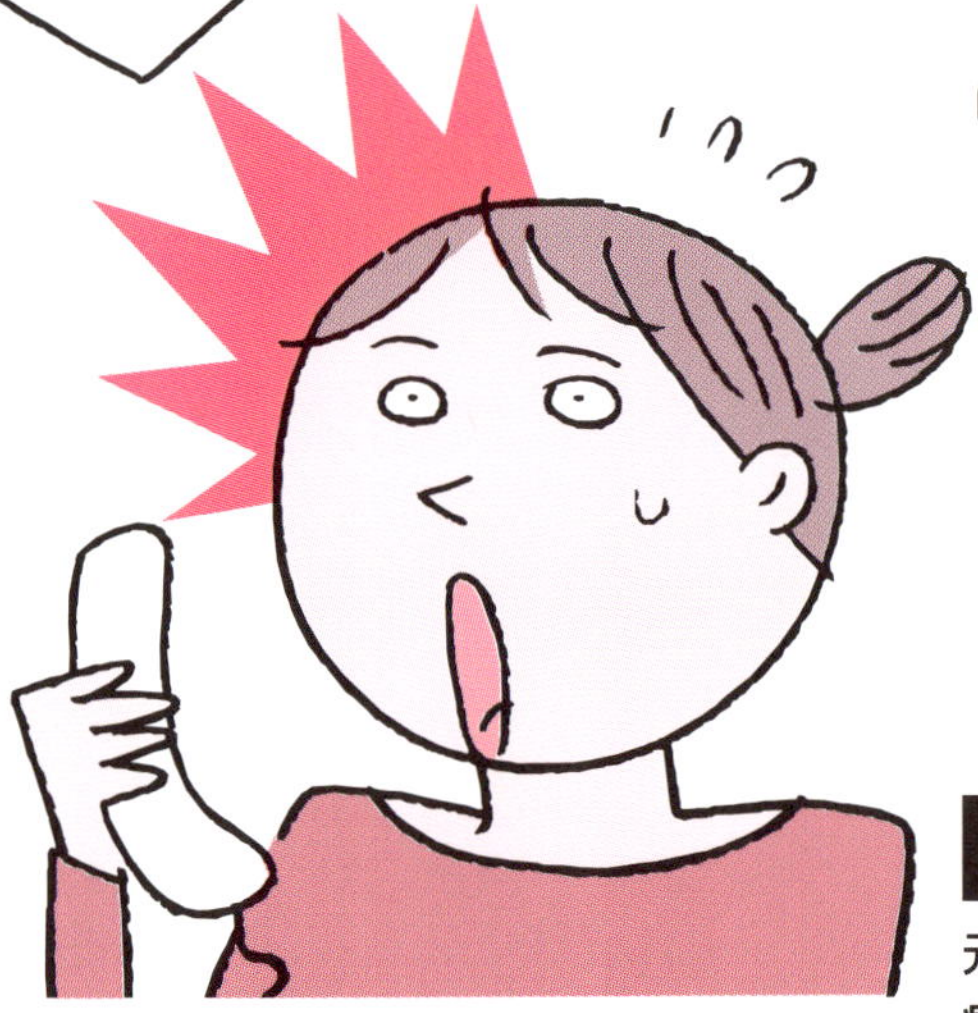

2 連絡を受けた奥さんはビックリ。「朝はあんなに元気だったのに……」。急いで病院へ駆けつけます。

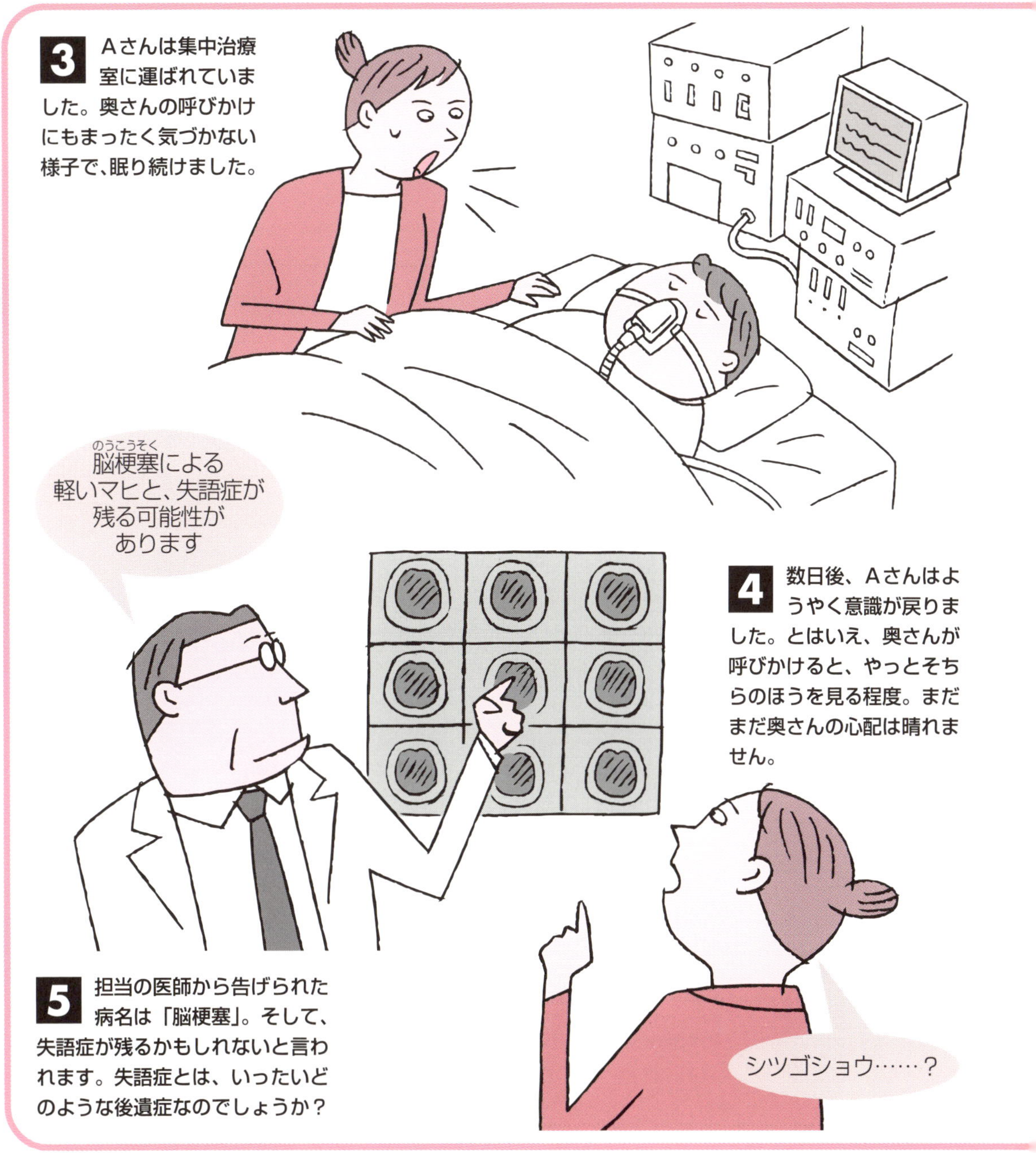
3 Aさんは集中治療室に運ばれていました。奥さんの呼びかけにもまったく気づかない様子で、眠り続けました。
4 数日後、Aさんはようやく意識が戻りました。とはいえ、奥さんが呼びかけると、やっとそちらのほうを見る程度。まだまだ奥さんの心配は晴れません。
5 担当の医師から告げられた病名は「脳梗塞」。そして、失語症が残るかもしれないと言われます。失語症とは、いったいどのような後遺症なのでしょうか？
脳梗塞《のうこうそく》による軽いマヒと、失語症が残る可能性があります
シツゴショウ……？

なぜ起こる?

脳卒中やケガで脳に障害が起こる

脳卒中の後遺症というと、身体のマヒが思いうかびますが、失語症とは、いわば言葉の働きがマヒした状態。脳の中の言葉をになう部分に障害が起こり、言葉を自由に使うことが苦手になってしまうのです。

脳の言葉をつかさどる部分が障害される

私たちの脳には、言葉の働きをつかさどる部分があります。そこが障害を受けると、言葉を理解したり、自分の気持ちや考えを言葉で表現したりすることがむずかしくなります。これが「失語症」です。失語症になると、聞く、話す、読む、書く、計算するなどの言葉を使った働きがうまくいかず、さまざまな不都合が生じてきます。

失語症の原因の九〇パーセント以上は、脳卒中で脳の働きが損なわれることにあります。脳卒中の患者さんの多くは中高年のため、失語症の患者さんも中高年に多くみられます。

原因の大半が脳卒中

脳に後遺症を引き起こす病気はいろいろあります。こうした病気が、特に言語をつかさどる部分に起こると、失語症を招きます。

90.7%

脳血管障害（脳卒中）

脳に酸素や栄養を運ぶ血管に異常が起こる病気は、脳血管障害、いわゆる脳卒中と呼ばれます。具体的には、3つの病気があります。

- **脳出血**……………… 脳の血管が、動脈硬化のためにもろくなって破れ、出血する。すると、脳が圧迫されたり破壊されて血液が送られないため、働きが妨げられる
- **くも膜下出血**…… 脳の表面にある太い動脈にできたこぶ（動脈瘤《どうみやくりゆう》）が破れ、脳を包むくも膜の下に出血する。血管が細くなり（れん縮《しゆく》）、血流が不足して脳の広い範囲が障害される
- **脳梗塞**……………… 心臓やほかの場所でできた血液のかたまりが流れてきたり、脳の血管自体が動脈硬化を起こしたために、脳の血管が詰まって血流がとどこおる。閉塞部分より先は、血液が不足して脳梗塞となる

ケガや腫瘍も原因になる

交通事故による頭のケガや脳腫瘍などで、言語をつかさどる脳が傷つくと、後遺症として失語症が起こることがあります。

このような場合、患者さんの年齢はさまざまです。

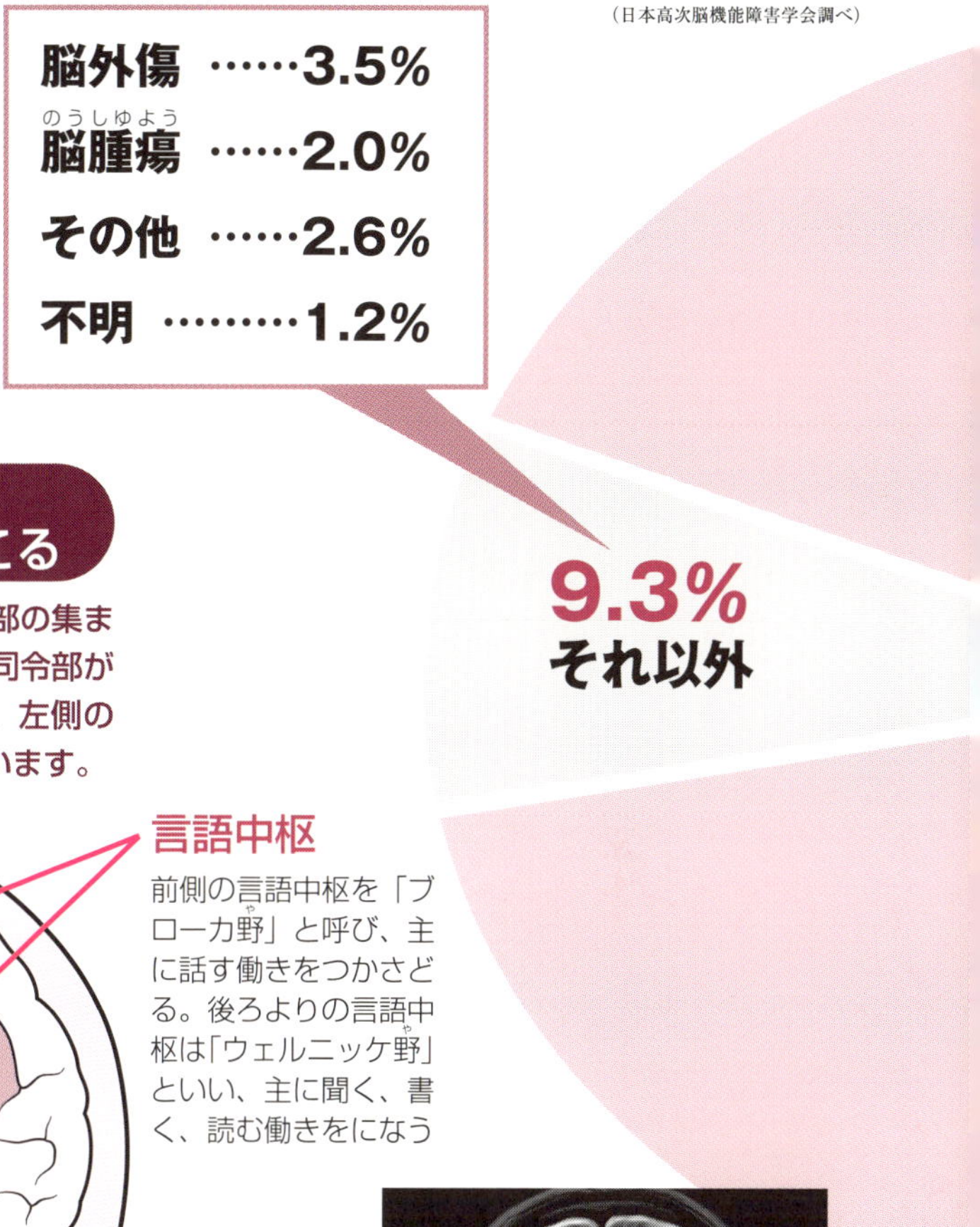
（日本高次脳機能障害学会調べ）
脳外傷 ……3.5%
脳腫瘍《のうしゆよう》 ……2.0%
その他 ……2.6%
不明 ………1.2%
9.3%
それ以外

脳の中でも言語をつかさどる部分が傷つくと起こる

脳は、全身のさまざまな働きを管理する司令部の集まりです。このうち、言葉に関する働きをになう司令部が集中しているところが「言語野《げんごや》（言語中枢《げんごちゅうすう》）」で、左側の大脳に、2ヵ所に分かれてあることがわかっています。

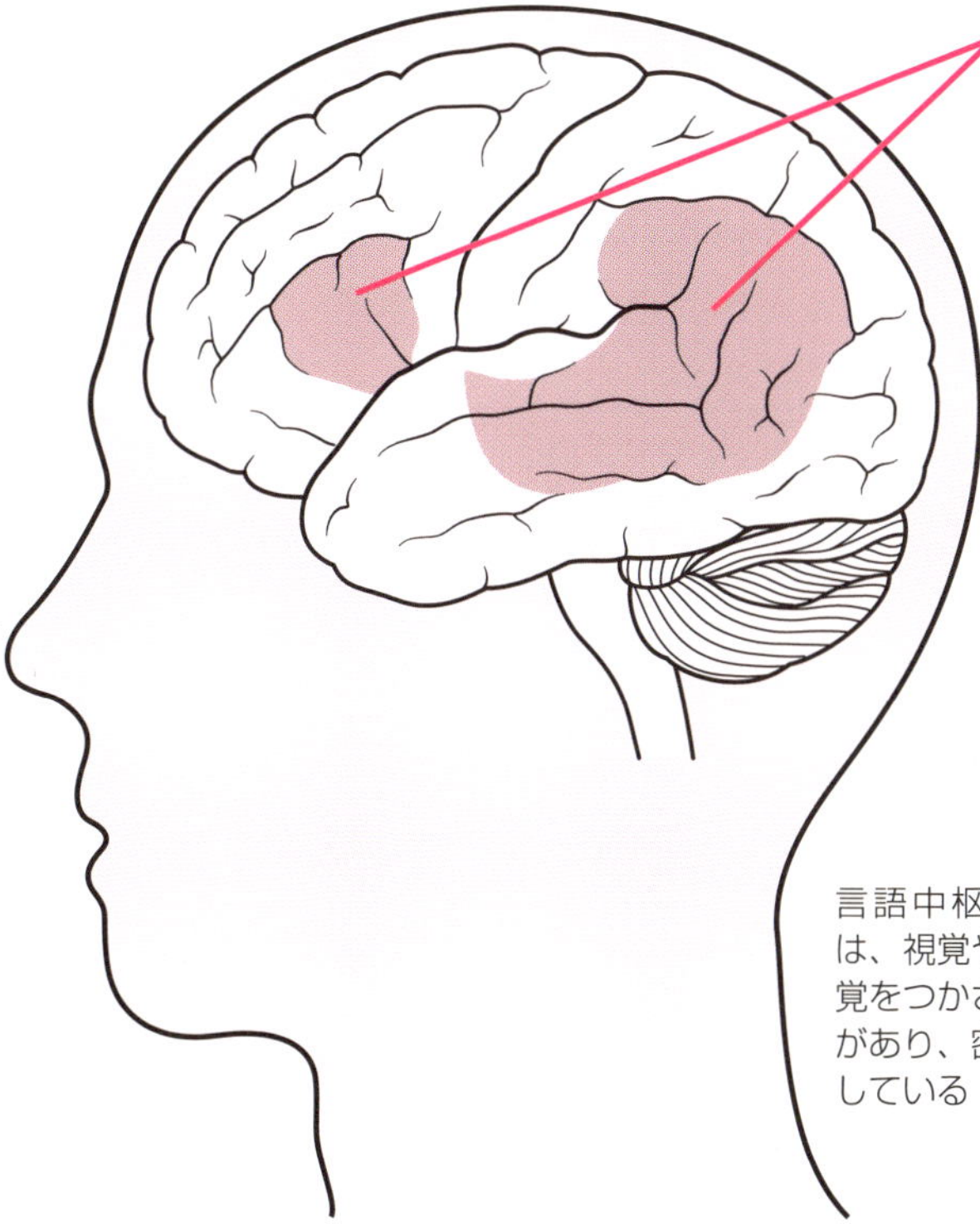

言語中枢

前側の言語中枢を「ブローカ野《や》」と呼び、主に話す働きをつかさどる。後ろよりの言語中枢は「ウェルニッケ野《や》」といい、主に聞く、書く、読む働きをになう

言語中枢の周りには、視覚や聴覚、知覚をつかさどる部分があり、密接に連携している

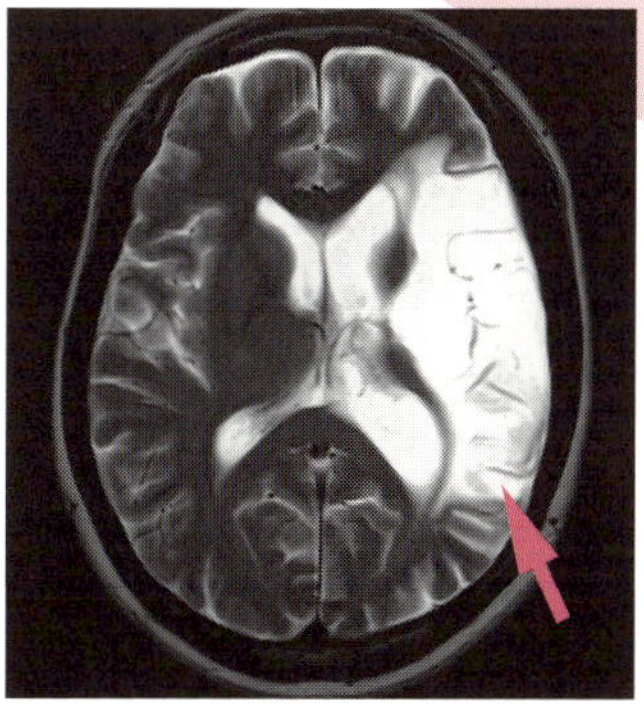

脳梗塞のために、失語症になった患者さんのMRI写真（向かって右が左脳を示す）。左脳の中ほど、言語中枢をふくむ部分に病巣がある（矢印部分）

どんな状態なの？

言葉のわからない国にほうり出されたようなもの

失語症というと、話せなくなるだけだと思っている人が多いようですが、その限りではありません。相手に伝えることができない、聞きとれない、読めない、といった具合に、言葉を使った働きのすべてがうまくいかなくなってしまいます。

外国旅行をイメージするとわかりやすい

外国で言葉が通じない状態は失語症とよく似ていると考えられています。

言葉には、大きく6つの働きがありますが、失語症の人には、そのどれもがむずかしく感じられます。

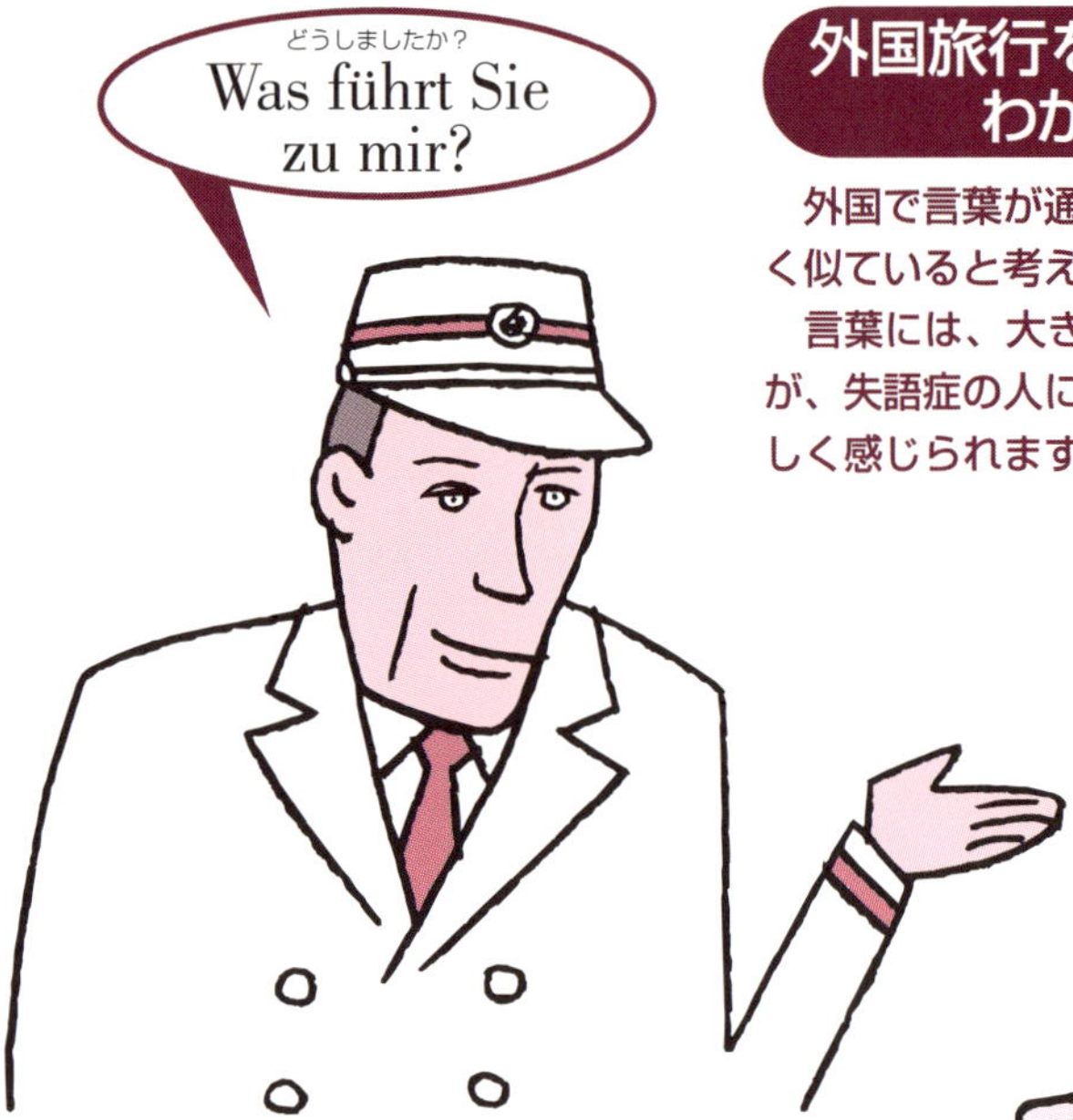

Was führt Sie zu mir?《どうしましたか？》

言葉はわからなくても、「質問されているな」など状況を判断したり、相手の表情を読みとったりすることはできる

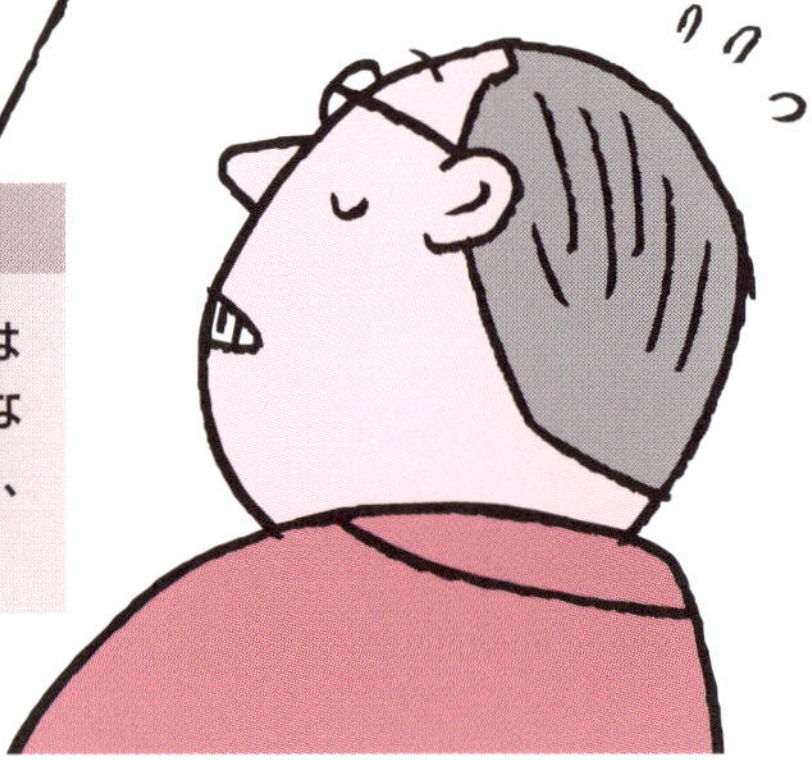

①聞きとれない

相手が何か言っていることは聞こえますが、言葉がわからないので、何と言っているのか、理解することができません。

②話せない

相手に伝えたいことや自分の考えがあるのに、それを相手にわかるようにスラスラと言うことができません。

失語症のなかには、なめらかに話せるのですが、言葉のつながりや文の意味がおかしいタイプがあります。この場合も、相手に意味が伝わらず、厳密には話せていることにはなりません。

③相手の言ったことを繰り返せない（復唱できない）

相手の言っていることが音としては聞こえますが、文字通り「耳慣れない」ため、そのまま繰り返して言うことがむずかしくなります。

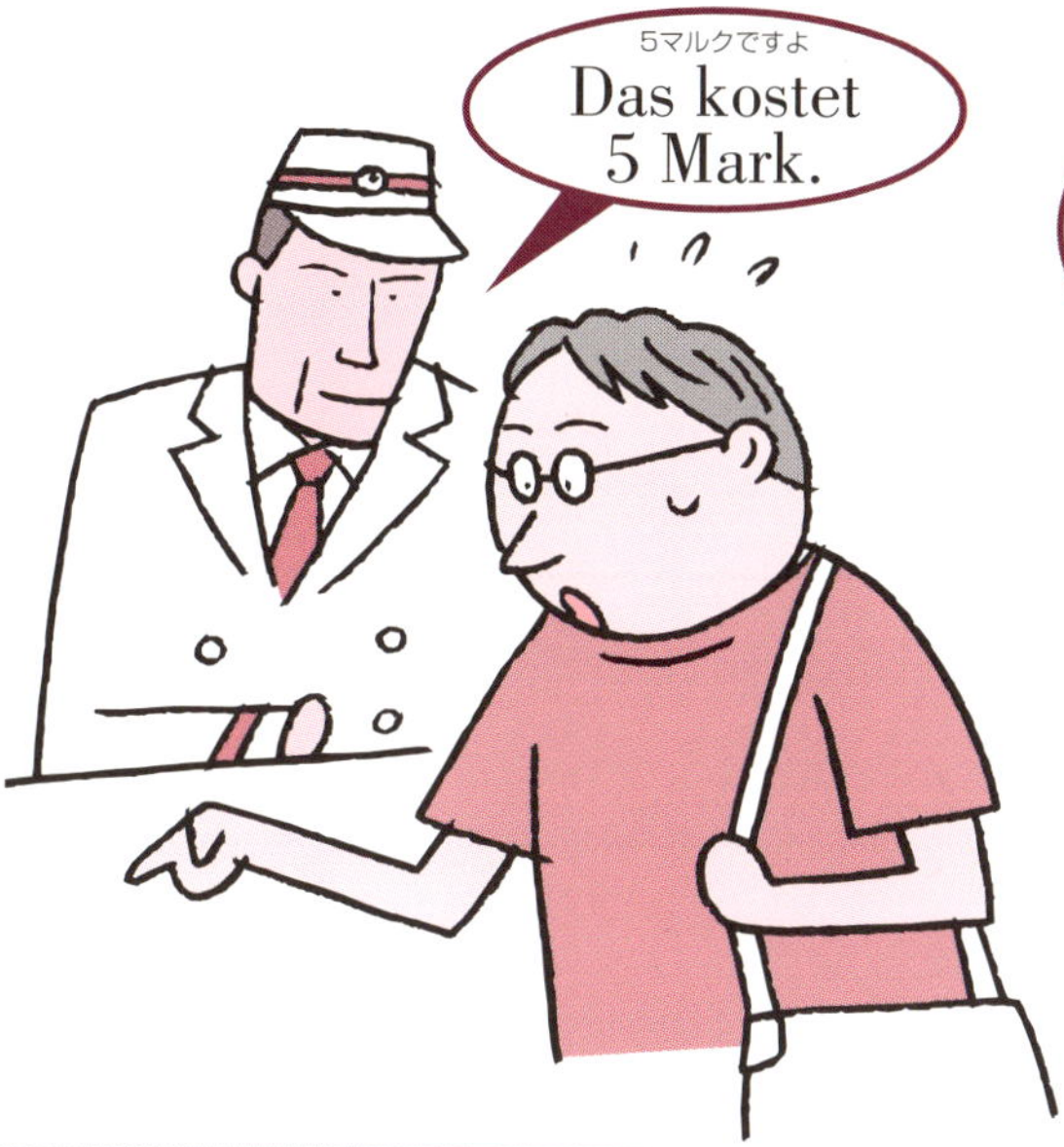
5マルクですよ
Das kostet 5 Mark.

トイレを示すマークなど、意味のある記号や図形は、わりと理解することができる

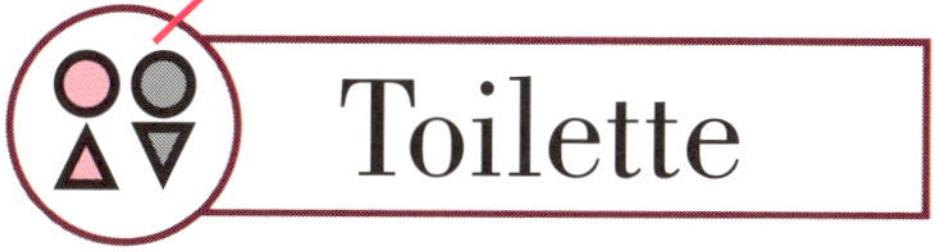
Toilette

④読めない

視力に問題があるわけではないので、文字を見てとることはできますが、書いてあることを音読したり、意味をつかむことが苦手になります。

患者さんのもどかしい気持ちを理解して

失語症がどのような状態なのか、健康な人にはとてもイメージしにくいものです。それほど、私たちはふだんあたりまえのように言葉に頼って生活しているのです。

失語症は、言葉のまったくわからない外国へほうり出されたような状態です。相手の言葉は理解できず、自分の希望を伝えることもできません。そのもどかしさは、容易に想像できるでしょう。

しかも、失語症の患者さんには、住み慣れた場所が突然外国のように感じられるのですから、そのショックは、たいへんなものです。いちばんつらいのは、患者さんだということを忘れないでください。

⑤ものの名前が言えない（呼称できない）

「どんなものか」「何のためのものか」など、もののイメージはあるのですが、言葉で説明したり、名前で呼ぶことができません。

たとえば、「電車に乗るために、目的地まで買わなければならない」とわかっていても、「キップ」と言うことができない

⑥計算できない

数字の意味がわからなくなることは少ないのですが、数式や九九などは言葉の一種のため、足し引き、掛け算、割り算などの計算ができなくなります。

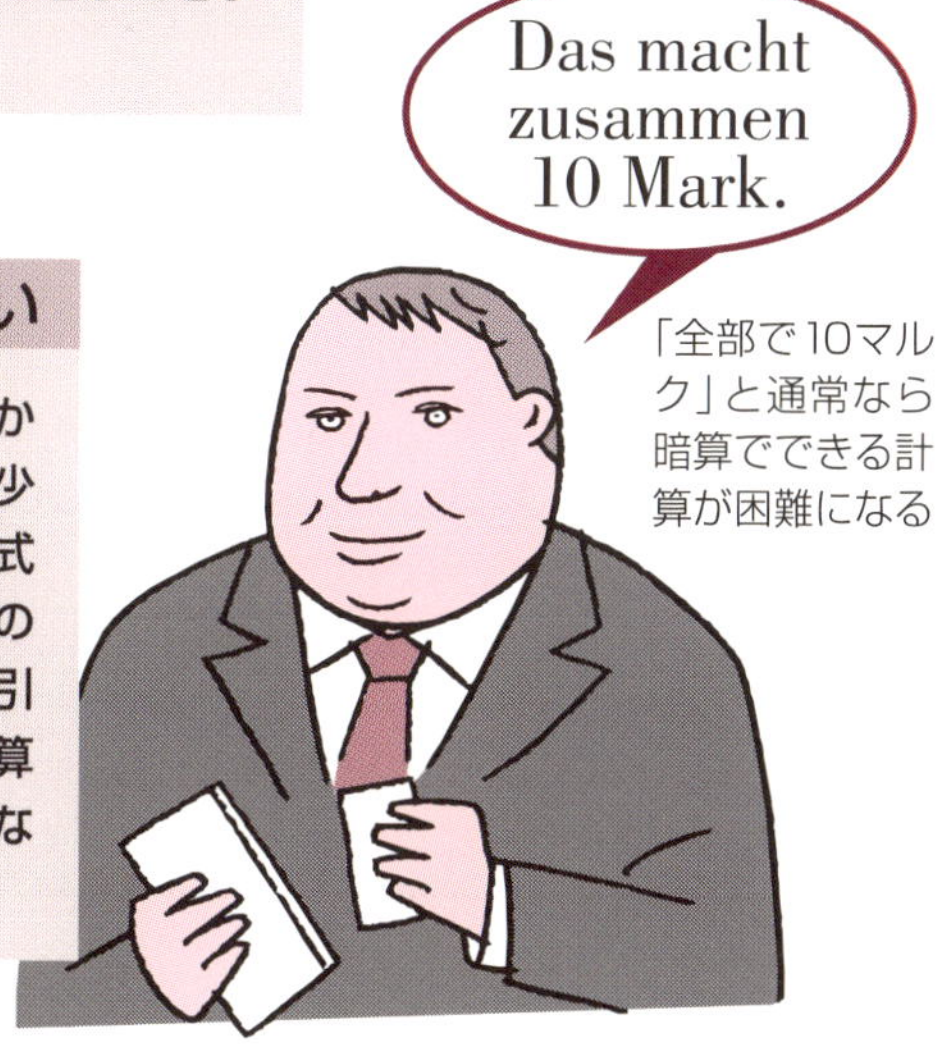
Das macht zusammen 10 Mark.

「全部で10マルク」と通常なら暗算でできる計算が困難になる

言葉を忘れてしまうの?

言葉の引き出しが混乱する

失語症の患者さんに初めて接した人は、「言葉を忘れてしまったようだ」と感じるようです。
しかし、正確には「たくさんある言葉を早く、適切にとり出すことができなくなった」状態なのです。

言葉を覚えるときに意味も学んでゆく

言葉を覚えるということは、その言葉が指し示す「もの」がどのようなものかを同時に学ぶことでもあるのです。

●言葉とものの結びつきから意味を学ぶ

たとえば、小さな子どもは「ブーブ（車）」にいろいろな形のものがあることを、親とのコミュニケーションで学びます。このとき、子どもは言葉を覚えるとともに、形や色、大きさが異なっていても、すべては「同じもの」だということを学んでいるのです。

外見が少しぐらい異なっていても「同じもの」だと感じることが、脳の中に「言葉の意味」をつくりだしていきます。

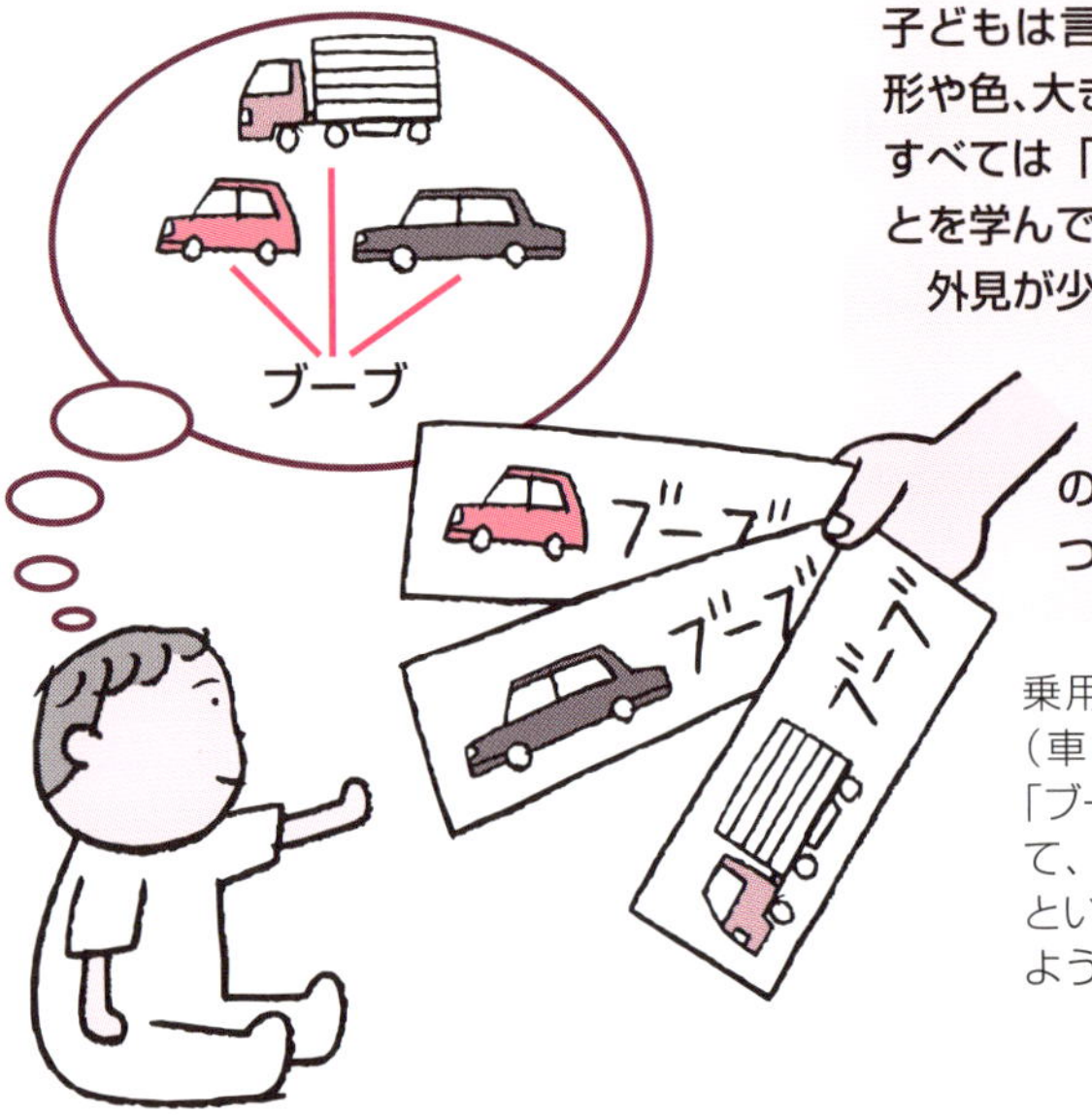

乗用車もトラックも「ブーブ（車）」の仲間と学ぶことで、「ブーブ」とは、「中に人が乗って、道路を速く走れる乗り物」というように、意味を理解するようになる

●言葉と意味の数が増える

成長するにつれて、脳の中には何千、何万という言葉と意味の対応ができてきます。

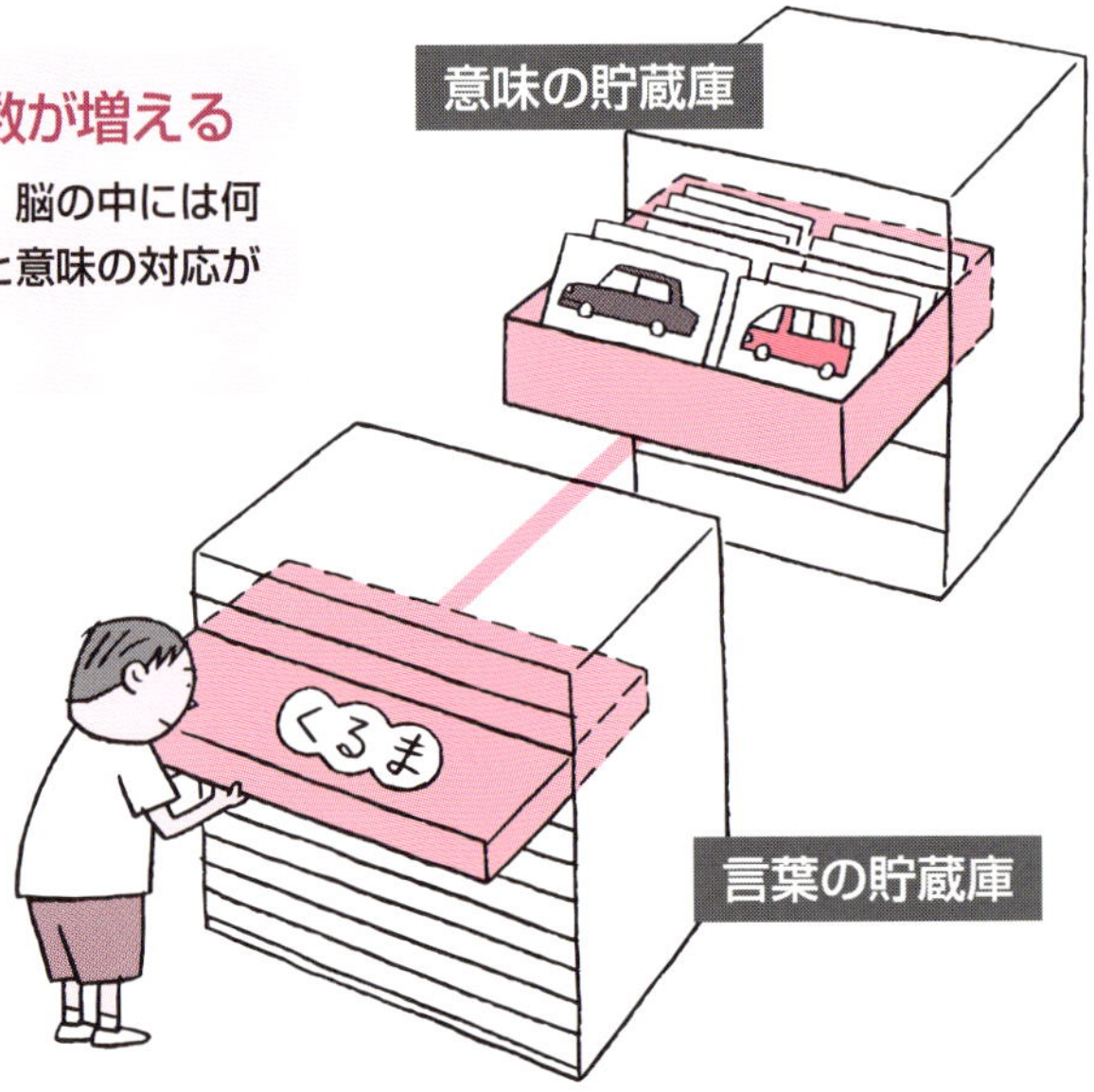

脳の中に、言葉の貯蔵庫と意味の貯蔵庫がつくられる。2つの貯蔵庫には無数の引き出しがついていて、それらが相互につながっているため、言葉の引き出しから意味の引き出しへたどりつくことができる

失語症では言葉と意味のつながりが混乱する

失語症になると、言葉の貯蔵庫と意味の貯蔵庫の結びつきが混乱してしまいます。すばやく言葉を選び出すことができなくなったり、言葉を聞いても意味をつかめなくなったりします。

●頭の中には、言葉も意味も残っている

多くの場合、言葉の貯蔵庫も意味の貯蔵庫も残っているのですが、一つひとつの意味の引き出しに正しく対応する言葉の引き出しを、すばやく探すことが困難になります。そのため、言葉が何も出てこなかったり、「テレビ」と言いたいのに「メガネ」と間違えて言ったりするのです。

意味が思い浮かび、それに対応する言葉があるはずなのもわかるのに、正しい言葉を思い出すことができなくなる

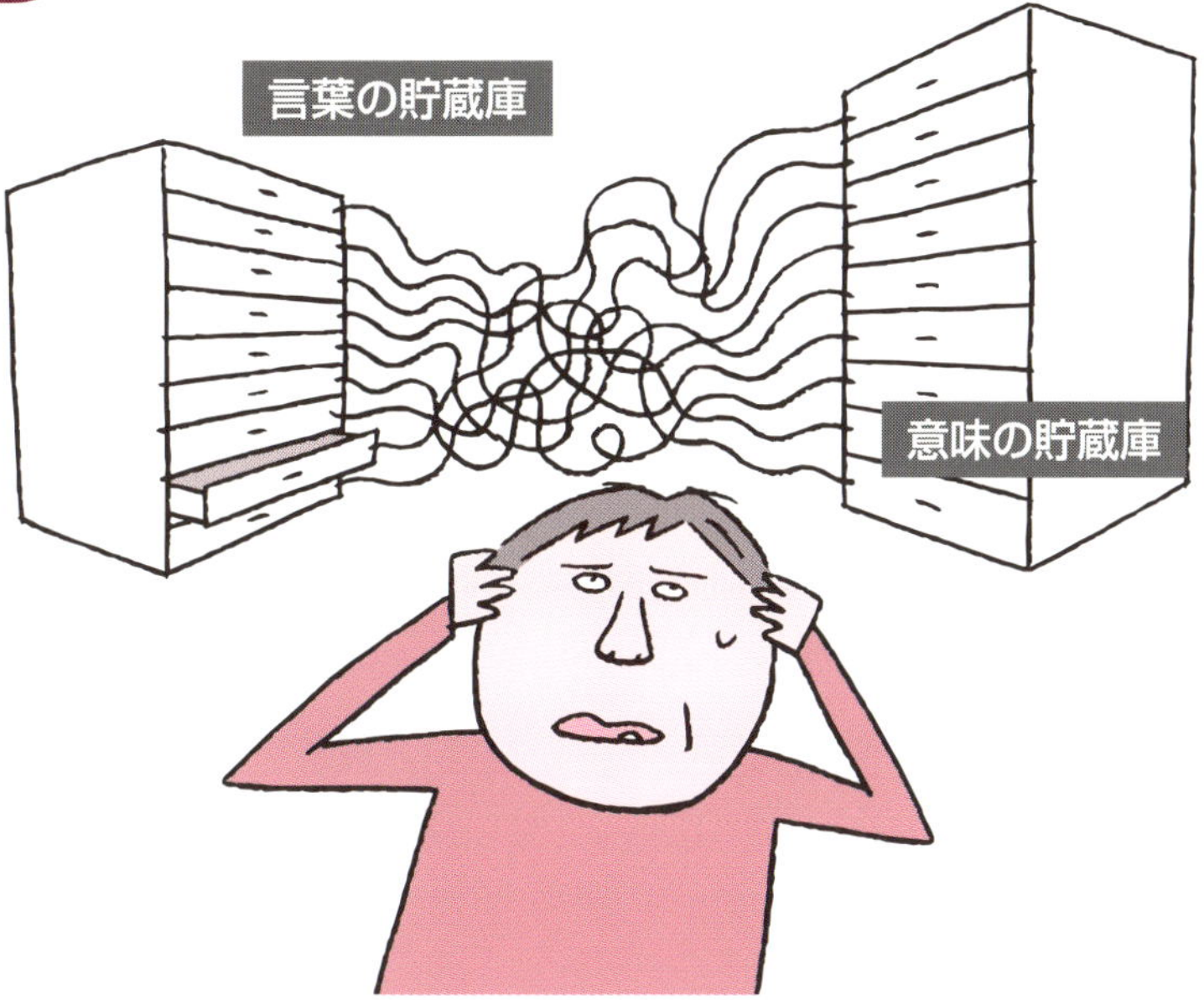
言葉の貯蔵庫
意味の貯蔵庫

注意 ●ものの名前を覚えさせない

失語症では、言葉を覚えなおす必要はありません。無理にものの名前を覚えさせようとすると、かえってその後の治療に支障をきたすこともあります。

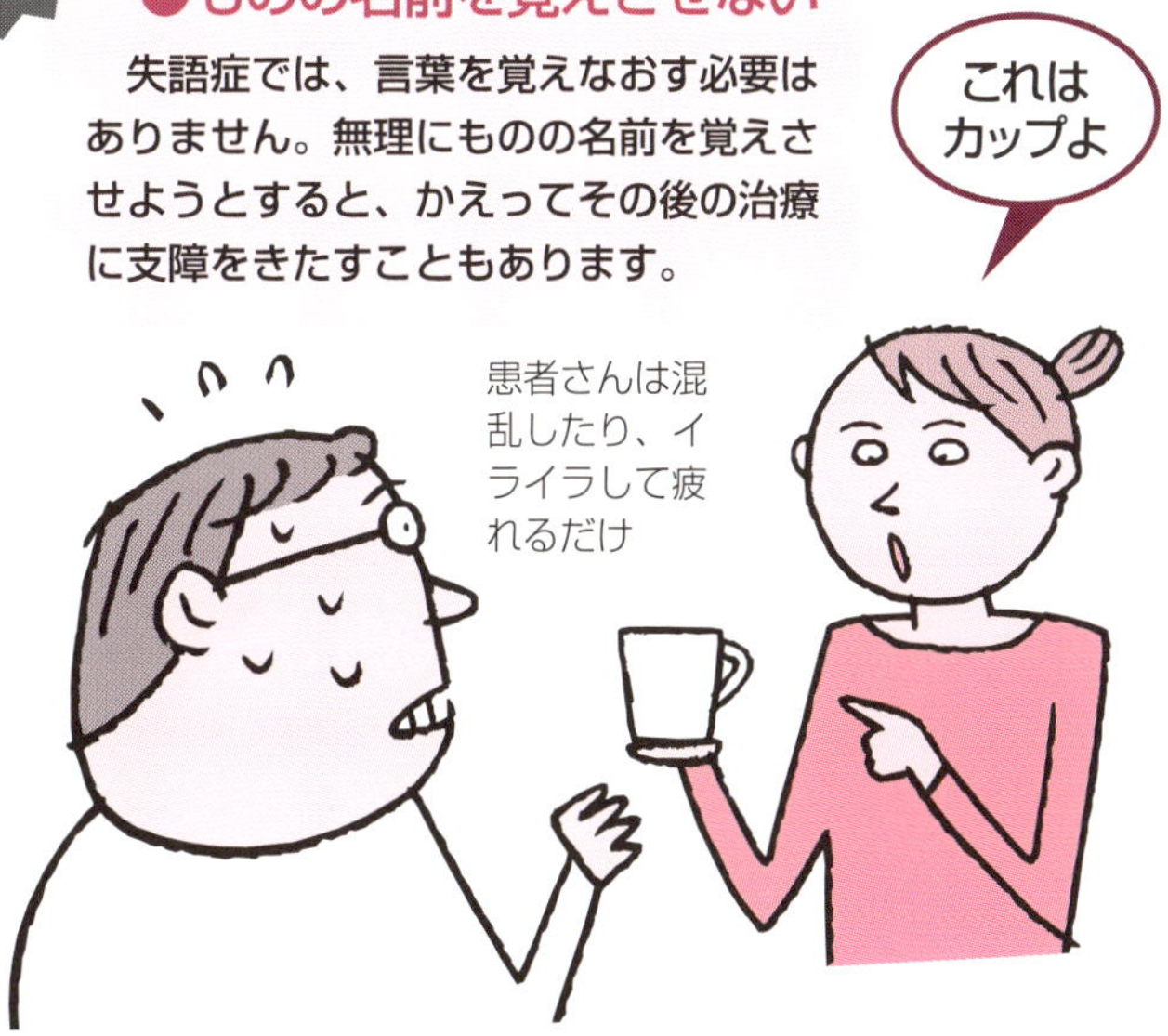
これはカップよ
患者さんは混乱したり、イライラして疲れるだけ

適切な言葉を選び出すことができない

私たちは、話すときには自分の膨大な言葉の貯蔵庫から、自分の表現したいこととピッタリする言葉を選びとっています。

しかし、失語症になるとこの働きが障害されます。言葉のストックはたくさんあるにもかかわらず、うまく使うことができなくなるのです。

話せないということ?

口が動き、声が出るより以前の働きに問題がある

失語症とよく誤解されるのが、脳梗塞などによるマヒのために、ろれつが回らなくなる症状です。声帯や喉、口の周辺のマヒによって話すことが不自由になる状態は、専門的には「運動障害性構音障害《うんどうしょうがいせいこうおんしょうがい》」といい、失語症とは異なります。

話すことは高度な連係プレイ

私たちは、話す内容は言語中枢で考えますが、話すときには、呼吸筋や口を動かす運動中枢を使います。言語中枢と運動中枢の連絡、さらに運動中枢から体の各部分への連絡がうまくいって初めて、言葉を口にすることができます。

言語中枢 → **運動中枢**

言語中枢：自分のイメージとマッチする言葉を選び、さらにそれはどのように言うものかをまとめ、運動中枢に伝えます。

運動中枢：言語中枢から伝えられた指令を元に、体のそれぞれの部分を動かす命令を発します。

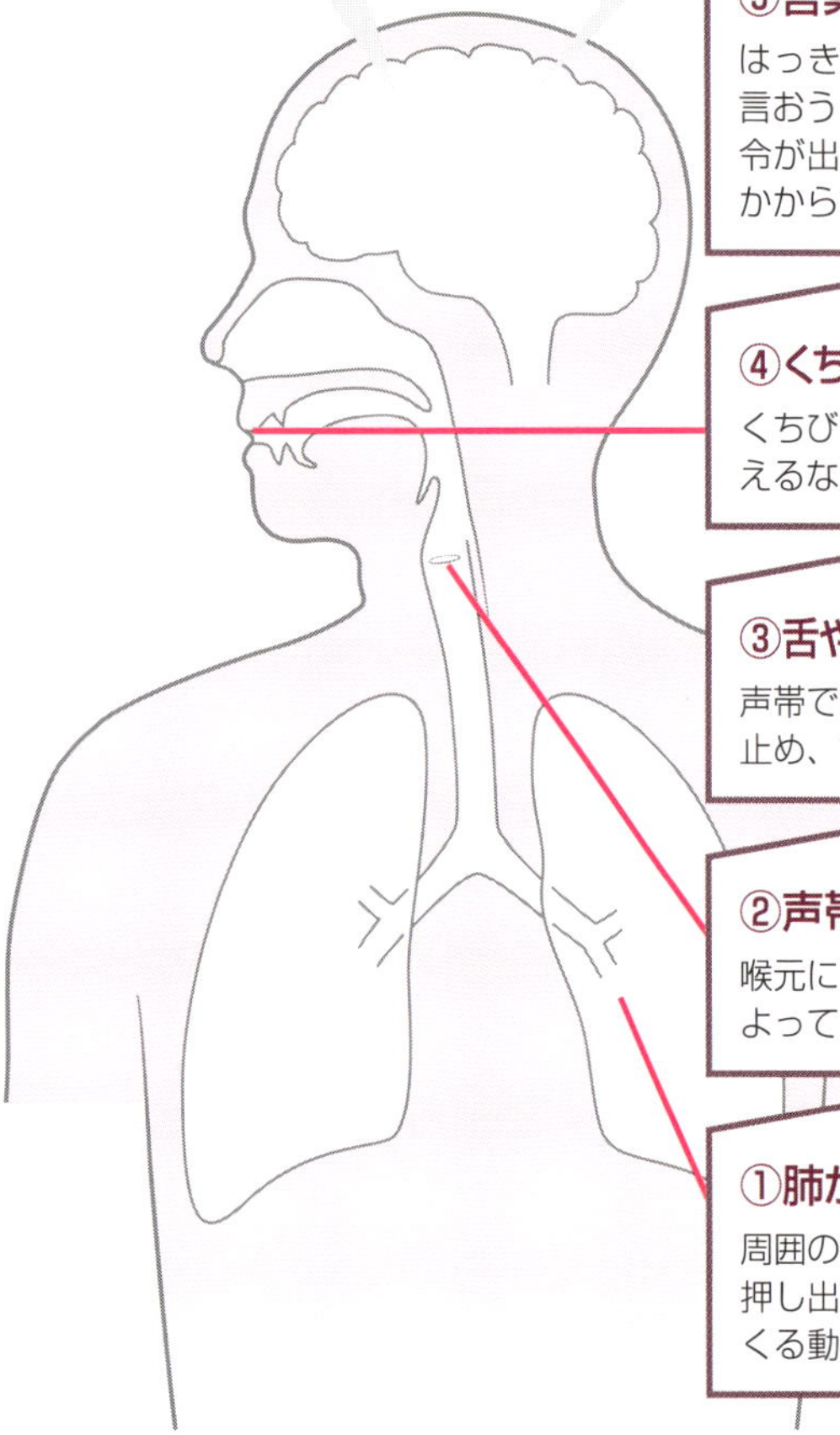

⑤言葉が出る
はっきりと言葉が発音される。言おうと思って言語中枢から指令が出てからここまで、1秒もかからない

④くちびるで響きをつくる
くちびるの形も、音の響きを整えるなどして、発音をになう

③舌や口の中で響きをつくる
声帯でできた音を舌や口で受け止め、言葉の響きをつくる

②声帯が閉じて振動する
喉元にある声帯が閉じ、空気によって震えることで、音を出す

①肺から空気を押し出す
周囲の筋肉が肺を押し、空気を押し出す。これが言葉の音をつくる動力となる

症状が似ていてまぎらわしい

失語症でも、構音障害でも、症状としては「言葉が出にくい」ことが多いため、見た目だけではどちらか判断することはなかなかできません。しかし、失語症では、言葉の理解にも支障があるのに対して、マヒによる構音障害は言葉を理解することができるため、その対応法はまったく異なります。

周囲の人が、正しい対応法を理解しておくことが重要です。

失語症では、言葉の指令がつくられない

言語中枢がダメージを受けているため、言いたいことにマッチする言葉の指令をまとめることができません。

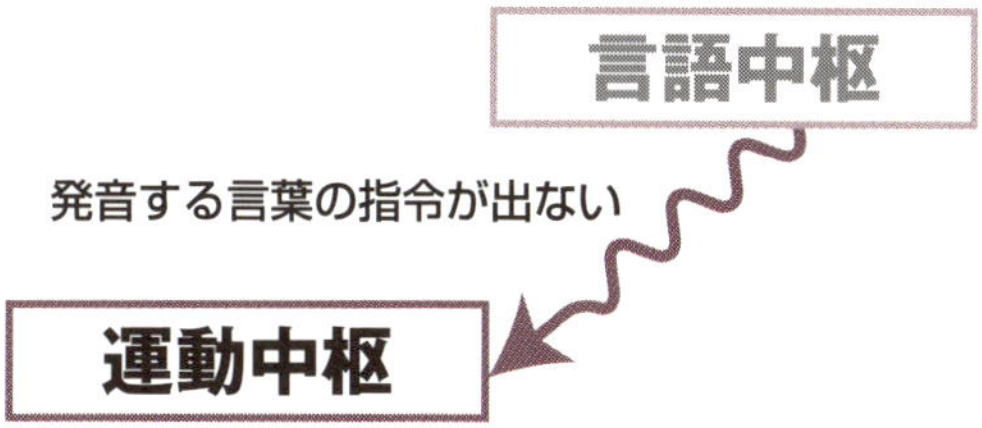
言語中枢
発音する言葉の指令が出ない
運動中枢

●口は動いても、表現する内容がつくられない

たとえマヒがなく、口を動かしたり、ものを書くことができても、言語中枢からの指令が不十分なため、言葉が出なかったり、正しくない単語が飛び出したりします。

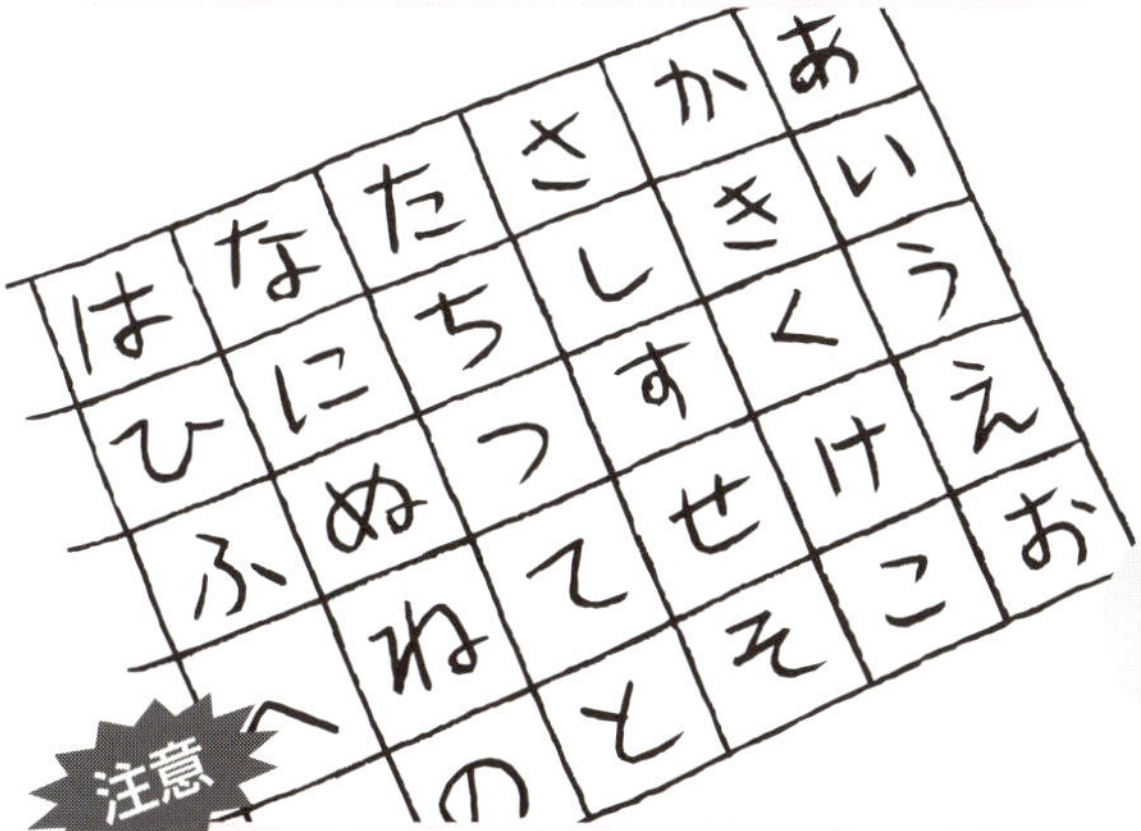
あいうえお
かきくけこ
さしすせそ
たちつてと
なにぬねの
はひふへ

注意

●失語症に五十音表は意味がない

失語症の患者さんは、言葉自体を思いうかべることができないため、五十音表を見ても言葉をつづることはできません。

マヒのために話すことができなくなる構音障害

構音障害の元となるマヒは、運動中枢の障害によって起こります。言語中枢からは正しい指令が出ますが、発声・発語に必要な器官を動かすことができず、発音の連係プレイがとどこおります。

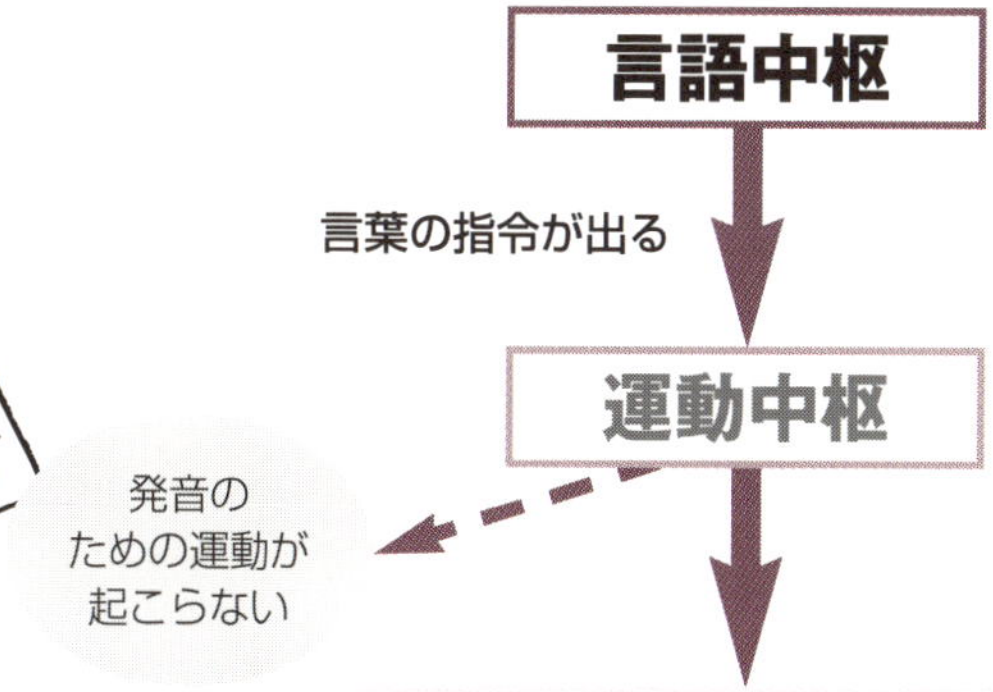
言語中枢
言葉の指令が出る
運動中枢
発音のための運動が起こらない

●話す以外の表現はできる

五十音表を指したり、手話を使ったり、筆談することで、言語中枢からの指令、つまり話したかった内容を伝えることができます。

耳が遠くなったの?

聞こえるが、理解することが苦手になる

失語症では、聞く力、聴力には問題がなくても、聞いて理解する力が低下します。話しかけられても、きょとんとしていたり、返事をしなかったりするため、耳が遠くなったと誤解されがちです。

耳の不調は関係しない

私たちが音を聞くときには、耳で音を聞きとり、脳で音を理解しています。耳と脳、どちらかが障害されても、正しく聞きとることはできません。

失語症の場合は、音を言葉として認識する脳が障害されています。すると、聴力検査などでは問題がなくても、結果として言葉が聞こえないのと同じ状態になってしまうのです。

音は耳と脳で聞きとられる

音を聞くのは聴覚、つまり感覚の仕事です。一方、その音が言葉であると感じ、さらにその意味を検索するのは、言語中枢の仕事です。

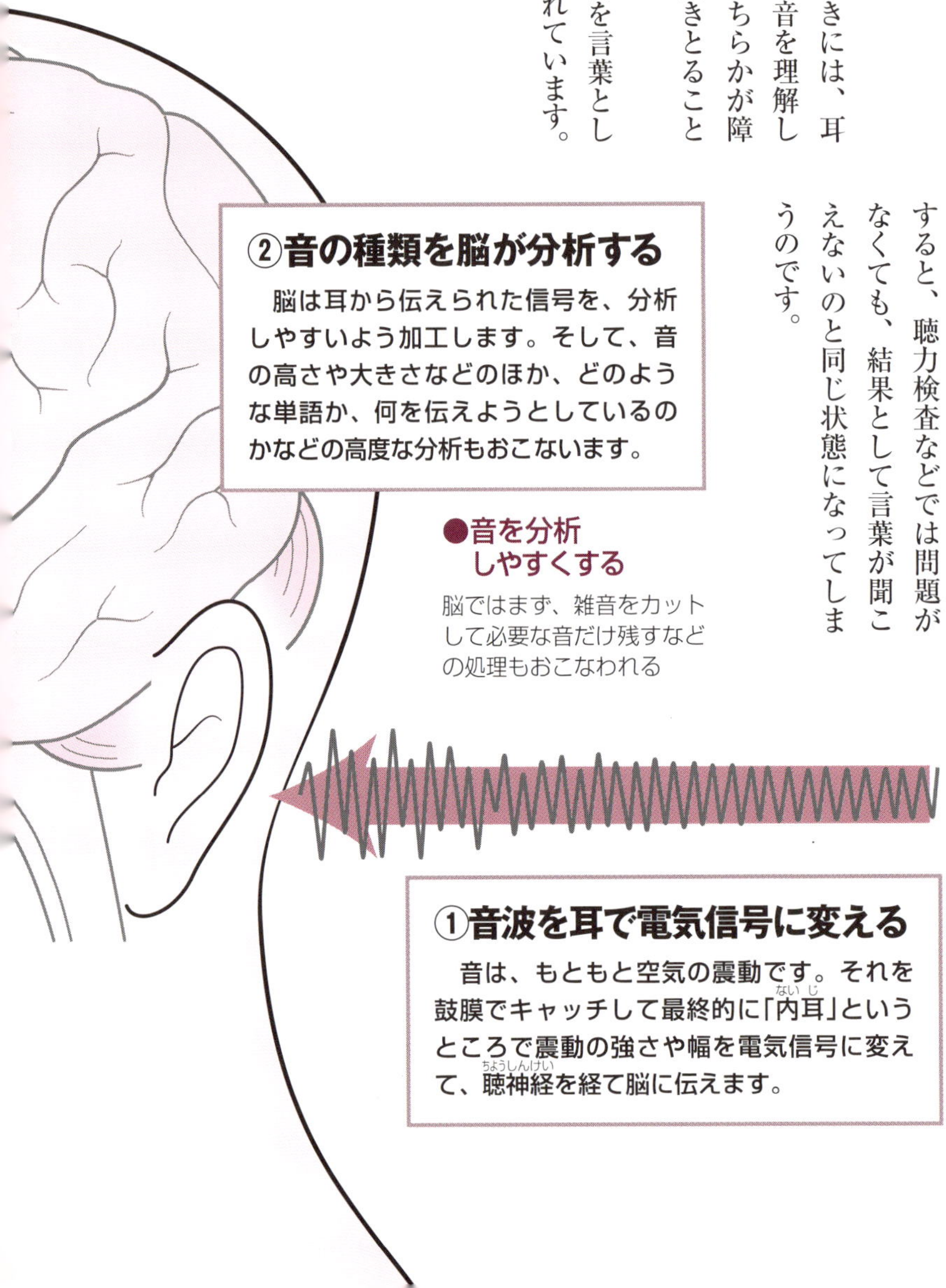

②音の種類を脳が分析する

脳は耳から伝えられた信号を、分析しやすいよう加工します。そして、音の高さや大きさなどのほか、どのような単語か、何を伝えようとしているのかなどの高度な分析もおこないます。

●音を分析しやすくする

脳ではまず、雑音をカットして必要な音だけ残すなどの処理もおこなわれる

①音波を耳で電気信号に変える

音は、もともと空気の震動です。それを鼓膜でキャッチして最終的に「内耳《ないじ》」というところで震動の強さや幅を電気信号に変えて、聴神経《ちょうしんけい》を経て脳に伝えます。

失語症では言語の音を分析する働きも損なわれる

　音の情報が、聴覚をつかさどる脳に伝えられても、言語中枢と協力して分析することができないため、聞こえた音を言葉として正しく理解することができません。

聞きとれないが、なんとなくわかることも

　聞こえても言葉を聞きとることができない状態は、いわば外国の歌曲を聴いているようなものです。言葉はわからなくても、「優しい感じ」「荒々しい感じ」などというようなニュアンスは伝わります。
　失語症の患者さんも、言葉の意味は理解できなくても、「質問されているのだな」など、言葉の雰囲気をつかむことはできるのです。

●聴力は問題のないことが多い

　障害を受けた部位によっては、まれに聴覚に影響が出ることもありますが、左右の聴力がまったくなくなることはありません。

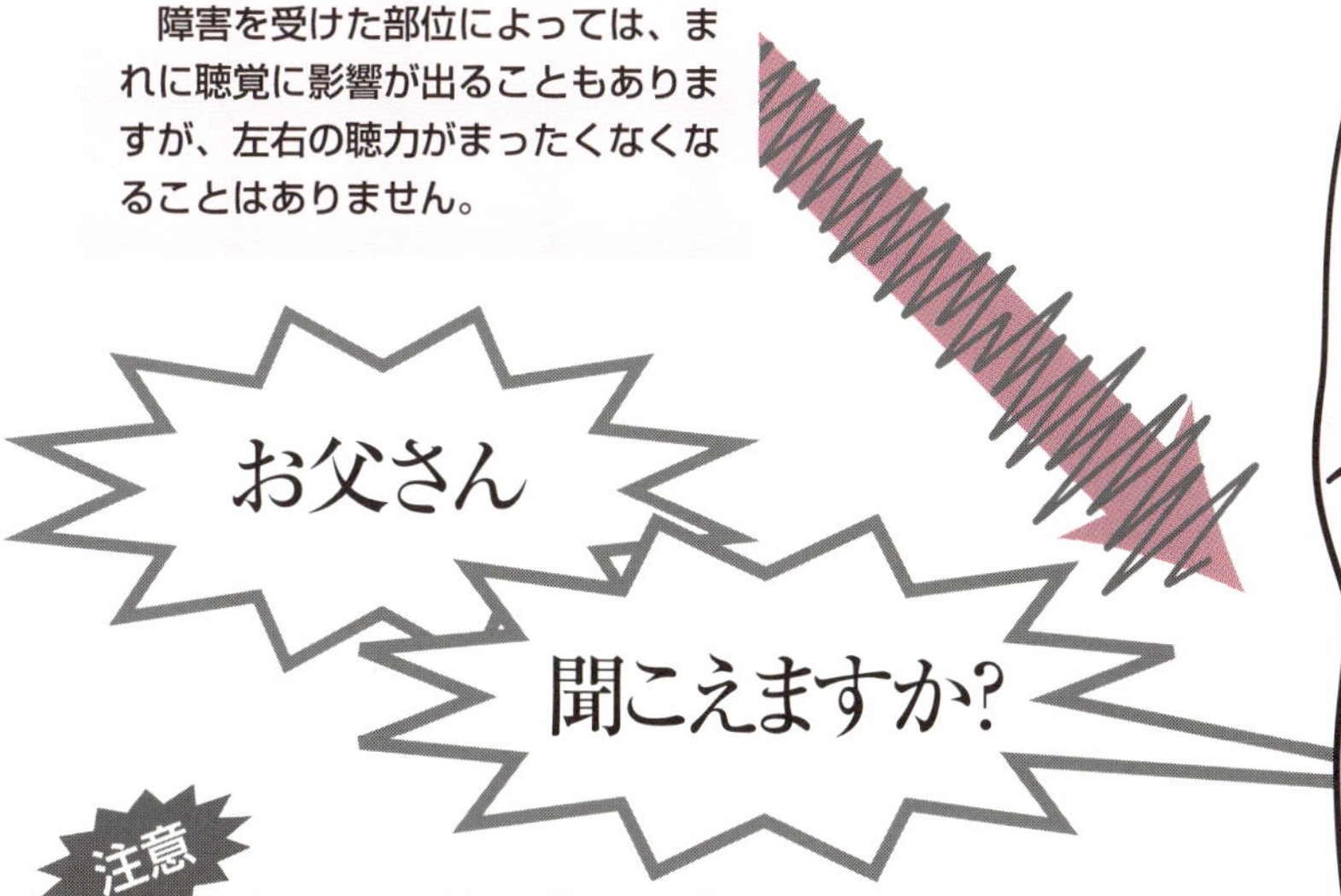

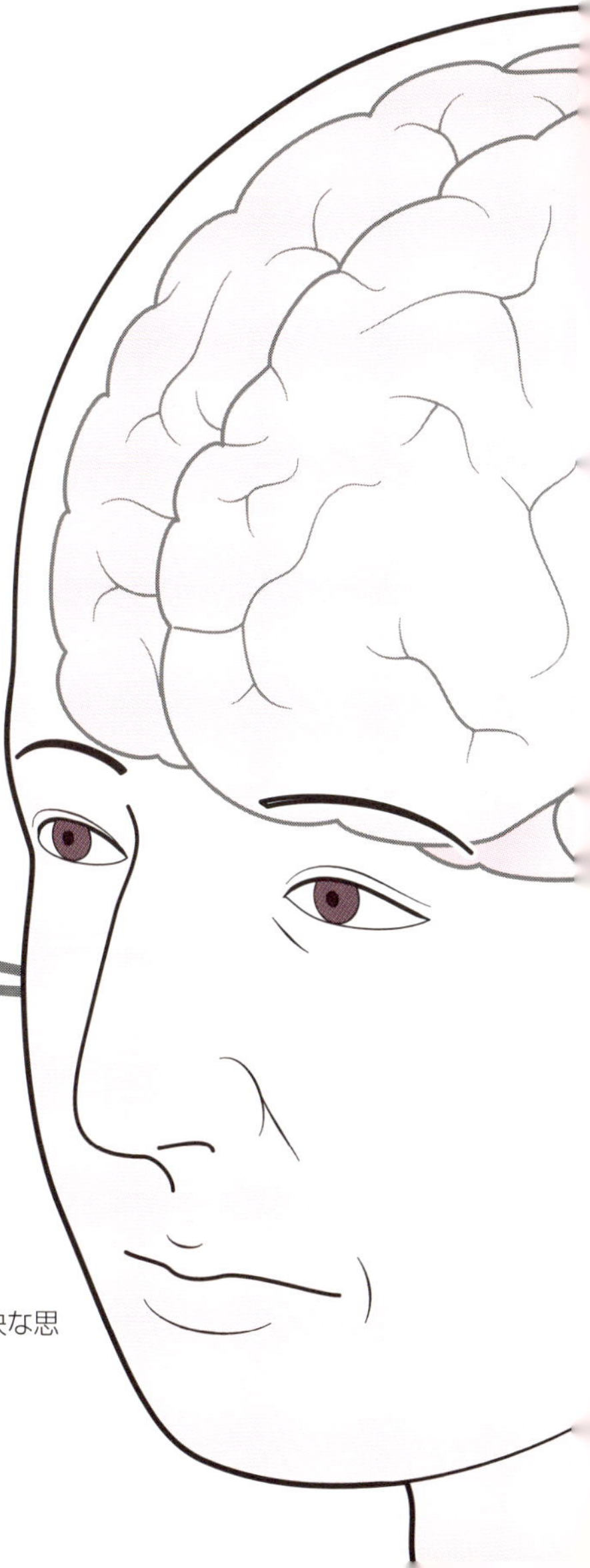

注意

●大きな声は騒音と同じ

　話しかけても患者さんが反応しないと、つい大きな声で言いたくなるものですが、聴力の問題ではないため、意味がありません。

大きな声は患者さんに不快な思いをさせるのでやめよう

認知症になったの?

言語に関すること以外は衰えない

認知症は、運動障害性構音障害と並んで失語症と間違われやすい病気です。認知症かどうかは、専門家が診察すれば判別できます。周囲の人は心配しすぎず、以前と同じように患者さんと接してください。

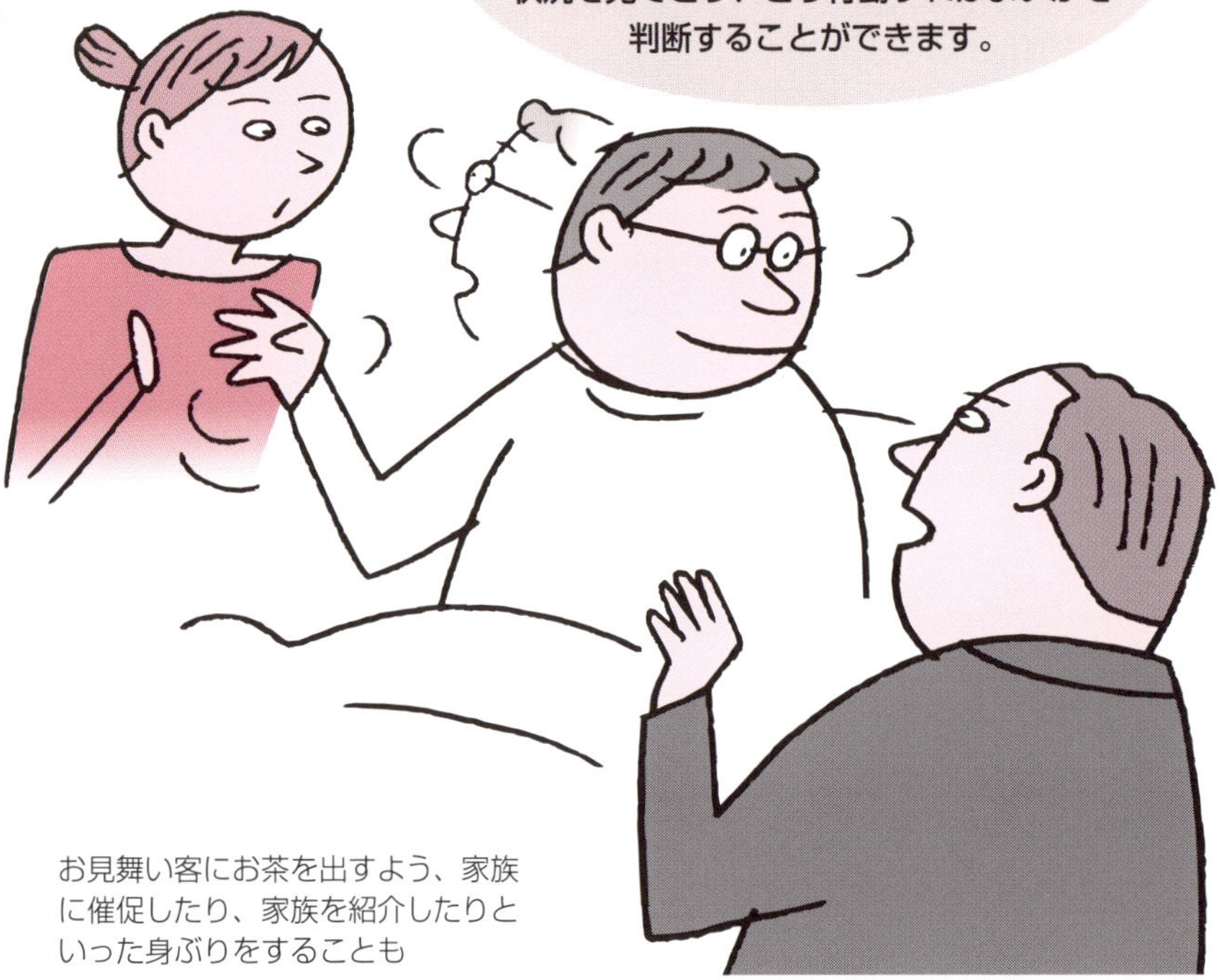

「何もわからないだろう」と思い込んでいると、患者さんのしぐさを見落としてしまう。周囲の人は、患者さんの身ぶりを読みとって

判断力は保たれる

たとえば、お見舞いに来た人に椅子を勧めたり、雨が降ってきたらカサを渡すなど、状況を見てとり、どう行動すればよいかを判断することができます。

お見舞い客にお茶を出すよう、家族に催促したり、家族を紹介したりといった身ぶりをすることも

その人らしさを見つけよう

簡単な問いかけにもなかなか答えることができない患者さんを、周囲の人が「認知症ではないか」と誤解することがあります。

脳卒中の発作の直後には、脳が混乱状態になるため、患者さんがふだんよりも少しぼんやりした印象になることも関係しているでしょう。

しかし、失語症では言語以外の能力は保たれますし、ましてや失語症が原因で、人格が変わることはありません。最初の時期は、言葉の問題に目がいきがちですが、それではいけません。その人らしさに目を向け、患者さんが快適に過ごせるようにしましょう。

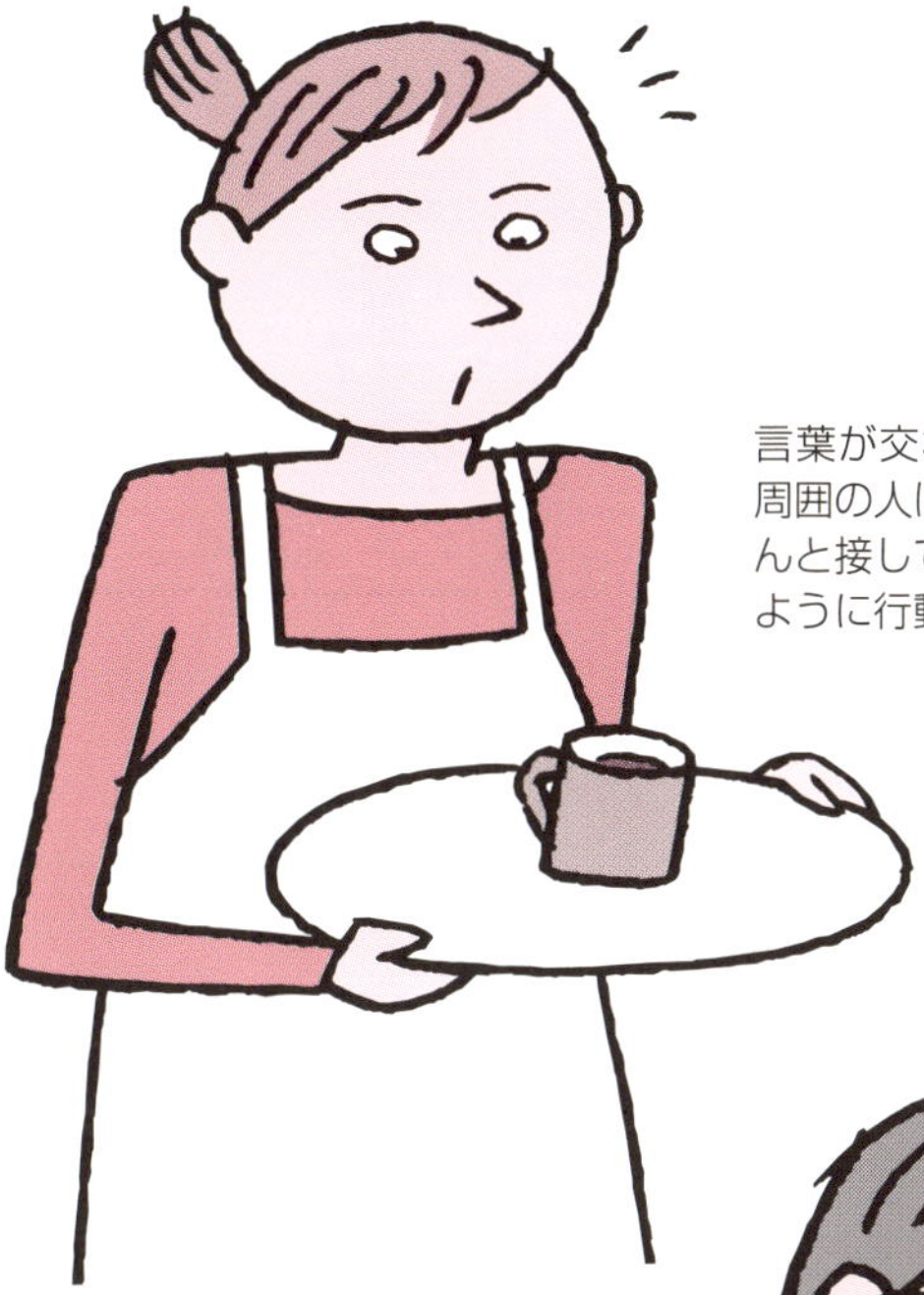

言葉が交わせなくとも、周囲の人はふだん患者さんと接していたのと同じように行動しよう

注意

●子ども扱いしない

患者さんが状況を理解していないと誤解して、小さな子どもに話しかけるかのように接することは、患者さんの自尊心を傷つけます。

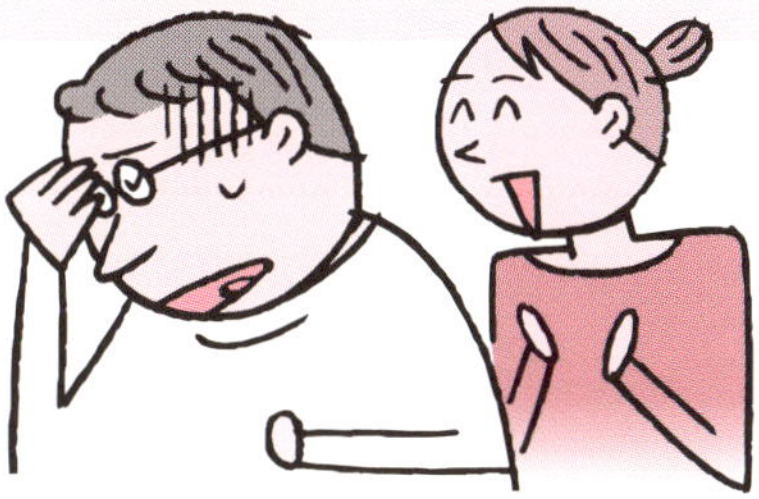

間違った対応は患者さんを落ち込ませる

人格・性格もそのまま

礼儀正しさ、人と相対したときの朗らかさなど、「その人らしさ」を感じさせる行動は、以前と変わりません。

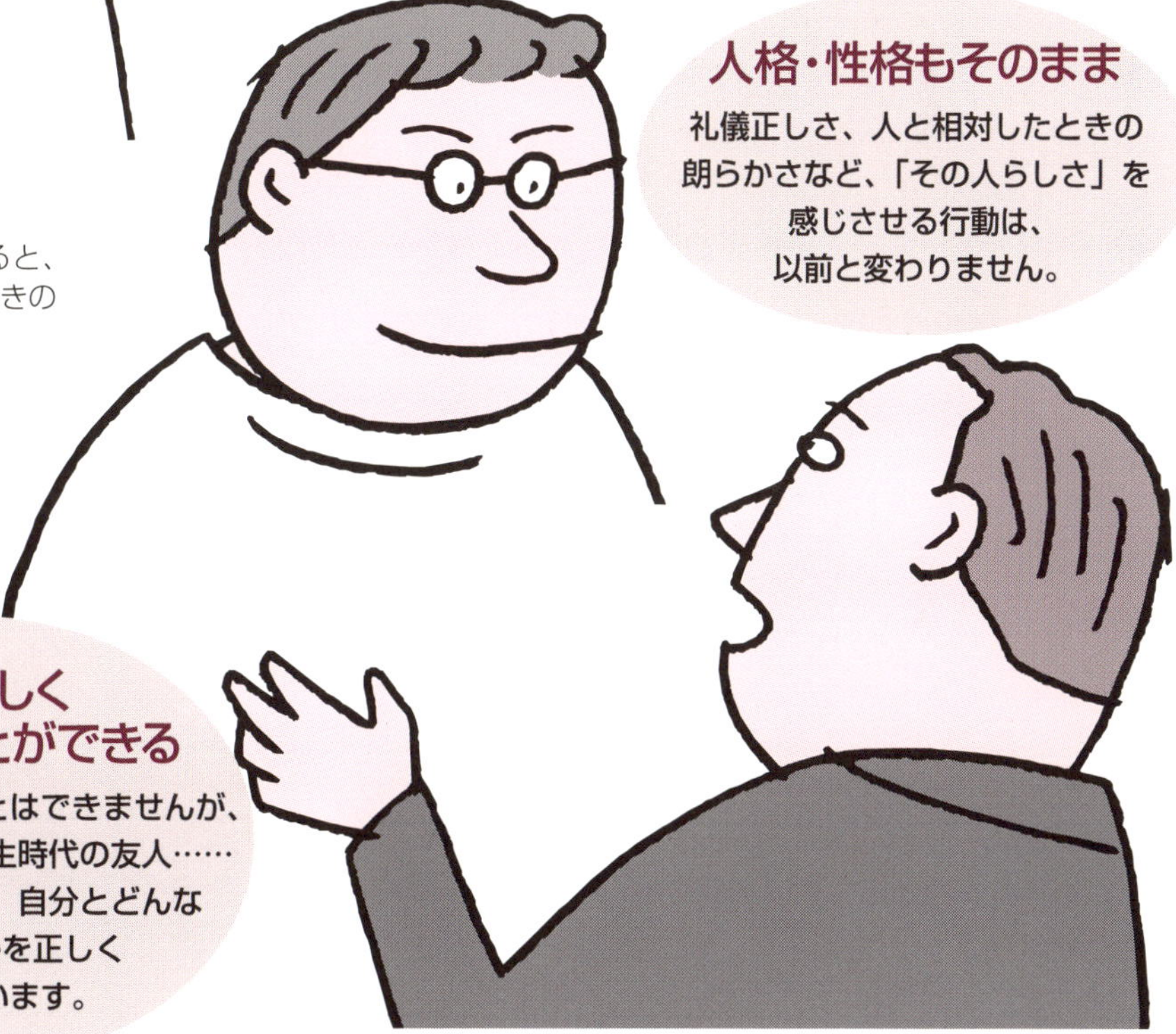

仕事仲間が見舞いに来ると、自然に仕事をしているときの表情になったりする

人を正しく認識することができる

名前を呼びかけることはできませんが、仕事仲間、上司、学生時代の友人……など、相手が誰で、自分とどんな関係にあるかを正しく把握しています。

COLUMN

失語症とまぎらわしい病気

もっとも多い誤解は「失声症」

〝失語症〟という言葉が、ニュースや小説、映画などで「強いショックや、精神的なストレスをこうむったために〝失語症〟になった」と使われているのを見た覚えがある人は多いのではないでしょうか。

じつは、このような状態を失語症というのはまったくの誤りです。この症状は、正確には「失声症《しっせいしょう》」といいます。読んで字のごとく、声を失う症状で、その原因はさまざまです。

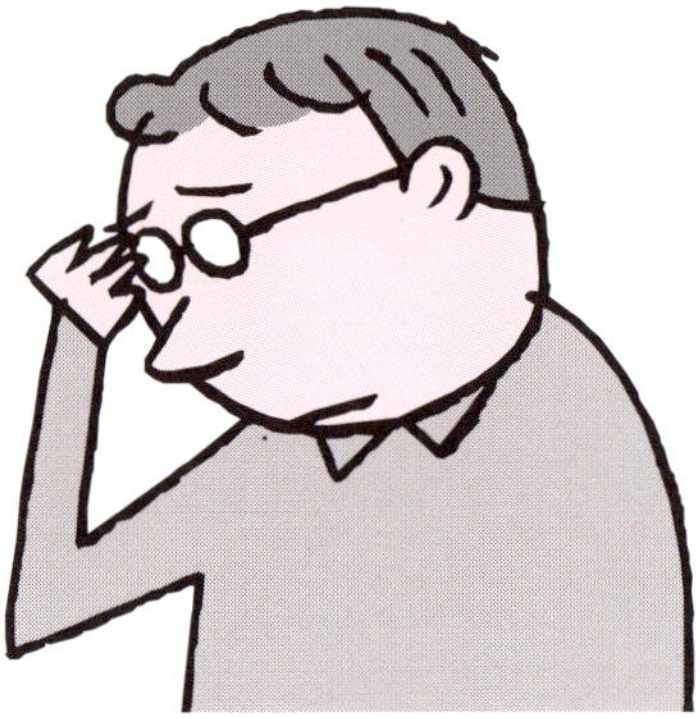

精神的なストレスが失語症を招くことはない

まず、声を出す声帯やその周辺にポリープや腫瘍ができて、声帯の動きが妨げられて声が出にくくなることがあります。また、声帯を動かす神経が働かなくなることも原因の一つです。

声を出す器官にこうした異常が見られないのに声が出ない場合は、「心《しん》因性《いんせい》失声症」と呼ばれ、精神的なことが原因となっていると考えられます。

対応法や経過もまったく異なる

失声症は、言葉を考える能力は障害を受けません。声が出ない間も、本や新聞を読むことができますし、伝えたいことを文章に書いたり、五十音表を使って表現できます。相手が話していることも、以前と同じように理解することができます。

声が出なくなる原因をとり除けば、元通りに話すことができるようになります。

2

障害のタイプを知る

検査と診断

言葉を理解するときや話すときには、
脳はいったいどのように働いているのでしょうか。
脳の中で何が起こっているかを理解することは、
失語症がどのように起こるのかを知るヒントになります。

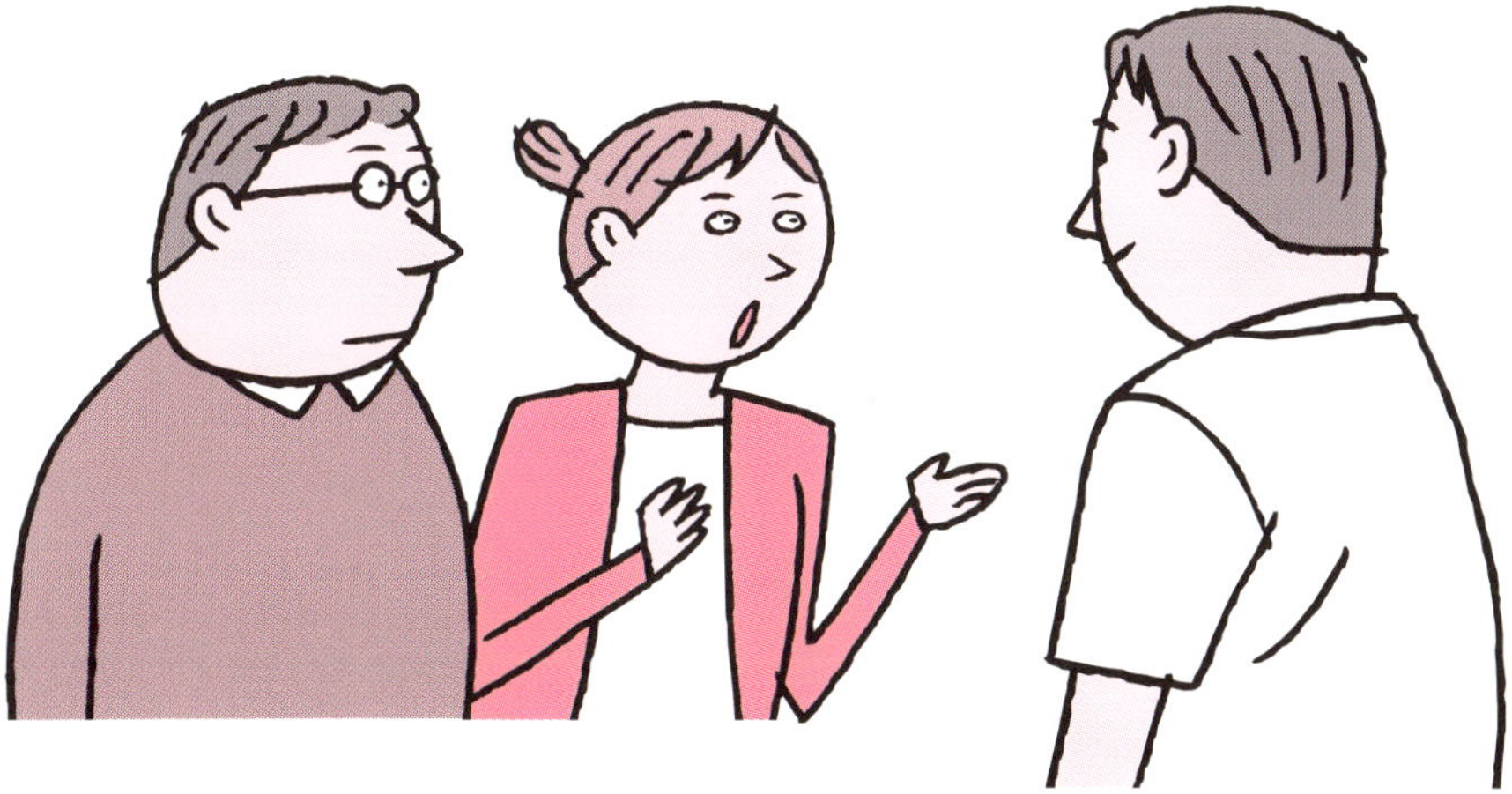

ストーリー②

失語症ってひとつじゃないの？

1 10日後、Ａさんの病状は落ち着いてきました。奥さんは医師から失語症について説明を受けて、ある程度覚悟はしていたものの、実際にはＡさんとのやりとりは苦労の連続でした。ある日、Ａさんの病室に担当の医師が来て……。

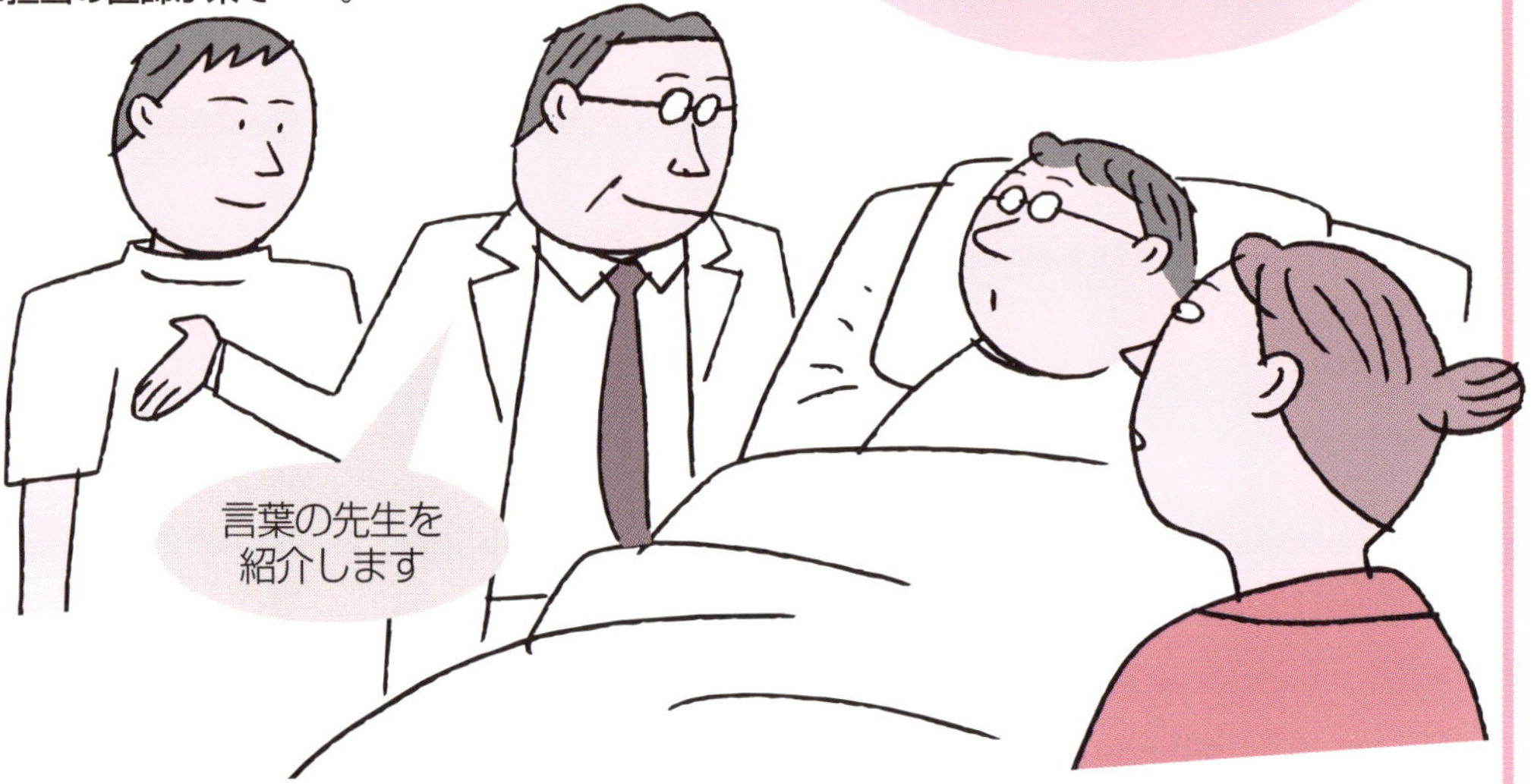
言葉の先生を紹介します

2 Ａさんの失語症の治療の始まりです。

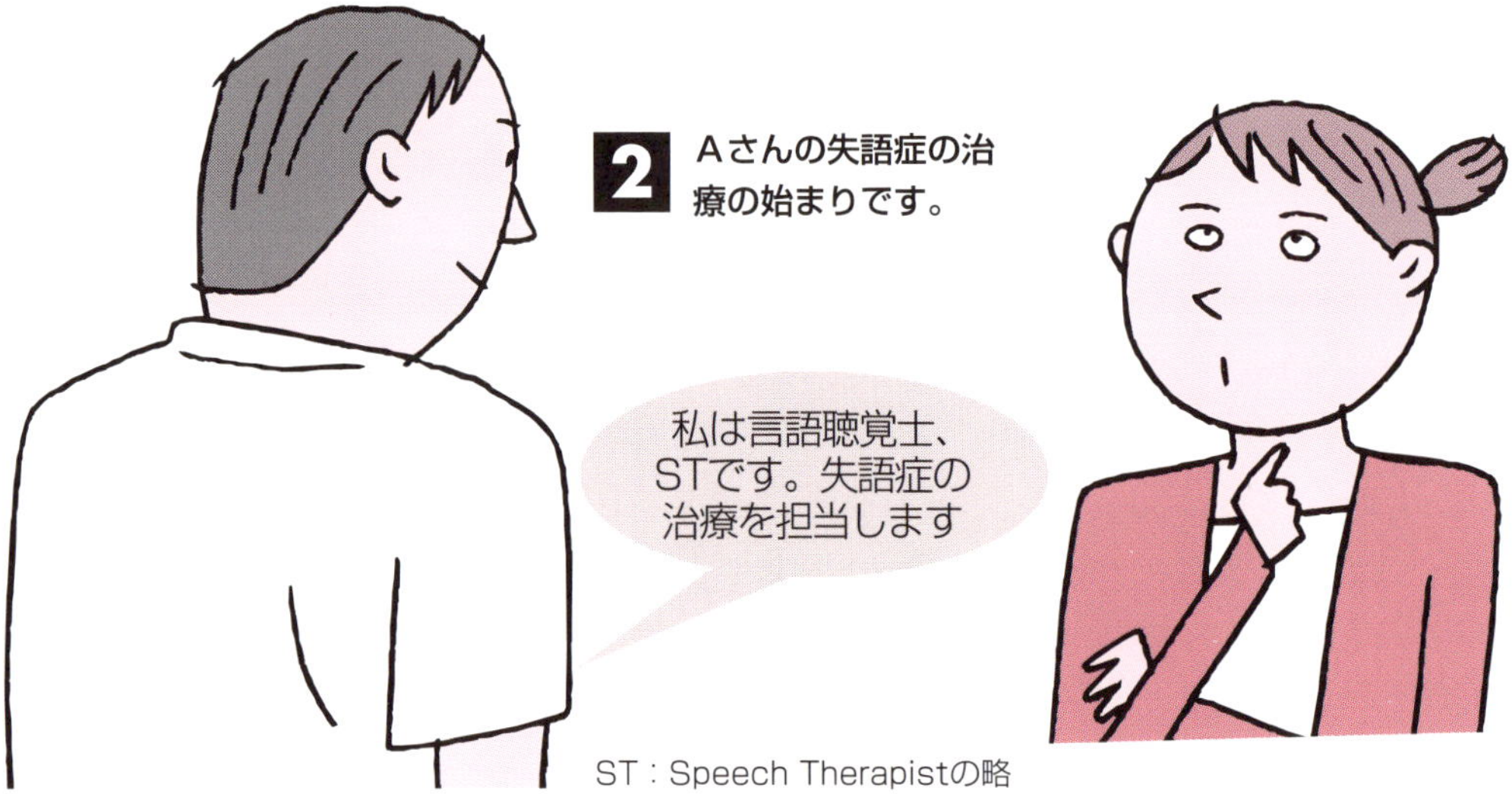
私は言語聴覚士、STです。失語症の治療を担当します

ST：Speech Therapistの略

3 STの先生はまず、Aさんの失語症のタイプを調べるための検査が必要だと言いました。言葉に関する働きのうち、どの部分が損なわれているかは人によってさまざま。失語症といっても、同じ症状の人はほとんどいないのです。

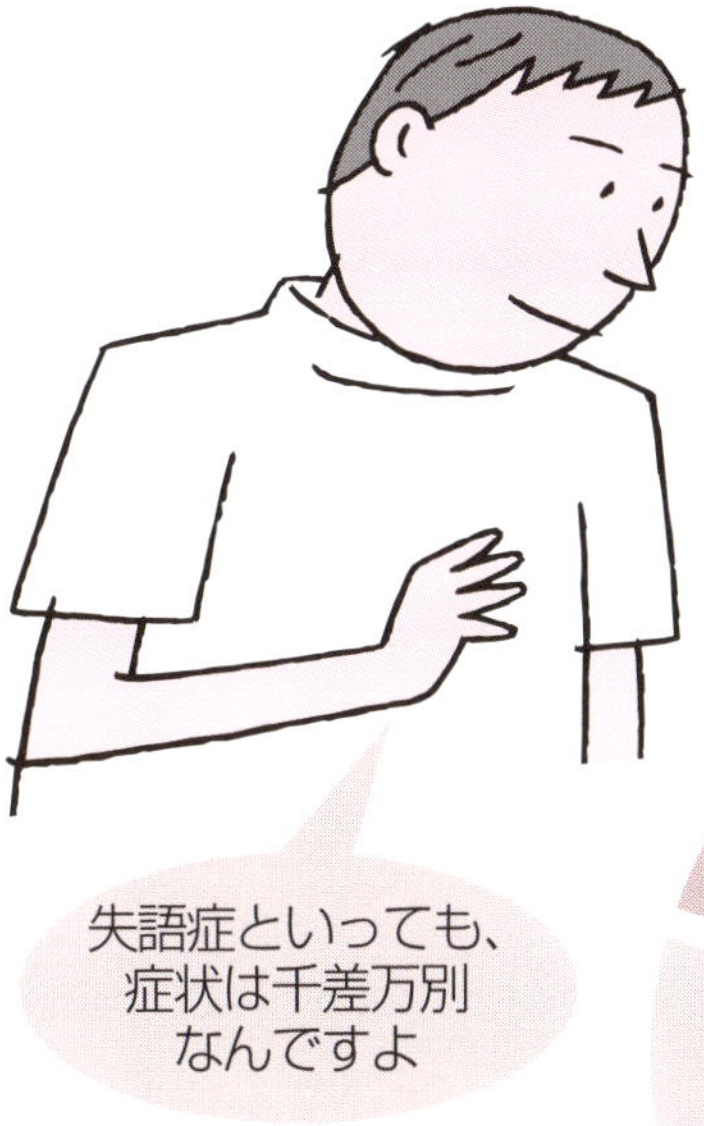
失語症といっても、症状は千差万別なんですよ

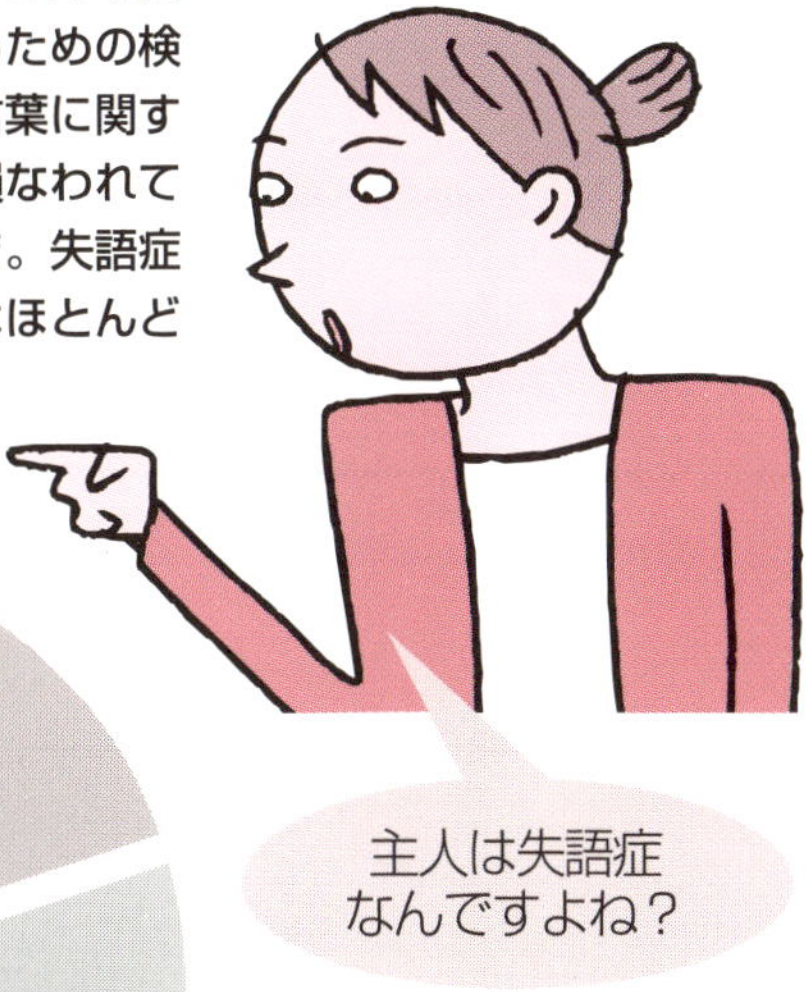
主人は失語症なんですよね？

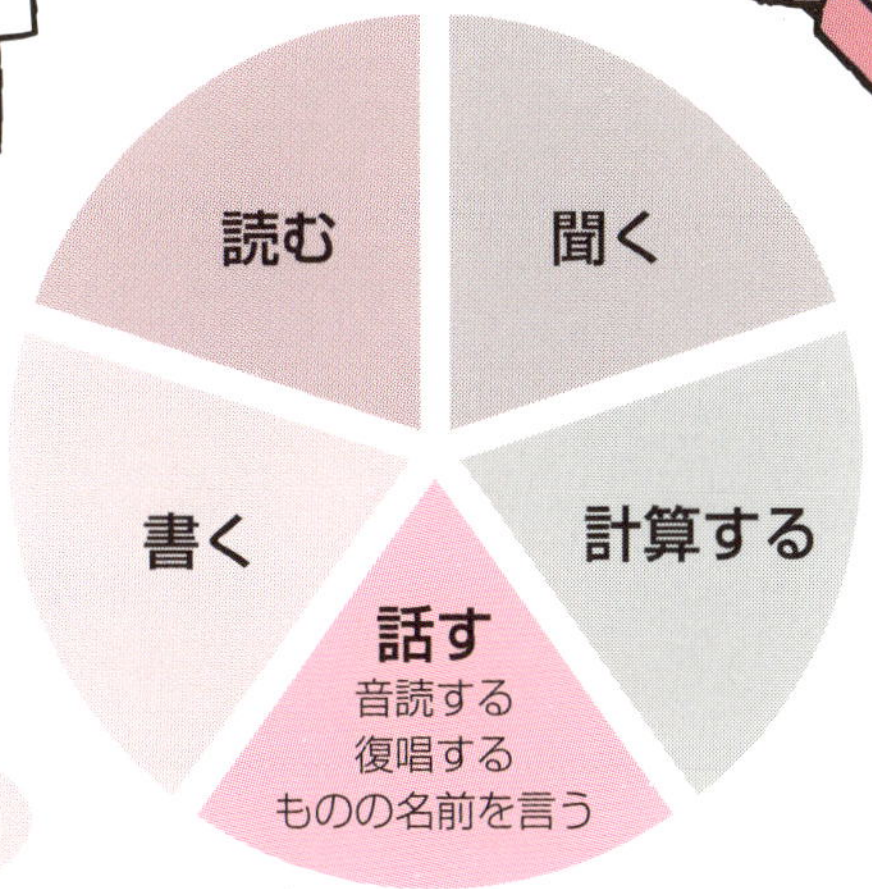
読む
聞く
書く
計算する
話す
音読する
復唱する
ものの名前を言う

4 検査は翌日から。先生の笑顔につられて、Aさんの顔も少し和みます。

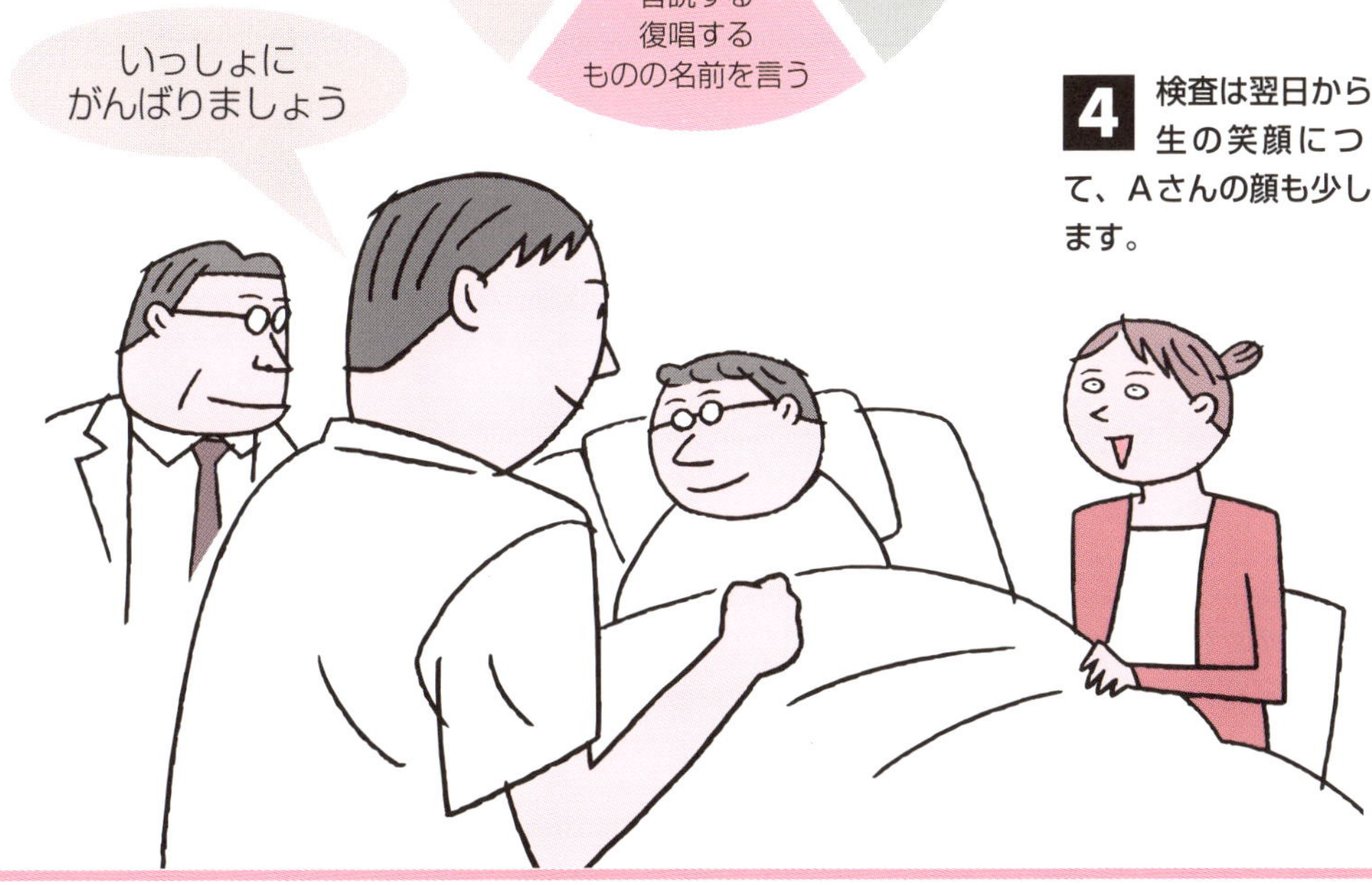
いっしょにがんばりましょう

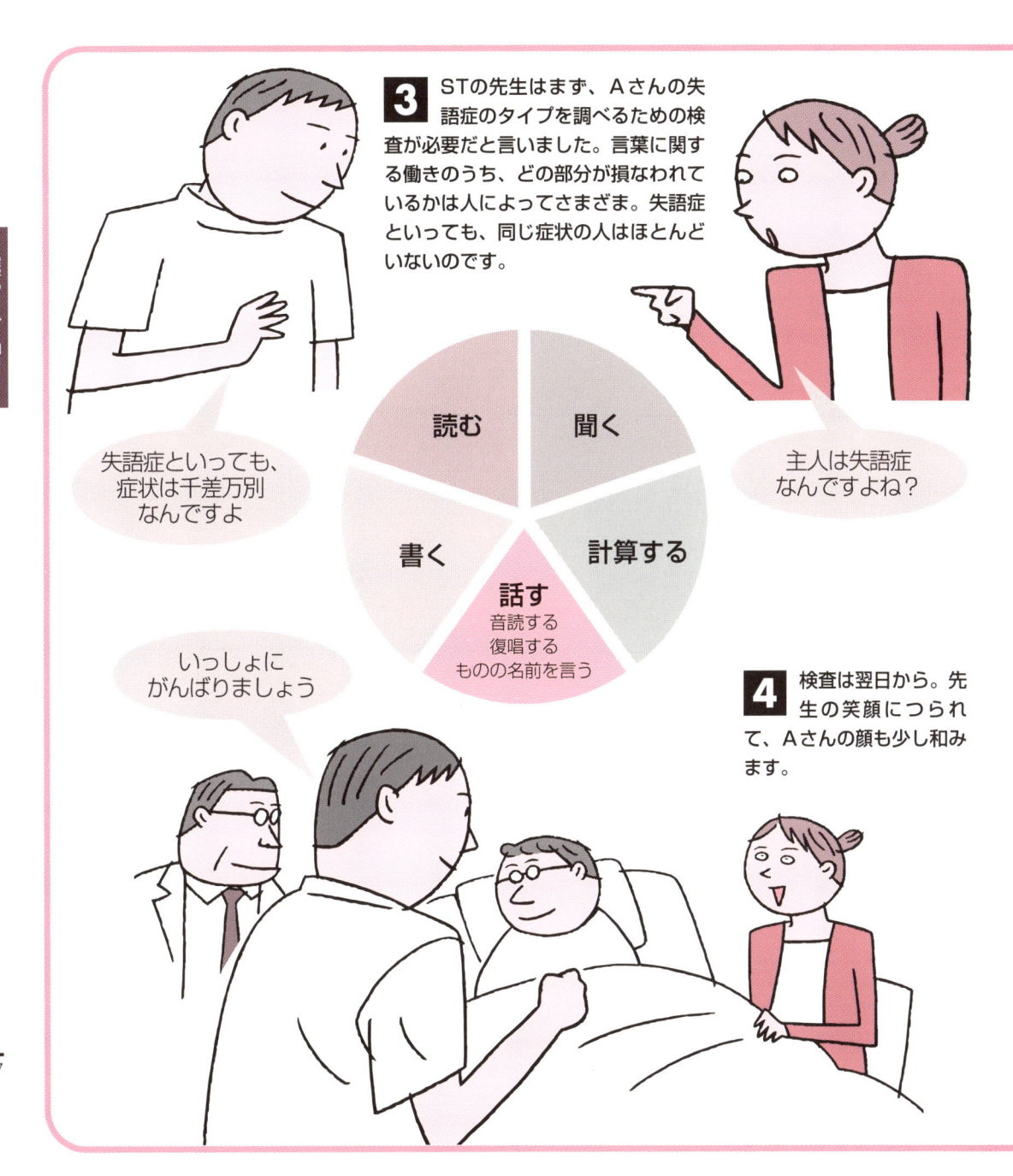

失語症の治療

言語聴覚士が診断・治療をする

病状が落ち着いてリハビリテーションが始まると、専門のスタッフが患者さんとかかわることになります。それぞれ、どんな治療を担当しているのか知っておきましょう。

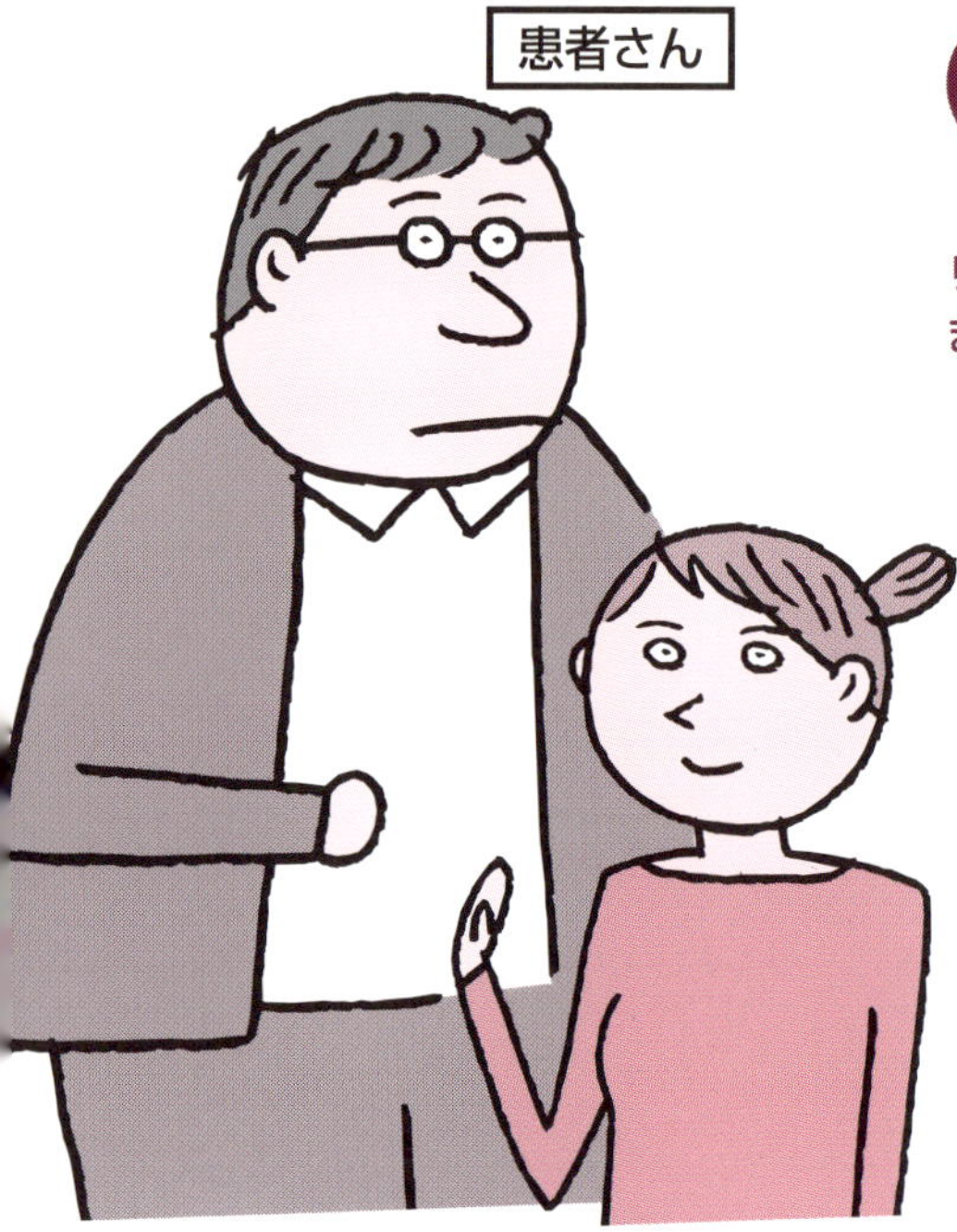

治療にかかわるスタッフはたくさん

治療には、医師を中心に、リハビリのスタッフ、看護スタッフなどさまざまな専門家がかかわります。

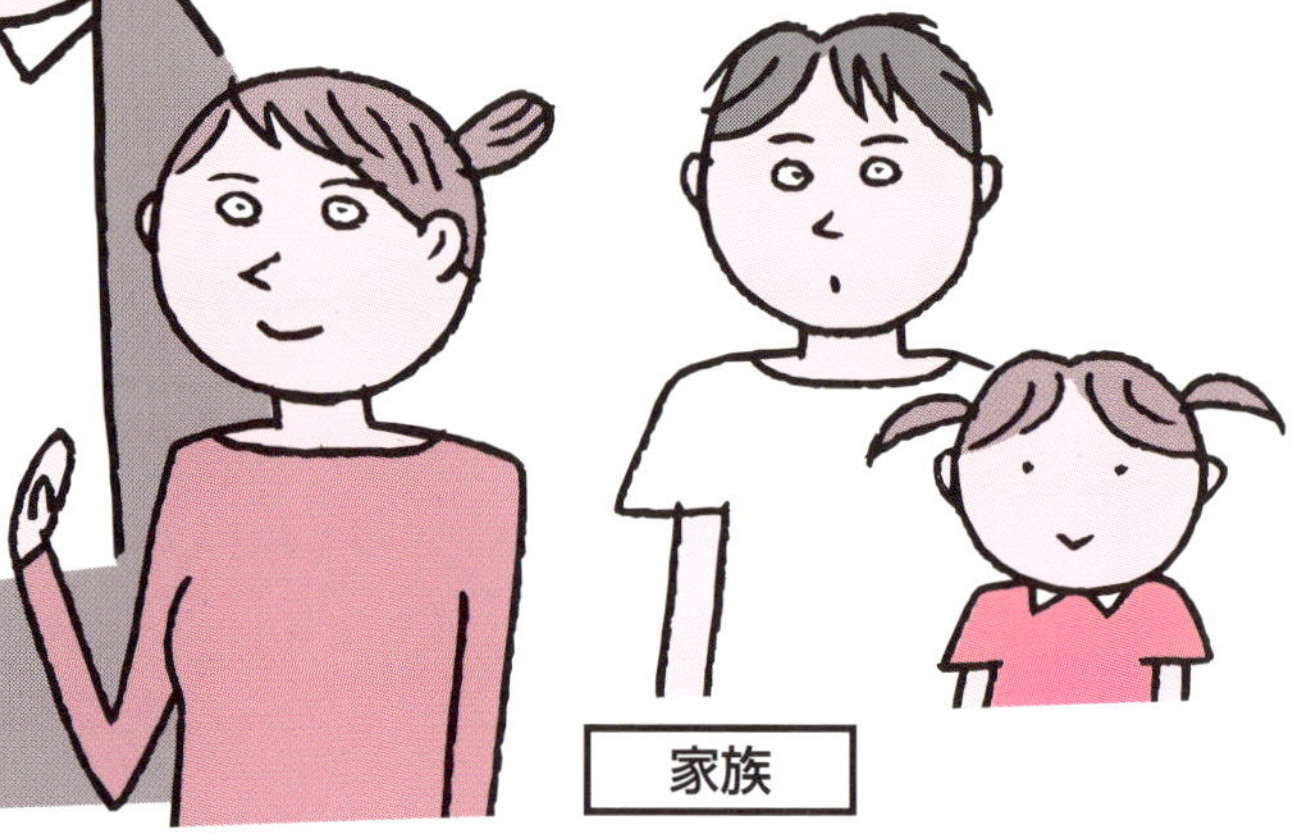

看護師

患者さんのケアをになう、身近な医療スタッフです。失語症では、看護師とのやりとりにも工夫が必要なため、治療に深くかかわるスタッフでもあります。

ケースワーカー ケアマネージャー

経済的な問題、社会復帰に向けた相談を受けます。ケースワーカー（社会福祉士）の相談窓口は、医療機関のほか、地域の保健所などにあります。

発症後、日常生活で介護保険を利用する場合は、ケアマネージャーに相談してください。

管理栄養士

　高血圧や糖尿病、高脂血症がある患者さんのための、食事療法のメニューを作成したり、食習慣の改善のための指導をおこなったりします。

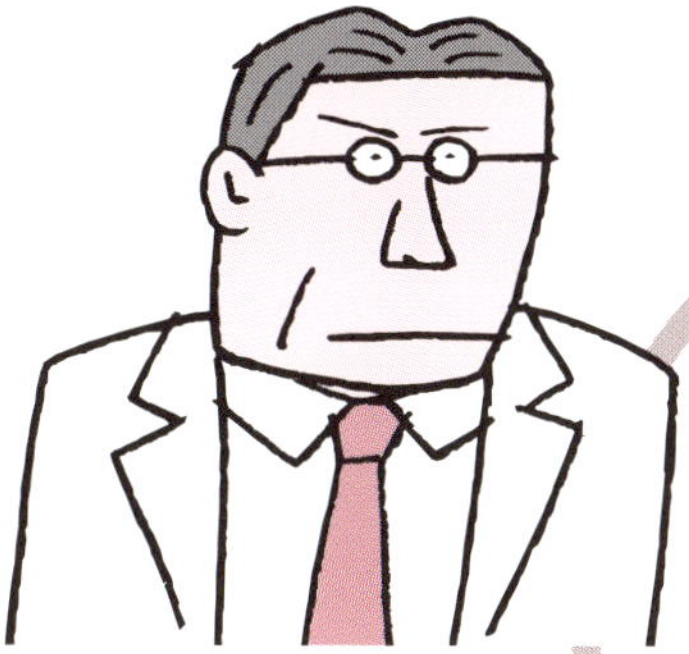

医師

　失語症の引き金となる病気の治療にあたるとともに、リハビリ全体の指揮をとります。脳卒中の場合、糖尿病などを合併していることが多いため、それらの治療も担当することがほとんどです。

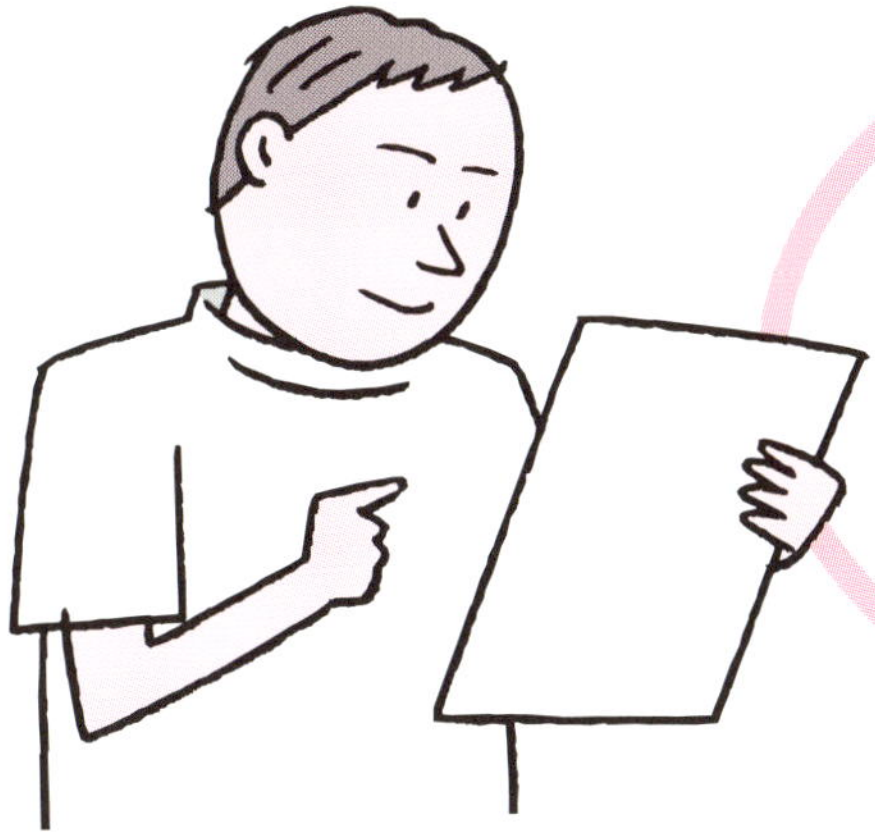

言語聴覚士

　失語症の診断・治療を担当する、言語治療のプロフェッショナル。STとも呼ばれます。

　言語を回復させるための治療をおこなうほか、コミュニケーションを豊かにするための具体的な方法を家族に指導したり、社会復帰への支援もおこないます。

理学療法士
作業療法士

　失語症では、右半身のマヒを伴うことがあります。こうしたときに、マヒを和らげたり、身体を動かす力をとり戻すためのリハビリテーションを指導します。

治療はチームプレイ

　失語症は、脳卒中など、元の病気に伴って起こる症状です。そのため、治療はまず、元となった病気のコントロールから始まります。

　元の病気がある程度落ち着いたころに、言語聴覚士（ＳＴ）とともに、失語症の治療が始まります。また、マヒなど身体に後遺症がある場合には、理学療法士や作業療法士のもとで、リハビリテーションをおこないます。

　こうしたたくさんの医療スタッフが、チームとなって治療にあたるのです。

イメージが言葉になる

ものと言葉は脳で結びつく

失語症とはどのような状態か、具体的に理解するために、まず私たちが言葉をどのように理解し、話しているかをみてみましょう。ここでは、「表現したいイメージを言葉で話す」までの仕組みを説明します。

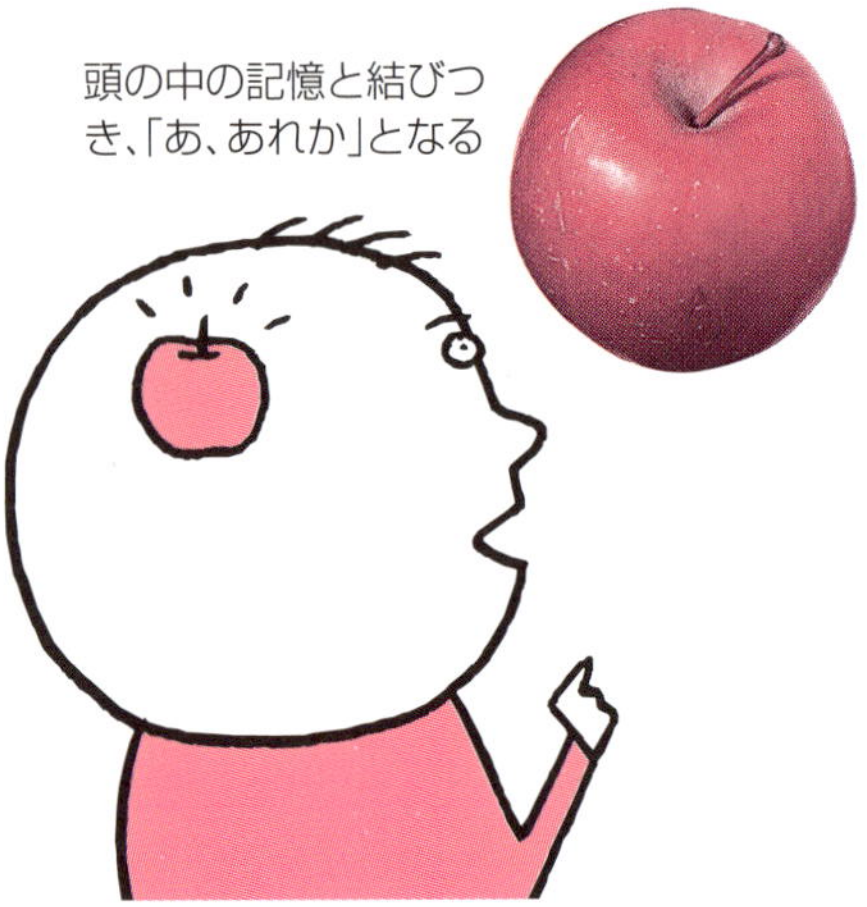

頭の中の記憶と結びつき、「あ、あれか」となる

自分の頭の中にあるイメージがわく

たとえばりんごの実物を見たとき、あるいは「りんご」と書かれた文字を見たときに、見た目の情報が脳に送られ、「甘い冬のくだもので……」などの記憶と結びついて、イメージが喚起されます。

イメージと結びつく単語を探す

言葉の貯蔵庫にあるたくさんの引き出しから、イメージに対応する言葉を探します。正しい引き出しをあけると、言葉を構成する音が入っています。

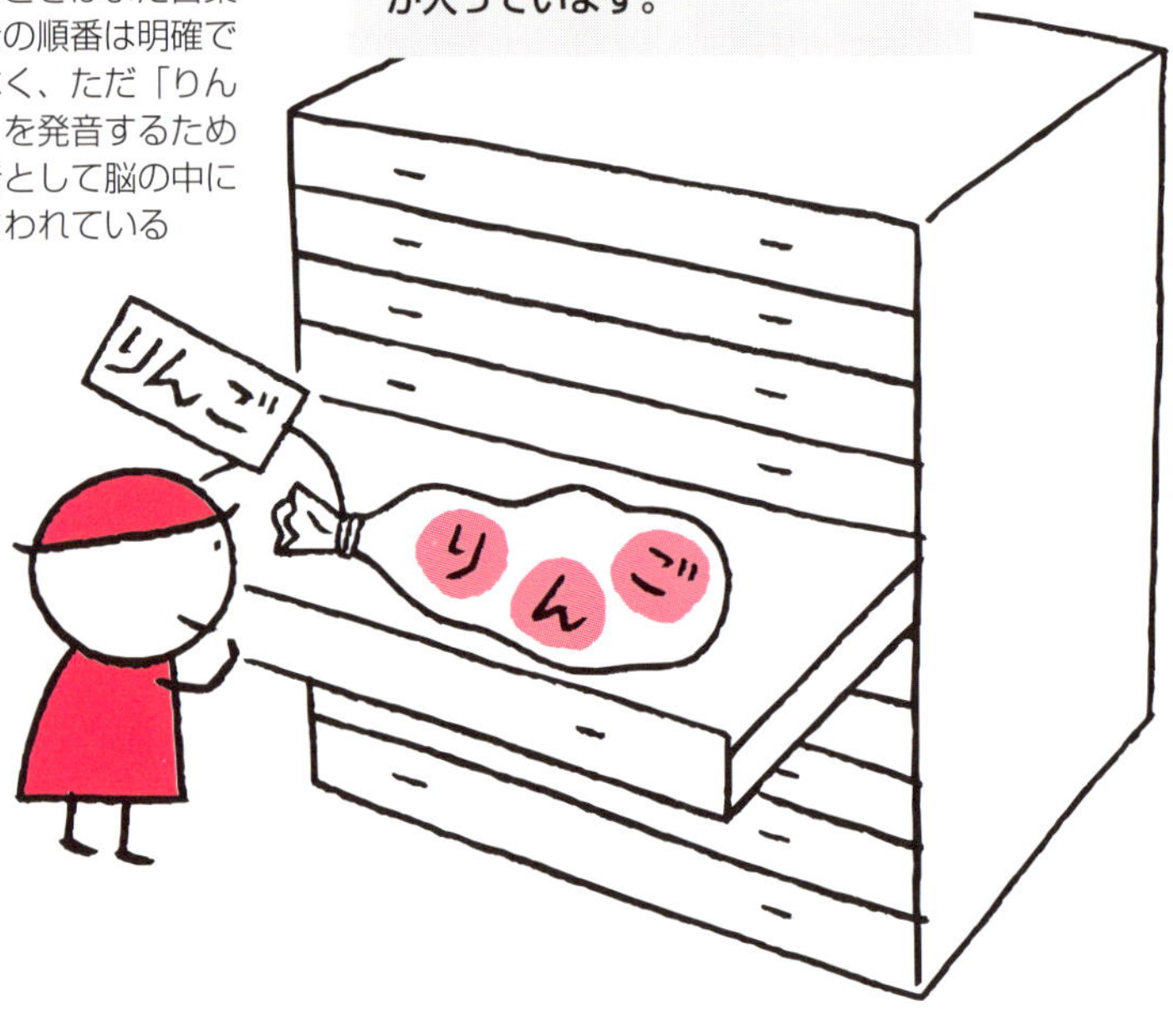

このときはまだ言葉の音の順番は明確ではなく、ただ「りんご」を発音するための音として脳の中にしまわれている

頭は瞬時にフル回転する

通常、私たちはものを見たとき、あるいは「何かを言おう」と思ったとき、次の瞬間にはその言葉を口にすることができます。

あたりまえのようなことですが、このとき脳の中では、「言いたいことのイメージ」と一致する言葉を猛スピードで検索しています。そして、いくつかの段階を経て、言葉が発せられるのです。

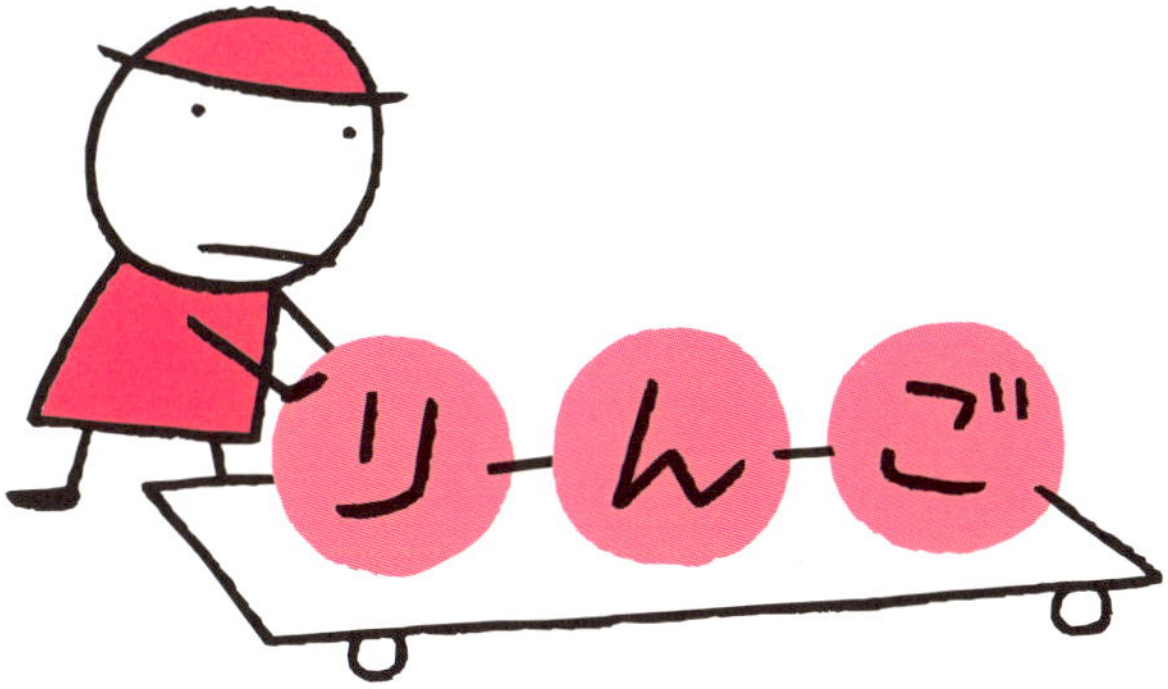

正しく音を並べる

正しい音のグループを探し出したら、そこについている順番の指示をもとに、「り」「ん」「ご」と正しい順番に音を並べます。

口や喉の動かし方を指示する

「りんご」と並べられた音を見て、喉や舌、くちびるのどこをどのように動かすかの指示書をつくって、運動中枢に渡します。

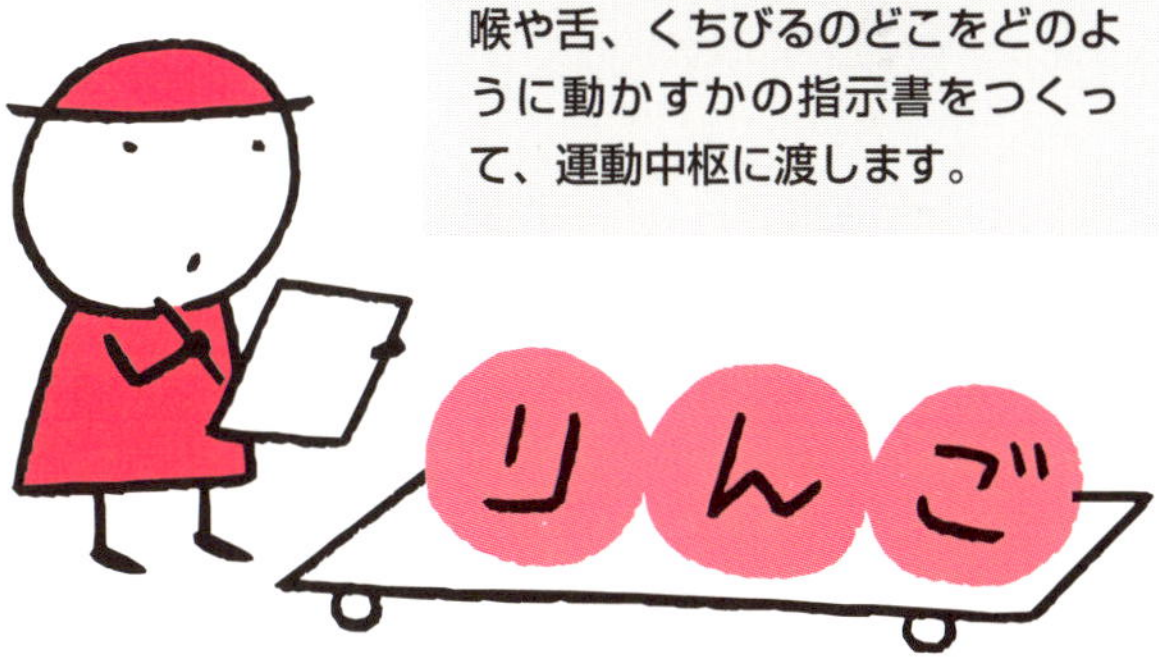

言葉が出る

ここまで正しく働いて初めて、最初のイメージと一致した言葉を言うことができます。

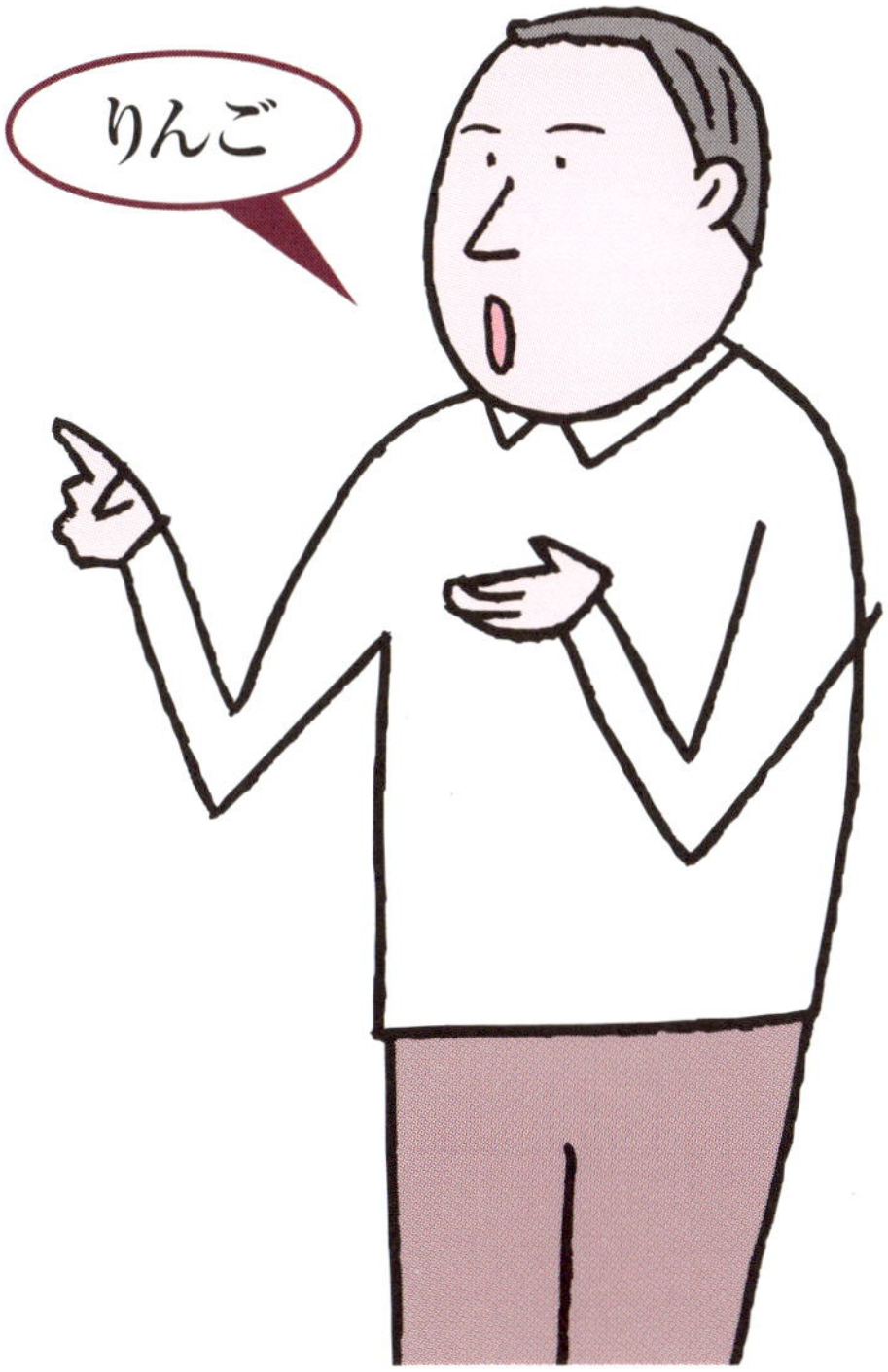

失語症のタイプ①

言い間違えたり、言葉が出なくなる

イメージが言葉になる過程に障害が起こると、「正しい言葉が出ない」という症状が現れます。どの段階に異常が起こっているかで、言い間違いの内容が異なります。

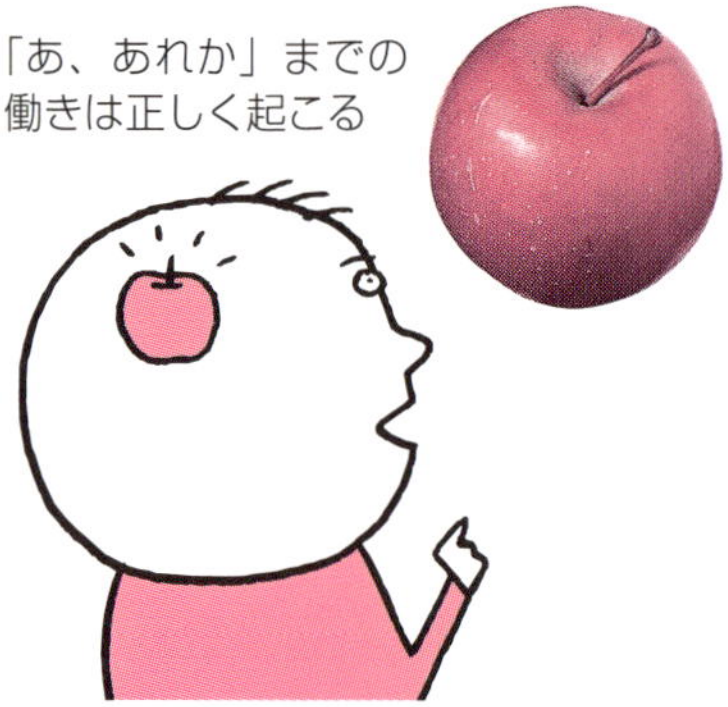
「あ、あれか」までの働きは正しく起こる

失語症ではもののイメージは損なわれない

失語症では、実物や写真を見たときに、イメージを描くプロセスは障害されません。そのあとの過程がうまく進まないために、言葉の困難が生じてきます。

正しい引き出しを選べなくなる

イメージが伝えられたときに、言葉の貯蔵庫の中から正しい音のグループを選び出すことができなくなります。

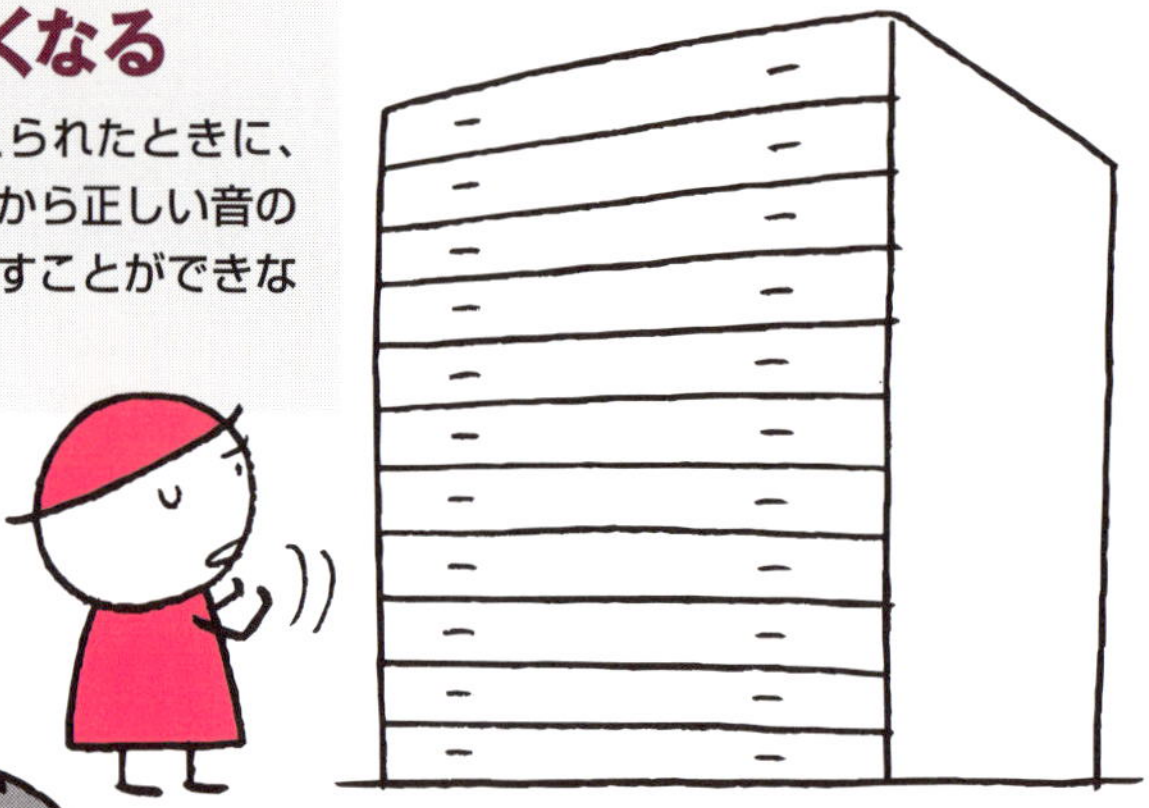

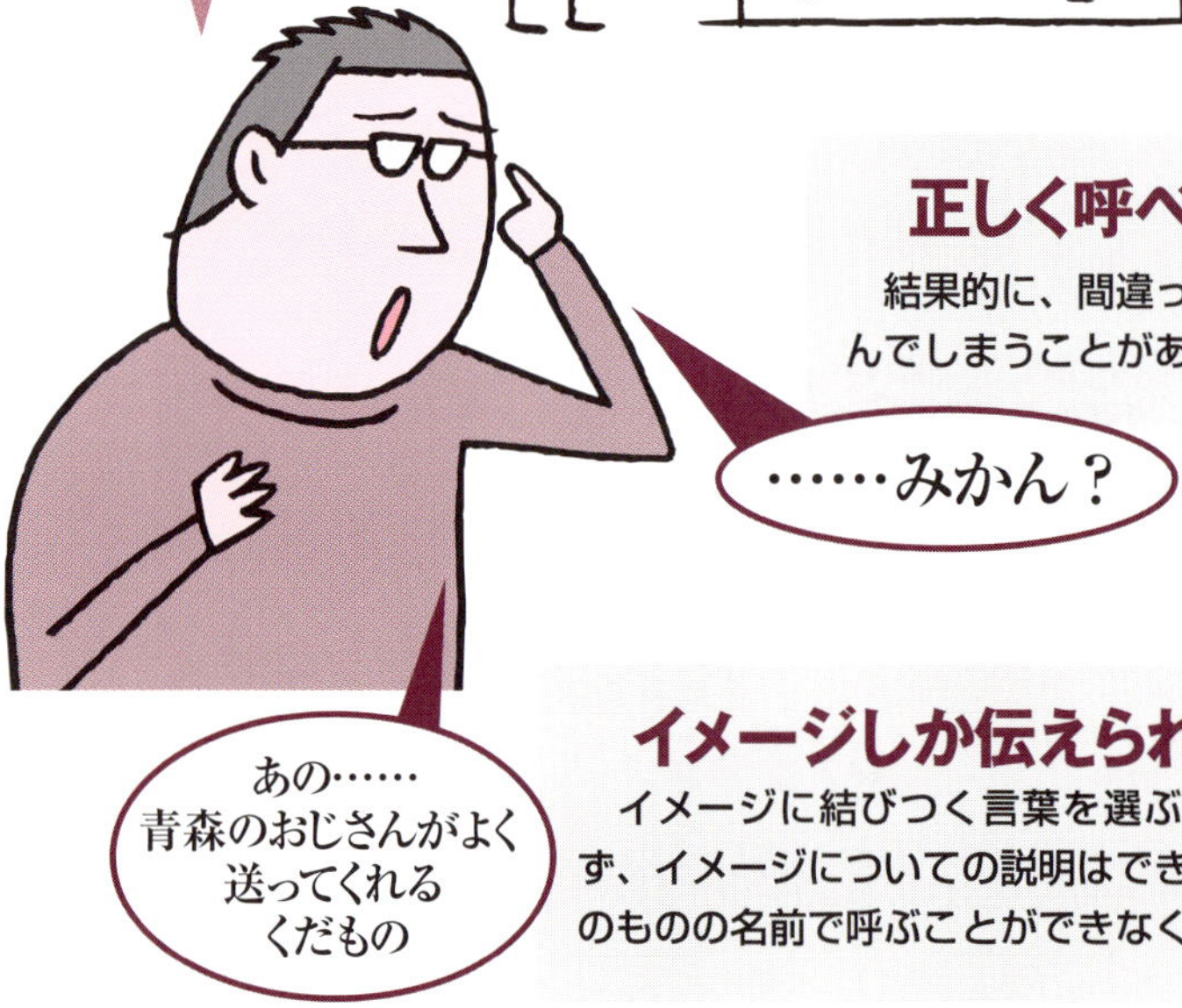
……みかん？
あの……青森のおじさんがよく送ってくれるくだもの

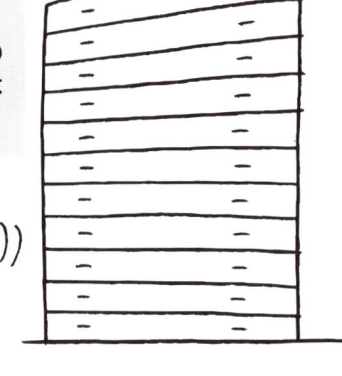

正しく呼べない

結果的に、間違った言葉を選んでしまうことがあります。

イメージしか伝えられない

イメージに結びつく言葉を選ぶことができず、イメージについての説明はできるのに、そのものの名前で呼ぶことができなくなります。

順番が入れかわる
ごんり
違う音が出る
りがん
余分な音がつく
りごりん

?
?
?
?
ん
り
ご

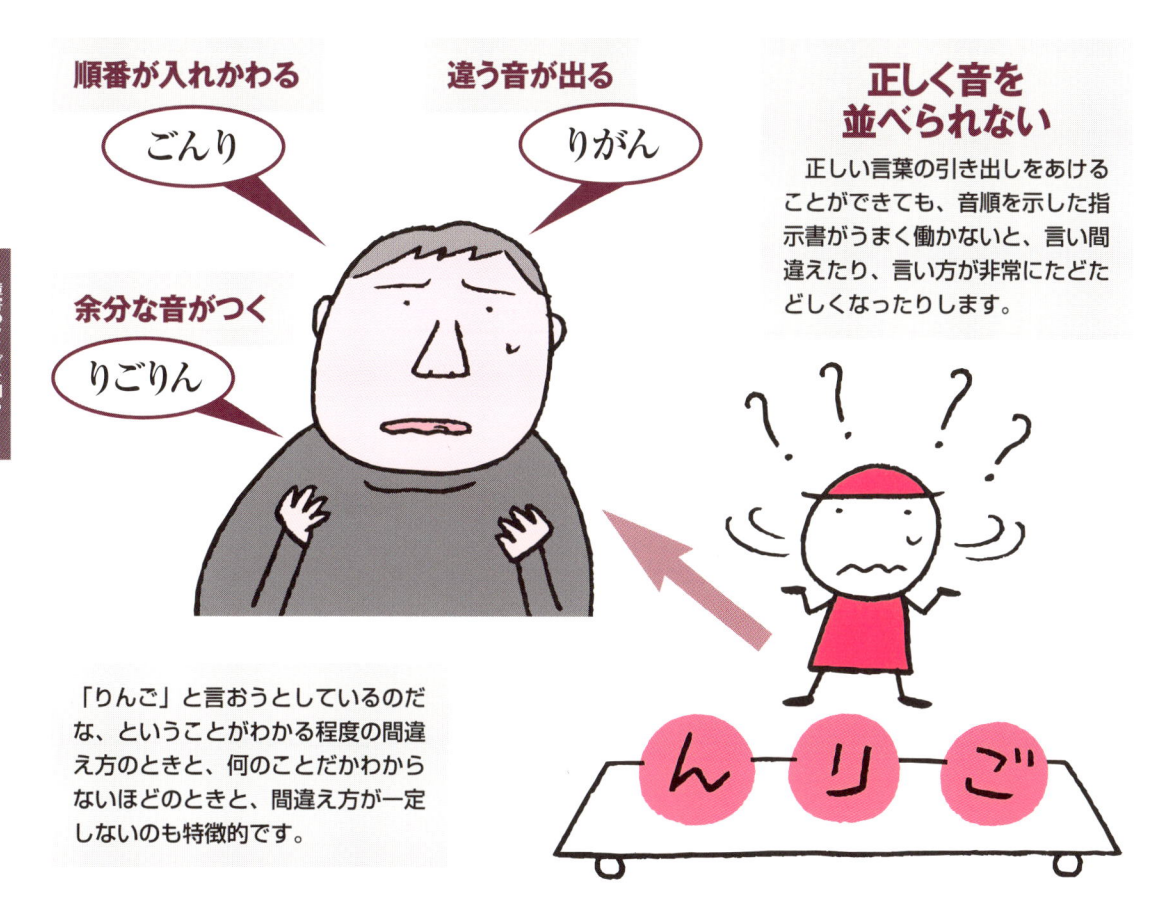

正しく音を並べられない

正しい言葉の引き出しをあけることができても、音順を示した指示書がうまく働かないと、言い間違えたり、言い方が非常にたどたどしくなったりします。

「りんご」と言おうとしているのだな、ということがわかる程度の間違え方のときと、何のことだかわからないほどのときと、間違え方が一定しないのも特徴的です。

障害された部位によってさまざまな症状が現れる

簡単な単語を一つ言うのでも、脳の中ではさまざまな働きがおこなわれています。

失語症の場合、言葉を言うための、どの段階がうまくいかなくなるかによって、起こる症状が異なることがあります。

漢字は近道を知っている

ひらがなは、音を表す文字です。伝えたいイメージをひらがなで書いて伝えるためには、その言葉の音が頭の中に浮かんでいなくてはなりません。

一方、漢字は文字そのものが意味を表すため、言葉が音として頭の中に浮かんでいなくても、言わんとすることを表す漢字を書ける場合があります。

そのため、ひらがなを使いこなせない失語症の患者さんも、漢字を書く能力が部分的に残されていることが多いのです。

言葉がイメージになる

文字や音から意味をくみとる

外国人のイントネーションも幼児言葉も、ちゃんと日本語だとわかり、理解することができるのは、聞いた言葉を、脳の中の日本語辞書と照合する仕組みが備わっているおかげです。

音とひらがなの通り道はほぼ同じ

たとえば、「りんご」と聞いたときに、そのイメージを思い浮かべることができるのも、言語中枢の働きが深くかかわっています。

言葉からものを思い起こす過程は、イメージから言葉を思い起こす仕組みを単に逆にたどるだけではなく、聴覚や視覚との連係プレイも必要になってきます。

なお、ひらがなを通して言葉を理解するときは、私たちは字を頭の中で音に変えて認識しています。ここで紹介しているのは、音を聞いてから

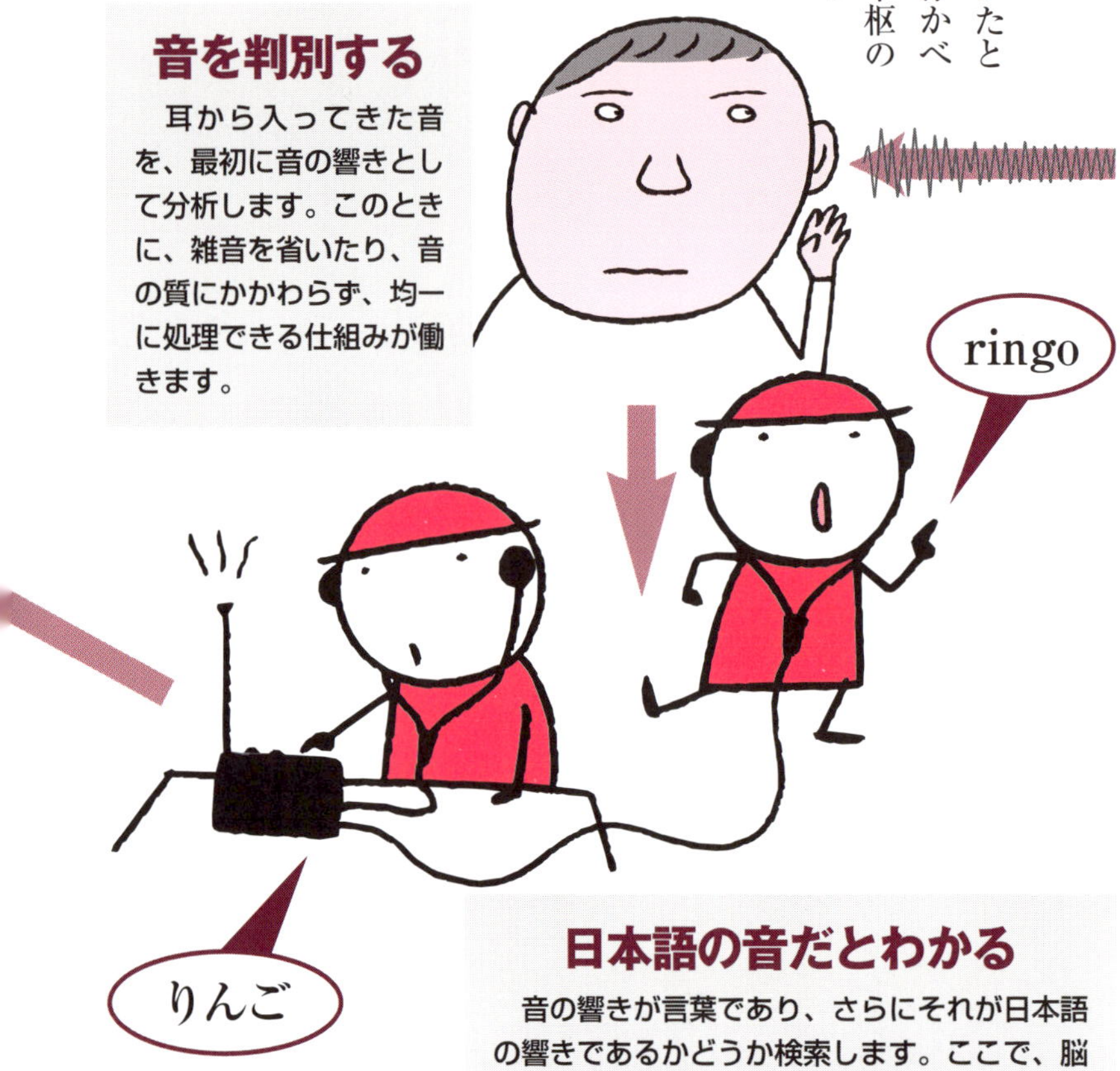

音を判別する

耳から入ってきた音を、最初に音の響きとして分析します。このときに、雑音を省いたり、音の質にかかわらず、均一に処理できる仕組みが働きます。

日本語の音だとわかる

音の響きが言葉であり、さらにそれが日本語の響きであるかどうか検索します。ここで、脳の中の言葉の記憶と照合されないと、「知らない言葉」となって、「よく聞きとれない」「わからない」といった感覚が起こります。

その意味を理解するまでの過程ですが、ひらがなを読んで理解するときも、脳の中の働きはこれとほとんど同じ仕組みだと考えられます。

漢字はイメージをつかみやすい

漢字を読むときは、読み方を考える前に意味にたどり着くことができます。ひらがなを読むときと比べて、音を考える過程を省けるため、言葉を聞きとれない、ひらがなを読みとれない失語症の患者さんでも、漢字は比較的理解しやすいのです。

日本語の単語だとわかる

日本語であることがわかったら、脳の中にしまわれた日本語辞書のなかから、音の響きと合う単語を探し出します。

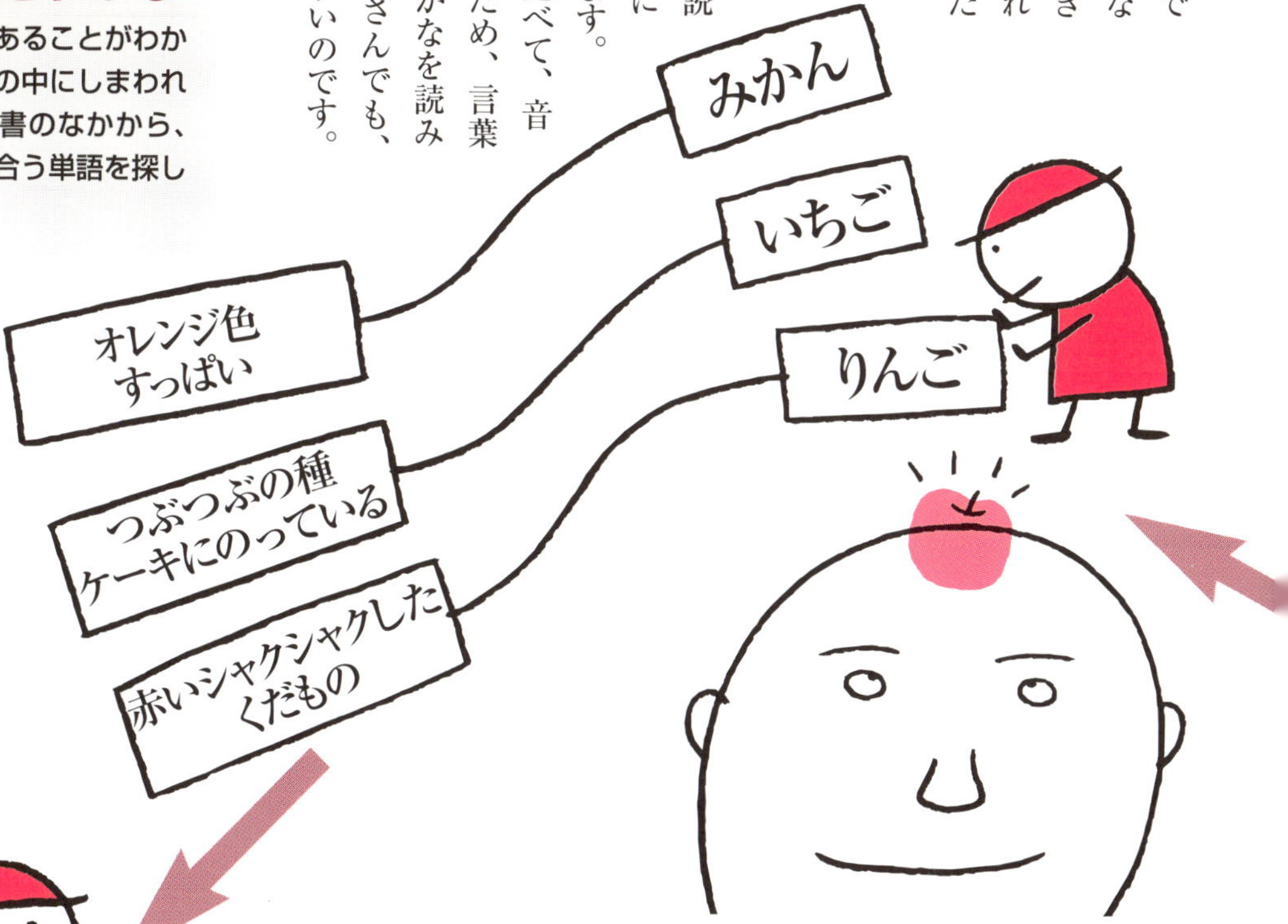
みかん
いちご
りんご
オレンジ色
すっぱい
つぶつぶの種
ケーキにのっている
赤いシャクシャクした
くだもの

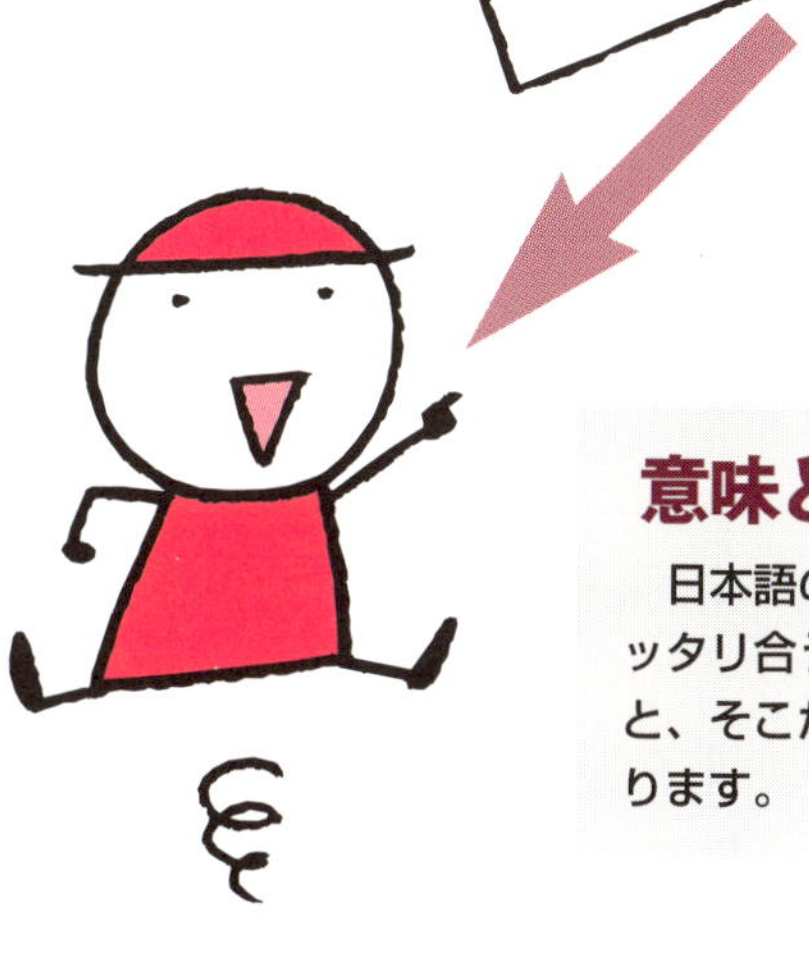

意味と結びつく

日本語の辞書のなかにピッタリ合う言葉が見つかると、そこから意味につながります。

「シャクシャクとした甘いもの」といったりんごそのものに関する情報のほか、「青森のおじさんから送ってくる」など、個人的な記憶にまつわることなども含めて、りんごのイメージが頭の中にわいてきます。

失語症のタイプ②

思い違いや「わからない」が多くなる

言葉を使うには、言いたい言葉を探せることと、言われたことを理解することの両方の働きが欠かせません。ところが、言われた言葉を理解する働きがうまくいかなくなると、発語にも支障が生じてきます。

言えても、意味がわからないことも

言葉を聞いて意味を理解する経路に障害が起こると、まず、人の話を聞いてもわからないという状態が起こります。また、人から言われたことを繰り返すことがむずかしくなります。

これは、聞いたことのない外国語を、そのまま復唱することができないのと同じ状態です。言われたことを耳で聞きとることはできても、自分のもっている言葉の記憶と結びつかないと、たとえ短い時間でも覚えておくことができなくなるのです。

また、おうむ返しに繰り返すことはできても、その内容を理解していないこともあります。

音の識別が障害される

音を脳の言語中枢に送る過程がうまくいかなかったり、別の音として聞きとってしまうことがあります。

音が判別できない

聴覚に問題がなくても、聞きとった音を、必要な音と不必要な音に選別したり、何の音か識別する脳の働きが障害されると、音を言葉に変換することができなくなります。

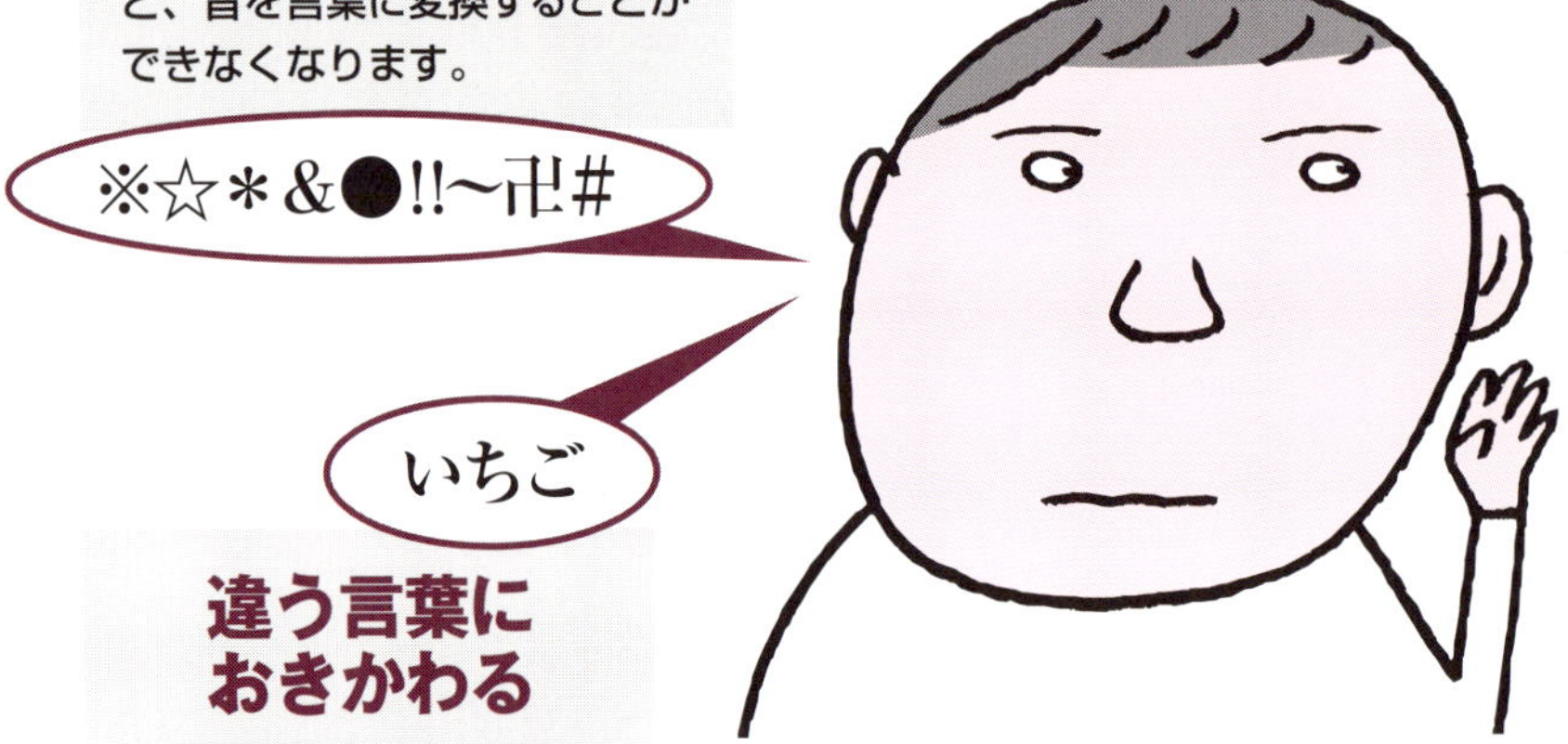

違う言葉におきかわる

音自体を正しく識別できても、日本語の単語と照合するときに混乱が起こります。正しく聞こえていても、ほかの言葉とおきかわることがあります。

耳で聞いた音を処理する脳の働きのエラーによって、さまざまな障害が起こる

言葉は出ても、意味を伴わない

短い単語ならすぐに繰り返して言うことはできますが、「りんご」と言っていても、自分で何について話しているのか実感を伴っていない場合があります。

人によっては、しばらくしてから「あ、あのことか」と意味が追いかけて理解できることもあります。

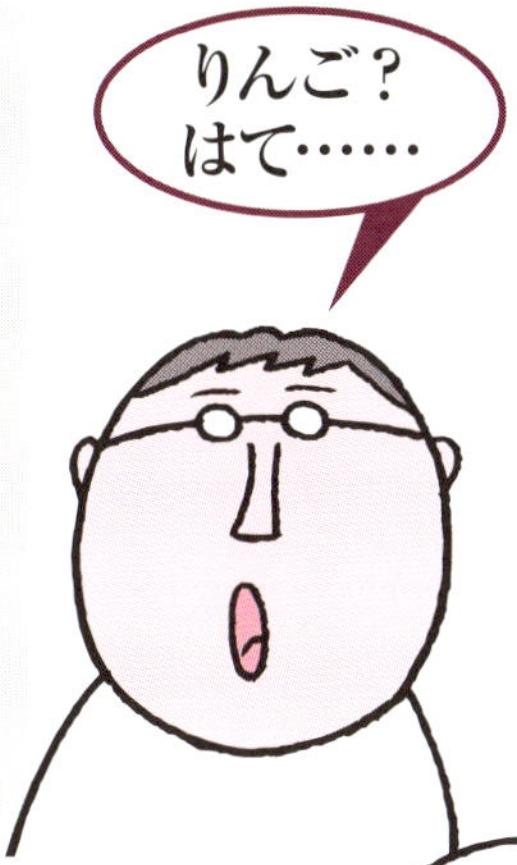
りんご？
はて……

意味の識別が障害される

言葉と意味の結びつきを示す部分が混線し、さまざまな症状が起こります。

言葉と意味をつなぐ辞書の働きがうまくいかなくなります。たとえば、混線のために、言葉から正しい意味にたどり着くまでに時間がかかるようになることもあります。また、言葉が別の意味につながってしまうこともあります。

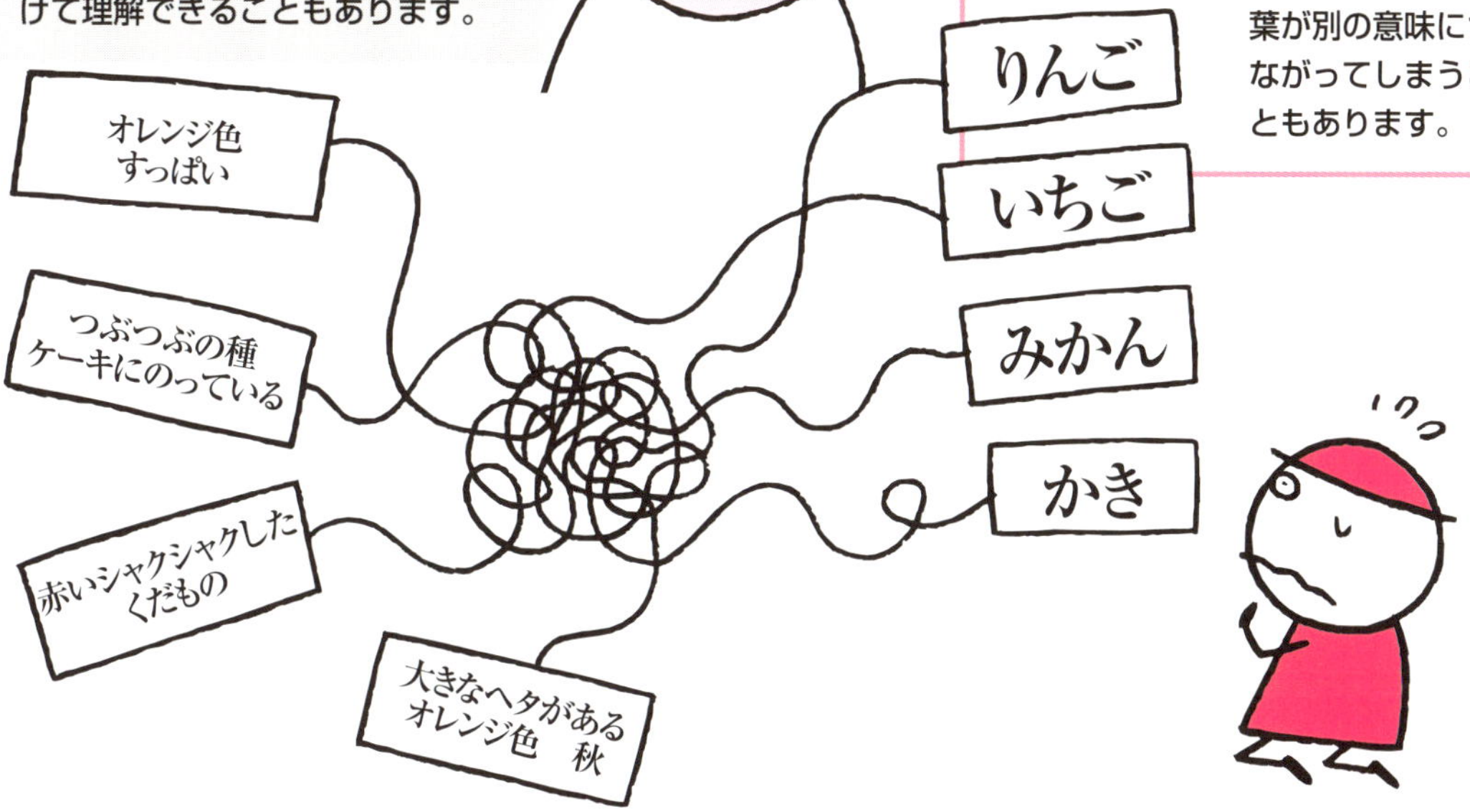
オレンジ色
すっぱい
つぶつぶの種
ケーキにのっている
赤いシャクシャクした
くだもの
大きなヘタがある
オレンジ色　秋
りんご
いちご
みかん
かき

意味がわかっていても言い間違える

言葉を聞いたり、文字を見たりしたときには正しい意味に到達できるのですが、その言葉を言うときに、別の単語におきかわってしまうことがあります。

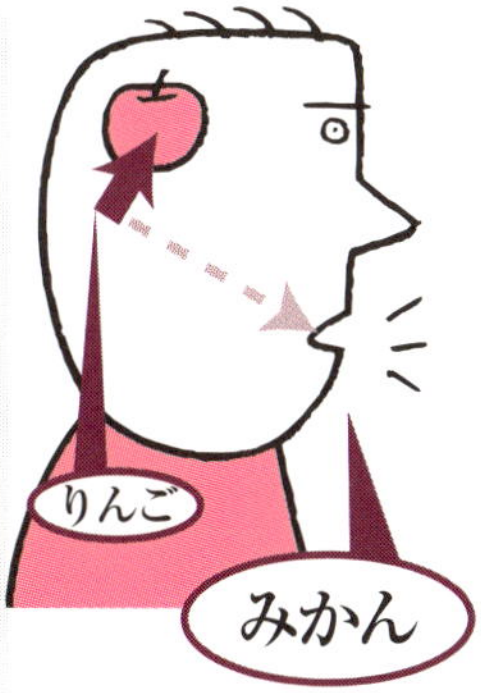
りんご
みかん

意味をとり違える

聞いた言葉をそのまま言うことはできますが、言葉と意味を結びつけるときに、別の意味と結びついてしまいます。

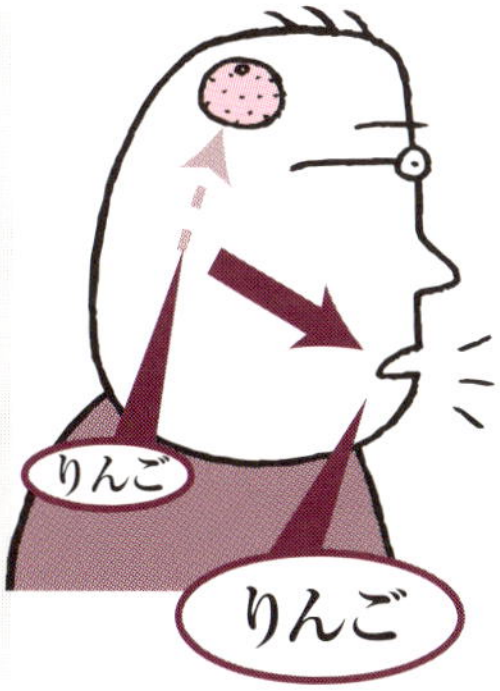
りんご
りんご

検査

三〇近くもの項目を細かに調べる

失語症によって患者さんの気持ちが混乱したり、落ち込むこともしばしばです。検査や治療は、病状が落ち着いたころに始めます。患者さんによっては、発症してから一ヵ月後ということもあるほどです。

家族が同席することが多い

患者さんの症状はもちろん、周囲の人がコミュニケーションをとるうえで困っていることなどをSTに伝えます。

- **現在困っていること**
- **患者さんの症状に関する疑問**
- **患者さんの病歴**
- **以前の生活スタイルや性格**

「このようにしたら伝わったようだが、次はダメだった」など、患者さんとのかかわりは具体的に伝えよう。また、以前の生活スタイルや性格も、治療のうえでは重要な情報

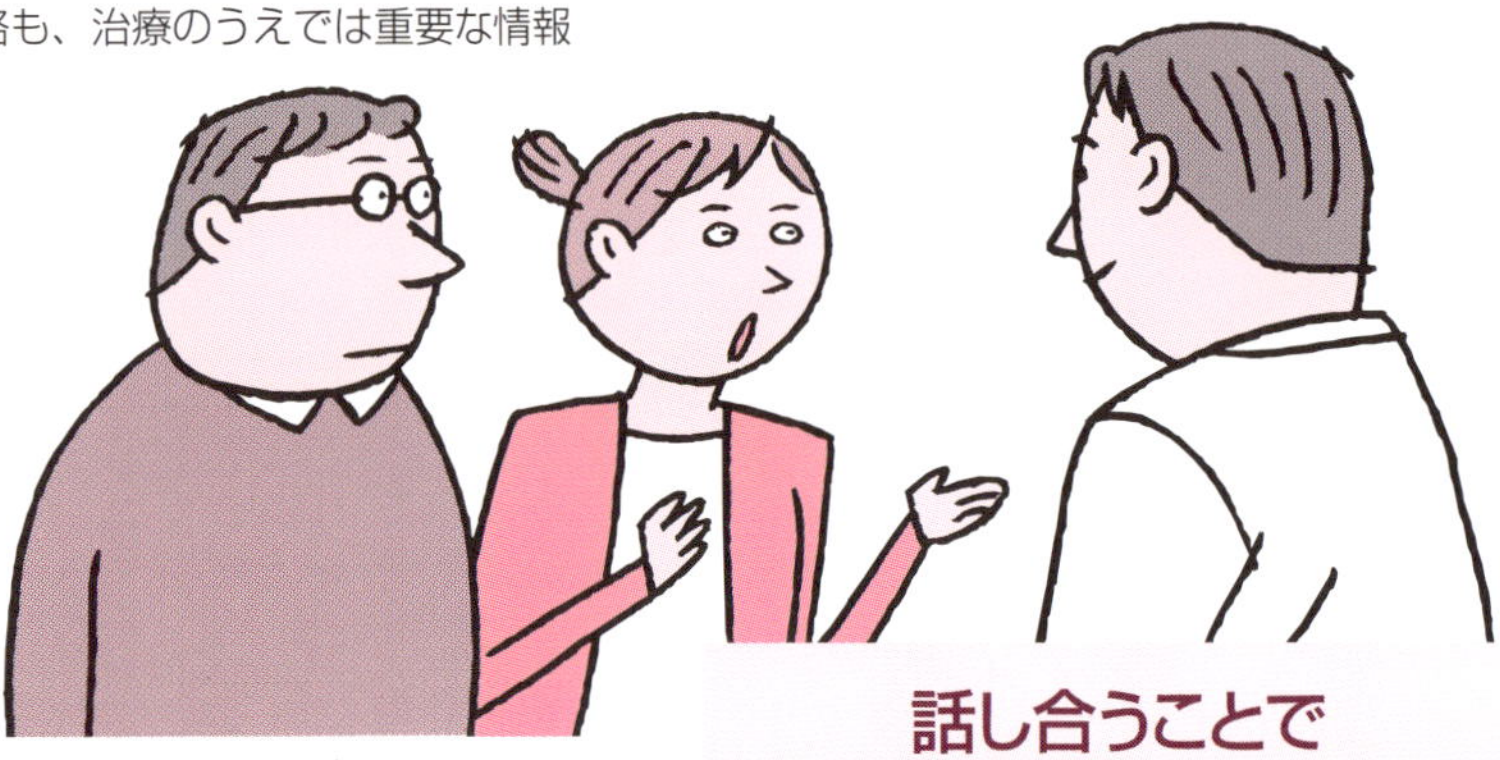

話し合うことで信頼関係を築く

失語症の治療・訓練には長い時間がかかります。遠慮のしすぎも、過度の期待も治療のためにはなりません。よく話し合うことで、治療の目的を理解し、信頼関係を築くことができます。

- **失語症の状態**
- **できることの確認**
- **不便に感じていること**

STが患者さんと直接やりとりすることが検査にもつながる。周囲の人はさえぎったりしないように注意

家族からの情報も重要

検査はまず、実際のコミュニケーションで何が不自由か、どんな症状で困っているかを言語聴覚士（ST）と患者さん、家族が話し合うことから始まります。

このとき、STは患者さんの様子、反応などから、言葉の障害がどの程度か、周囲の人とのコミュニケーションがどのくらいとれているかなどを大まかに見てとることができます。

その後、失語症の状態をくわしくみるために、総合的な検査がおこなわれます。STはこの結果と、家族や患者さんが困っていることなどを総合的に考えて、治療方針を立てます。

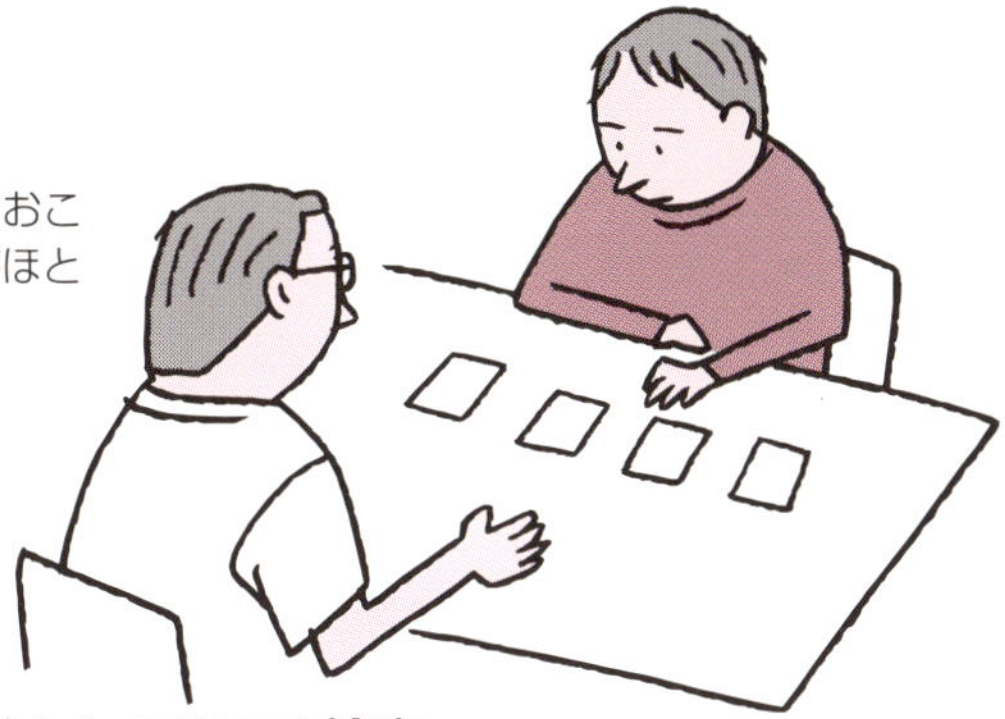

検査は口頭でおこなえるものがほとんど

言葉に関する5つの働きを調べる

下の図は、日本の代表的な失語症検査のひとつ、「SLTA（標準失語症検査）」です。STが患者さんに質問して、答えられる割合を調べます。検査は1時間半程度ですが、患者さんの疲れがひどい場合などは、数回に分けておこなうこともあります。

■ある患者さんのSLTA検査

SLTA検査は、回復の程度を調べるために、治療中にも一定期間ごとに何度かおこなう

図・標準失語症検査

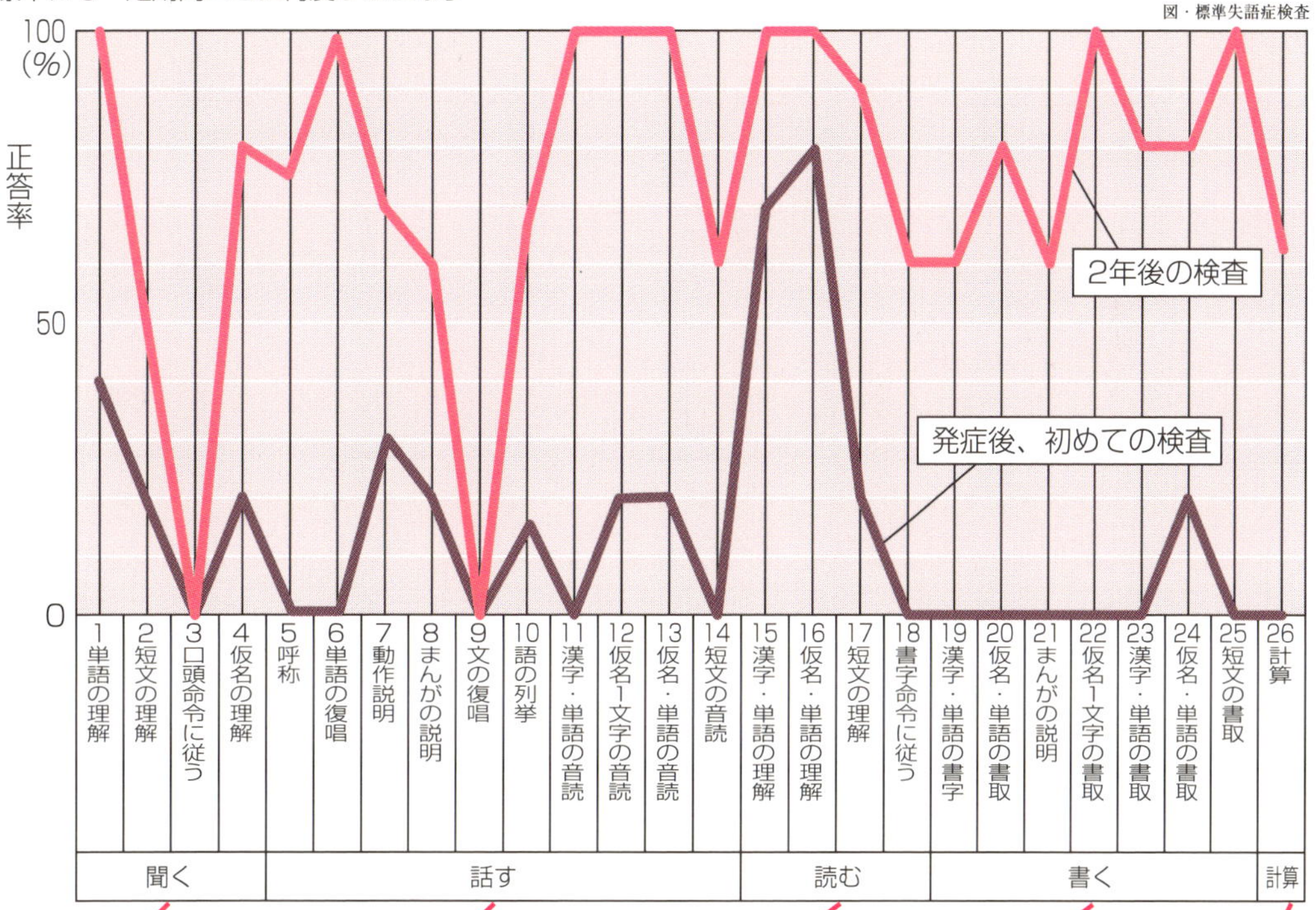
100 (%)
50
0
正答率
2年後の検査
発症後、初めての検査
1 単語の理解
2 短文の理解
3 口頭命令に従う
4 仮名の理解
5 呼称
6 単語の復唱
7 動作説明
8 まんがの説明
9 文の復唱
10 語の列挙
11 漢字・単語の音読
12 仮名1文字の音読
13 仮名・単語の音読
14 短文の音読
15 漢字・単語の理解
16 仮名・単語の理解
17 短文の理解
18 書字命令に従う
19 漢字・単語の書字
20 仮名・単語の書取
21 まんがの説明
22 仮名1文字の書取
23 漢字・単語の書取
24 仮名・単語の書取
25 短文の書取
26 計算
聞く
話す
読む
書く
計算

●聞く力

STが読んだ言葉の絵カードを選んだり、短い文を聞いて理解できるかを調べる

●話す力

カードに描かれたものの名前を言ったり、STの言ったことを復唱できるかを調べる。漢字単語、かな単語、かな1文字を音読できるかもみる

●読む力

漢字単語やかな単語、さらには短い文を理解できるか調べる

●書く力

絵を見て、その名前を漢字やかなで書いたり、STが読む文字や単語、文章を書きとる

●計算する力

1～2ケタの数の足し算、引き算、掛け算、割り算をしてもらい、正答率をみる

COLUMN

利き手と言葉の不思議

左利きは両脳使い？

　失語症になったとき、どの程度回復するかに関係する要因の一つに、「利き手が右か、左か」があります。じつは、言葉の働きをつかさどる言語中枢が、どのくらい左脳に集中しているか、右利きと左利きの人では割合が異なるのです。

　右利きの人は、言語中枢の九〇パーセント以上は左脳にあります。ところが、左利きの人では、左脳に存在する言語中枢の割合は七〇パーセントほどで、約三〇パーセントの働きは右脳にあるといわれています。

　つまり、右利きの人は、ほとんど左脳だけで言葉を操作していますが、左利きの人は、言葉を使うときには左右両方の脳が働いている可能性が高いのです。そのため、右利きの患者さんに比べ、左利きの患者さんは失語症になっても、障害が軽かったり、回復が早いケースが多いといわれています。

右脳の言語中枢は所在不明

　しかし、右脳のどの辺りに言語中枢があるのか、それはまだよくわかっていません。

　左利きで、右脳の脳出血や脳梗塞によって失語症になった患者さんの脳を調べてみても、個人差が大きく、左脳ほど明確に言語中枢のありかを示すことはできないのです。

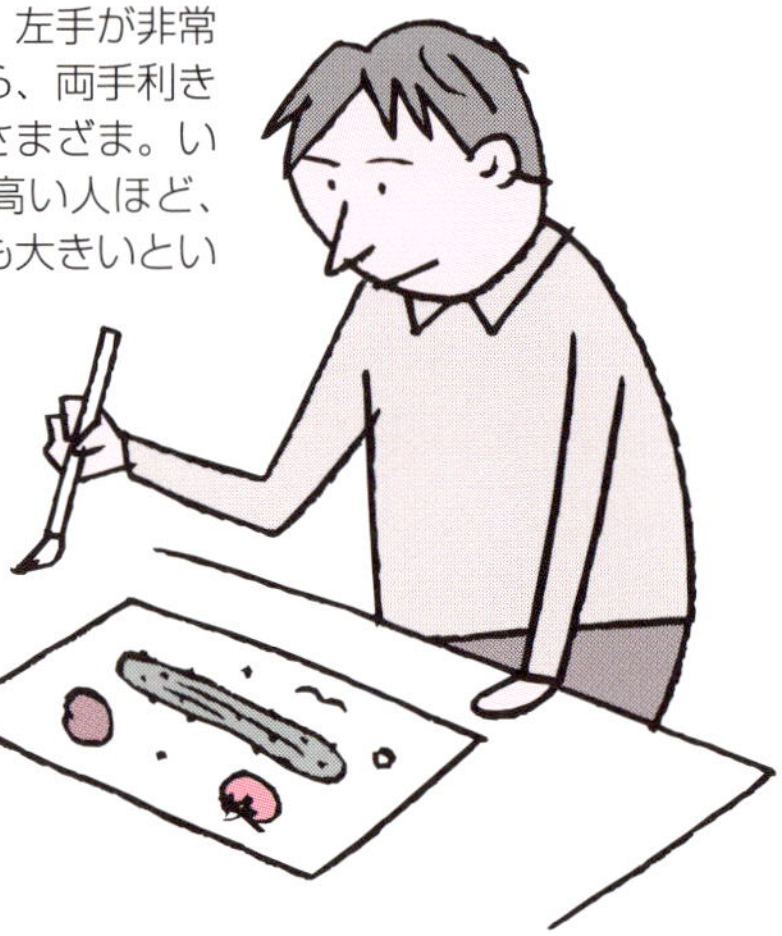

同じ右利きでも、左手が非常に不器用な人から、両手利きに近い人まで、さまざま。いわば右利き度が高い人ほど、言語中枢の偏りも大きいといわれている

3

失語症から回復させる
治療と訓練

失語症の治療、言語訓練の方法と内容を紹介します。
言葉の意味を理解すること、自分の言いたいことを
言葉で表現することを、少しずつとり戻していきます。

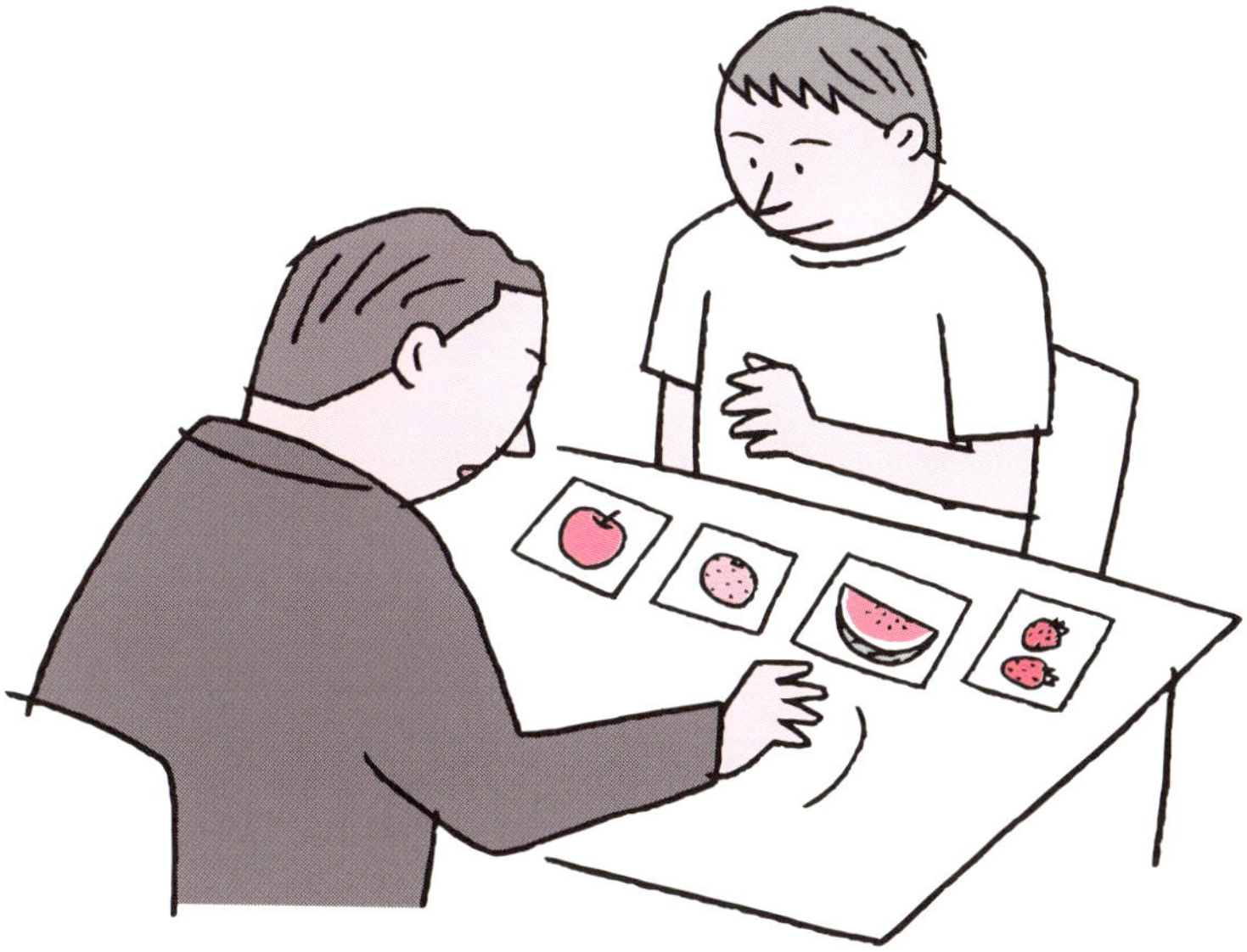

ストーリー③

いよいよ治療が始まった

1 幸い右半身のマヒが軽くてすんだAさん。治療のために、奥さんといっしょに「言語訓練室」へ向かいます。

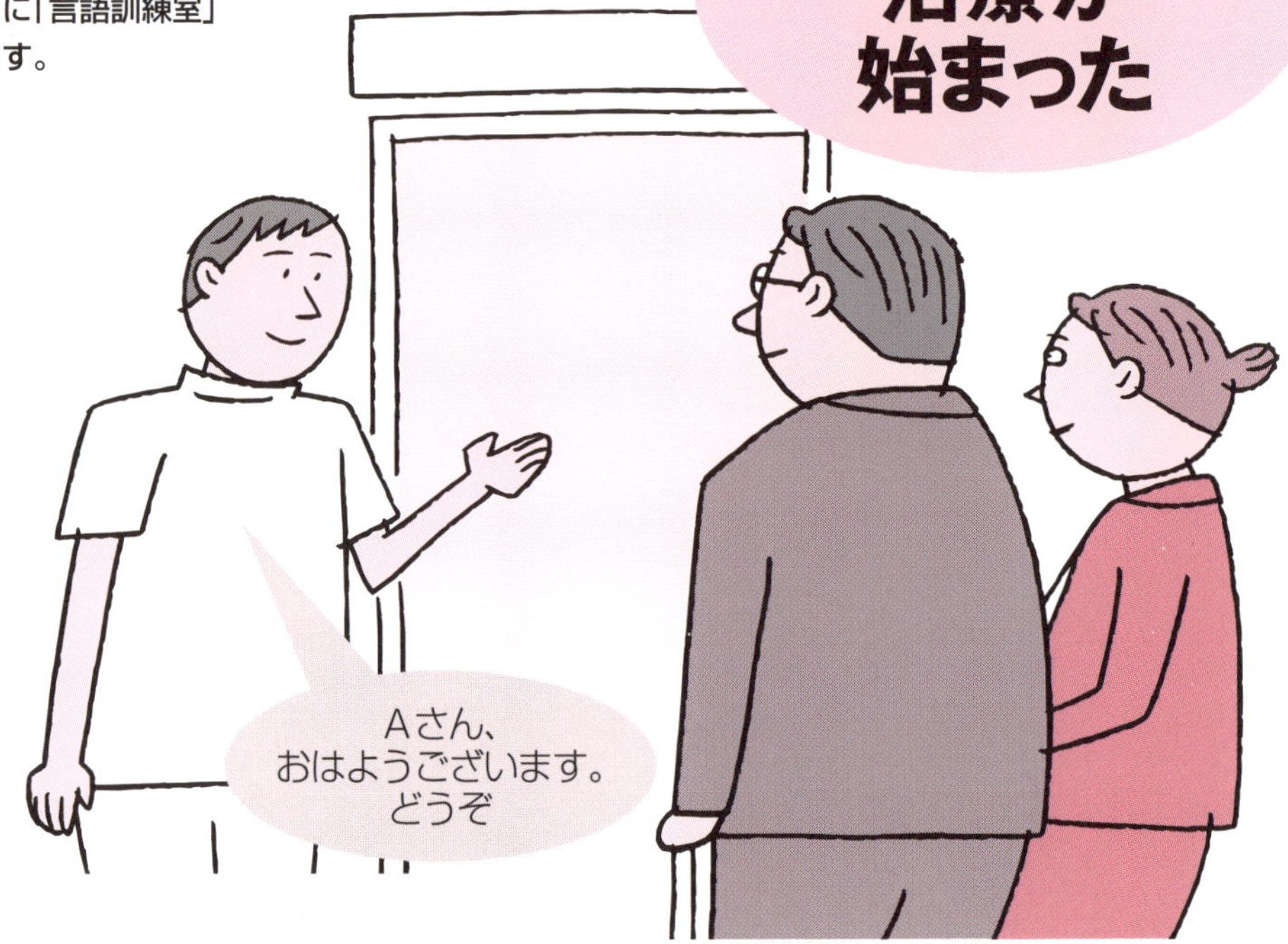
Aさん、
おはようございます。
どうぞ

2 Aさんが今いったいどのような状態なのか、奥さんは気になります。同席してもよいか先生に聞いてみました。

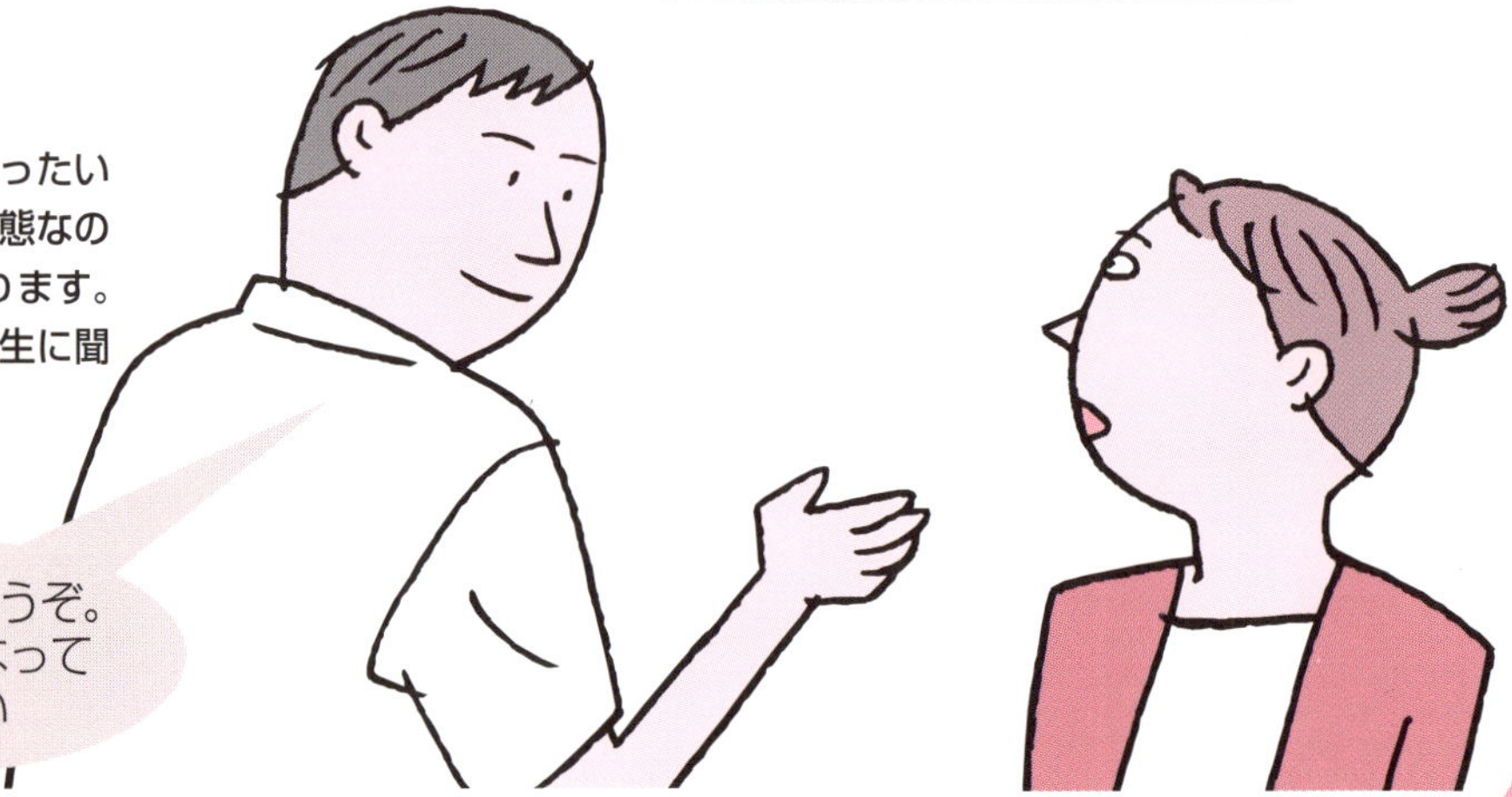
もちろん、どうぞ。
ぜひご覧になって
ください

3 言語訓練といっても、むずかしいことはありません。机に動物が描かれたカードが並べられ、先生が質問します。

4 驚いたことにAさんはとても困った様子です。奥さんは自分の目を疑いました。まさか、こんなこととは……。

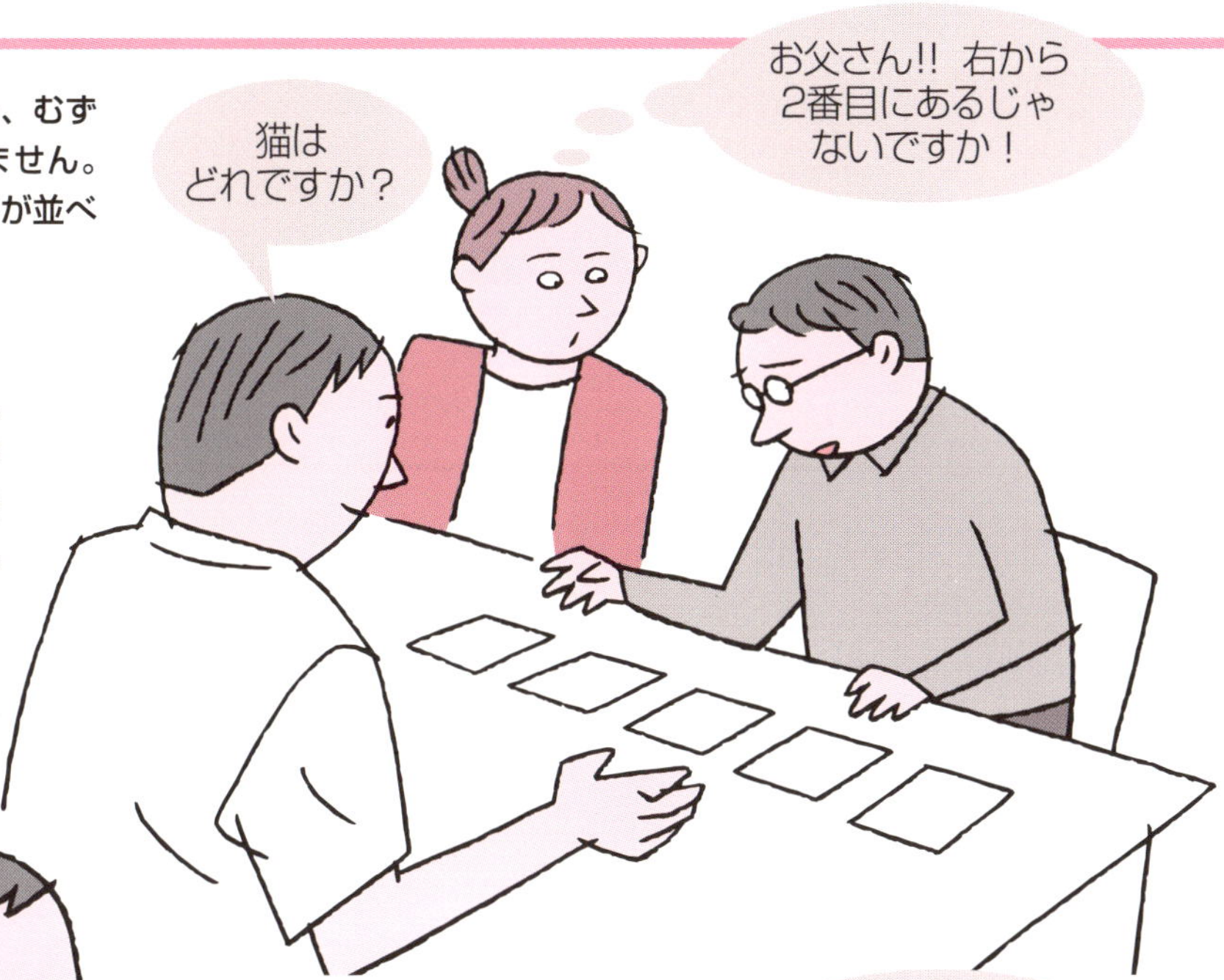
猫は
どれですか？
お父さん!! 右から
2番目にあるじゃ
ないですか！

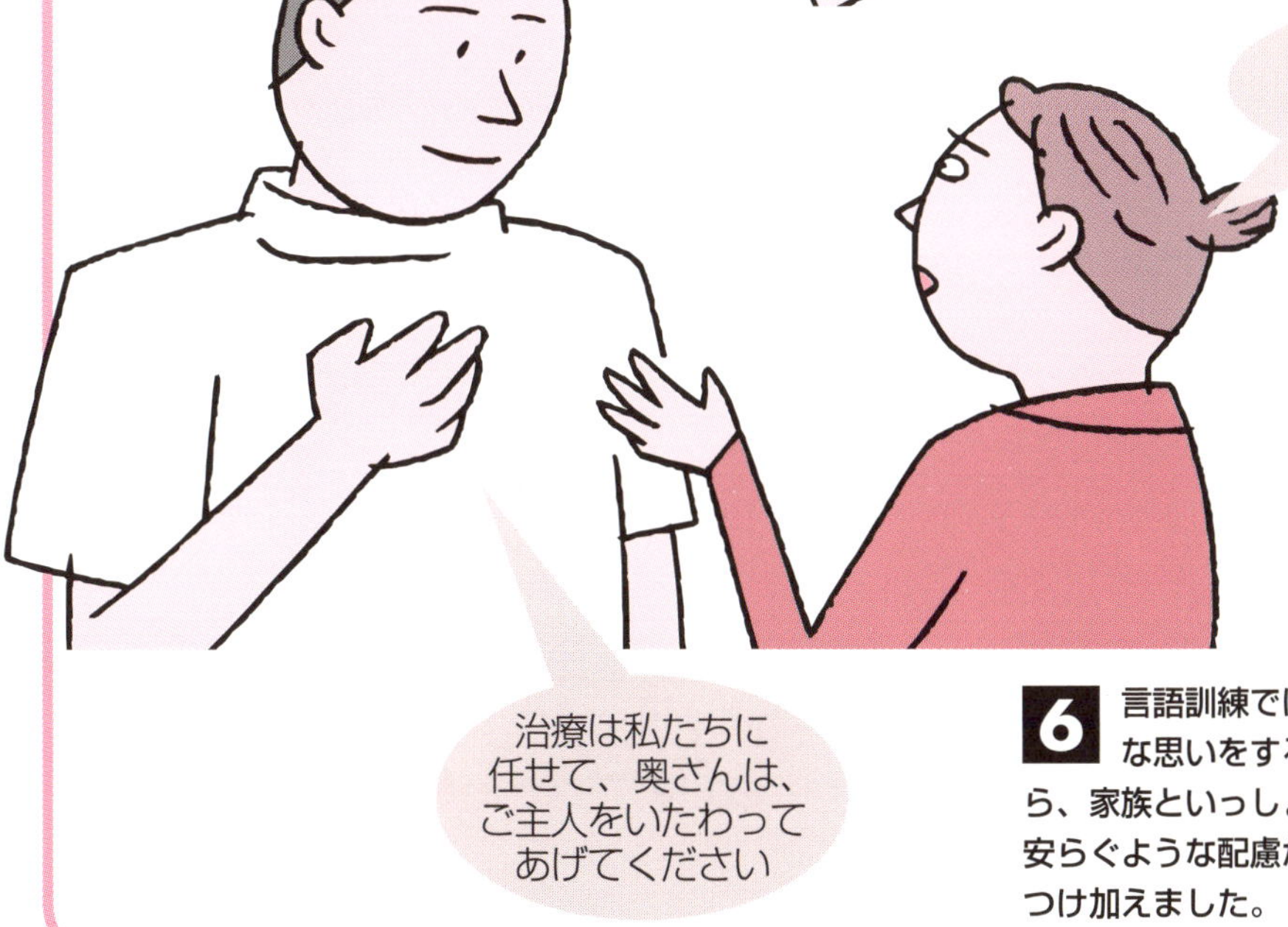
何か私に
できることはない
のでしょうか
治療は私たちに
任せて、奥さんは、
ご主人をいたわって
あげてください

5 訓練が終わったあと、奥さんは居ても立ってもいられない気持ちで、先生に訴えました。

6 言語訓練では、Aさんはかなり大変な思いをするかもしれません。だから、家族といっしょにいるときには、心が安らぐような配慮が大切なのだと、先生はつけ加えました。

治療方針

症状、程度によって治療法が異なる

失語症の治療では、言葉の働きをとり戻すための言語訓練をおこないます。言語訓練にはたくさんの方法があり、症状に合わせて最適な組み合わせが選ばれます。

治療法を選ぶ流れ

治療法を組み立てる際には、STは、失語症の程度、特にポイントとなる症状があるかどうかなどを考慮して決めていきます。

①失語症の程度がかなり重い

脳の障害の範囲や検査の結果などから、重症度を判断する。また、どの働きが障害されているかによって、回復の度合いがある程度予想できることもある

重症である →

●重症の失語症はコミュニケーションを重視する

まずは患者さんの趣味に関することや、過去に撮った写真などを用いて、コミュニケーションの方法を探します。同時に、周囲の人も、対応の工夫などを学んでいきます。

こうした活動を通じて、脳の状態が落ち着いてくると、言語治療がおこなえるまでにコミュニケーションの力が回復してくることもあります。

それほどでもない ↓

②明らかなマヒはないのに発音動作に障害がある

ある ↓

●発音の訓練も並行しておこなう

STの口の動きを見たり、鏡で自分の口の動きを確認しながら話すなどの発音動作の練習を、ほかの失語症の治療と並行して進めます。

ない →

③発音はきれいだが音を１つひとつ探すようにたどたどしい

その通り ↓

●短い単語から言葉を思い浮かべる訓練をする

「火」や「目」、「胃」など、１文字の単語の発音練習から始め、少しずつ長い単語に変えていきます。長い単語も、最初は「え」「ん」「ぴ」「つ」というように、１音ずつ、ゆっくり、確実に発音してから「えんぴつ」とつなげて言うなど、訓練は慎重に、十分な時間をかけて進めます。

違う

④言葉の言い間違いがある

ある

どんなふうに間違える？

ある単語が別の単語にかわる

みかんを「りんご」と呼んだりする

言おうとする単語は合っているが、音が入れかわる

りんごを「ごりん」と言ったりする

両方ある

ない

●言葉と意味を結ぶ訓練を重点的におこなう

耳で聞いた単語やかなで書かれた単語がどれか、絵の描かれたカードのなかから選ぶ練習から始めます。これは、一般的な失語症でおこなうものですが、このタイプの失語症では、特に大切な練習です。

●失語症全般の治療をおこなう

言葉を聞いたり読んだりして意味を理解する、また、自分の言いたいことを表現する、両方の訓練を進めます。最初は漢字の理解や表出から始め、徐々にかなや音声を使って、言葉の幅を広げていきます。

●音を正しく並べる訓練を重点的におこなう

絵を見て、その名前をゆっくり思い出しながらかなで書く練習をします。かなが一文字ずつ書かれたカードを並べる方法もあります。また、漢字の単語にふりがなをつける練習も効果的です。

●総合的な言語能力を高める

失語症の程度はごく軽いと考えられます。とはいえ、長い文章を聞いたり、記述したりするときには、不都合を感じたり、間違いが出てしまうこともあります。

患者さんの状態、また復職を目指す場合にはその職場で求められる国語力などを考慮して、個別に治療計画を組んで治療がおこなわれます。

特に重点を置くポイントがあることも

ここでは、標準的な言語訓練の組み合わせ方や進め方を紹介しています。ただし、これはあくまでも目安です。正しい治療法の決定には、専門家の助言が欠かせません。

失語症の治療は、症状の程度、タイプによって進め方もスピードも異なります。ほかの人と内容や進み具合を比べることは意味がないばかりか無用なプレッシャーの元です。

患者さんも周囲の人も、あせらずに治療に取り組みましょう。

治療の目標

言葉とともにコミュニケーションをとり戻す

失語症の治療は何のためにおこなうのでしょうか。言葉を回復させるため、という答えは合っていますが、完璧ではありません。言葉を使ってコミュニケーションを豊かにする、それこそが治療の本当の目標なのです。

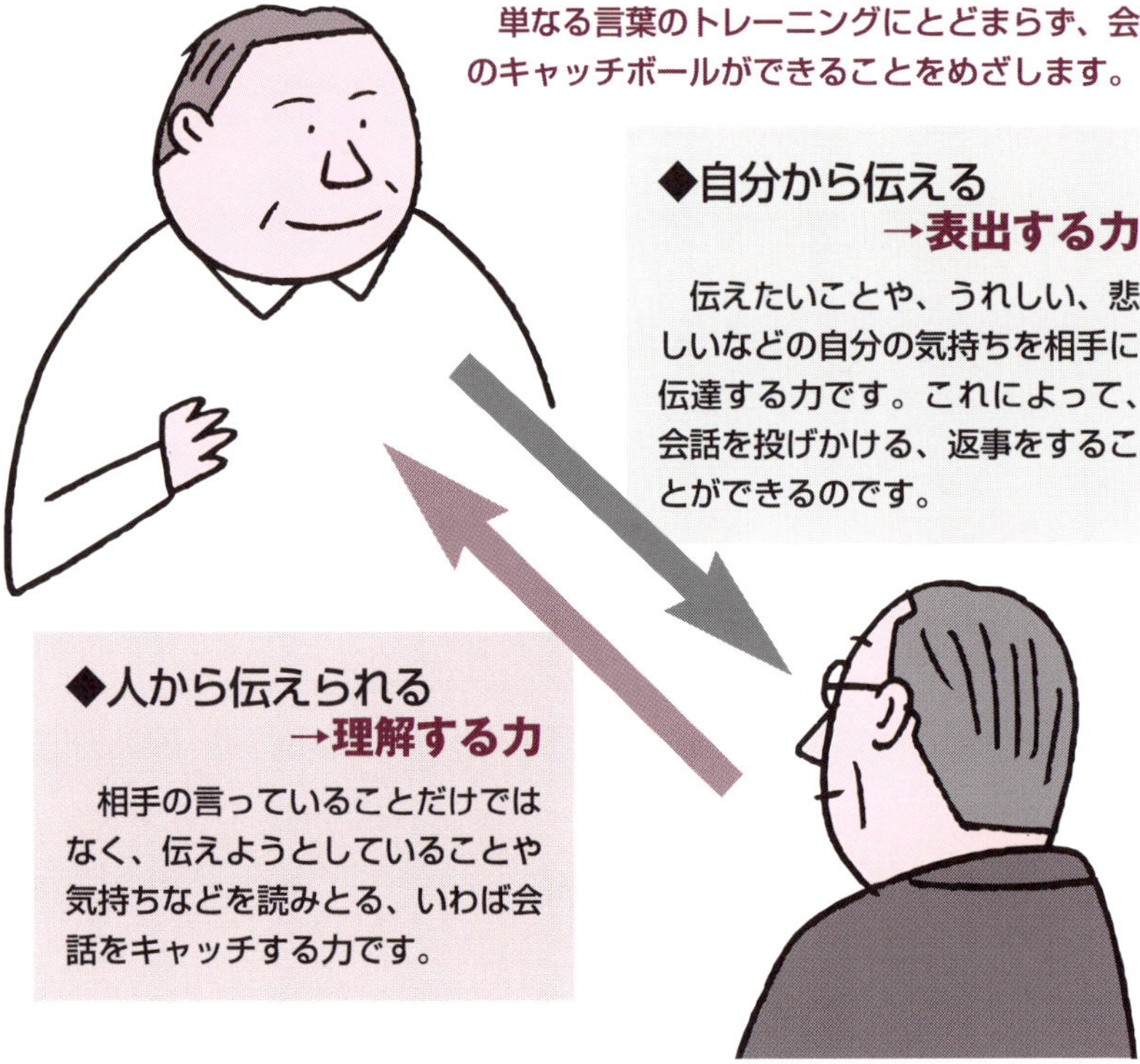

治療の二本柱は対話

失語症の治療は、相手が伝えようとしていることを理解すること、そして、自分の考えを伝えることの両方の側面からおこなわれます。

単なる言葉のトレーニングにとどまらず、会話のキャッチボールができることをめざします。

◆自分から伝える →表出する力

伝えたいことや、うれしい、悲しいなどの自分の気持ちを相手に伝達する力です。これによって、会話を投げかける、返事をすることができるのです。

◆人から伝えられる →理解する力

相手の言っていることだけではなく、伝えようとしていることや気持ちなどを読みとる、いわば会話をキャッチする力です。

コミュニケーションをとることをめざす

「言葉を元通りにしたい」という気持ちは大切です。しかし、こだわりすぎては、改善したことよりも、できないことにばかり目がいきがちになってしまいます。

失語症だからといって、対話ができなくなったと思うのは誤りです。患者さんのコミュニケーション力は言葉を使う力よりも高く、しかもコミュニケーション力と言葉の力は必ずしも比例しません。

治療の目的は、りんごの絵を見て「りんご」とスラスラ言えることではなく、たとえ不完全でも、回復した言葉を活用してコミュニケーションをとることだということを忘れないでください。

言葉以外のコミュニケーション

私たちが人と対話するときに使っているのは言葉だけではありません。相手の表情や話の流れから、言わんとすることを推測し、総合的に理解していることはたくさんあります。

表情

「目は口ほどにものを言う」といいますが、たとえば、明確な返事を聞かなくても、聞いている人の表情を見るだけでも思っていることがわかる場合があるでしょう。また、同じ内容でも、相手の表情で話の印象が変わることもあります。

イントネーション

「わかっていますか」というひと言も、どのように読むかによって、質問になったり、叱責《しっせき》の言葉になったりします。たとえ言葉が聞きとれなくても、「何が言いたいか」をくみとることができます。

身ぶり

眠いときにあくびのジェスチャーをするといった具合に、ものごとを絵で描くように身ぶりで表すことができます。また、大きさやだいたいの形などを、言葉よりも具体的に伝えることができます。

言葉

物事を伝えるうえで、中心的な役割を果たします。話し言葉と書き言葉、ひらがなと漢字、手話など、さまざまな形があります。しかし、「言外に」「行間を読む」などというとおり、言葉では「言い表せないもの」もけっこうあるものです。

推測

自分の経験や、一般的な常識から、「この人はきっと今このような気持ちなのだろう」と相手のことを思いやることができます。

雰囲気

「気まずい」「重苦しい」など、まさに「空気を読む」ように、その場の雰囲気から、自分がどうすればよいかを考えたりするものです。

状況判断

道ばたで地図を見ている人がいたら「迷っているのだな」と推測できるように、その状況を見て、相手が何をしているか、さらには何が必要かなどを考え、話をきり出したり、返事をすることができます。

経験・知識

相手がよく知っている人なら、その人の好みや、過去にその人がどのようにしたかといったような相手に関する知識や経験から、反応や考え方をある程度予測できます。

効果を最大限にする

家族は「治療」より「対応法」を重視して

失語症の人にとって、何よりも大切なのは、言語訓練の成果を、生活で活かすことです。コミュニケーションのもっとも基本的な場所は、自宅です。周囲の人は、患者さんとの対話を通じて治療に参加してください。

家族の対応・環境の整備

●言葉以外のコミュニケーションを工夫する

●残された言葉の力を引き出す環境をつくる

身ぶりで示したり、文字や絵を描くなど、患者さんにわかりやすく伝えたり、患者さんが過ごしやすいように環境を整えることで、コミュニケーション力を高めることができます。

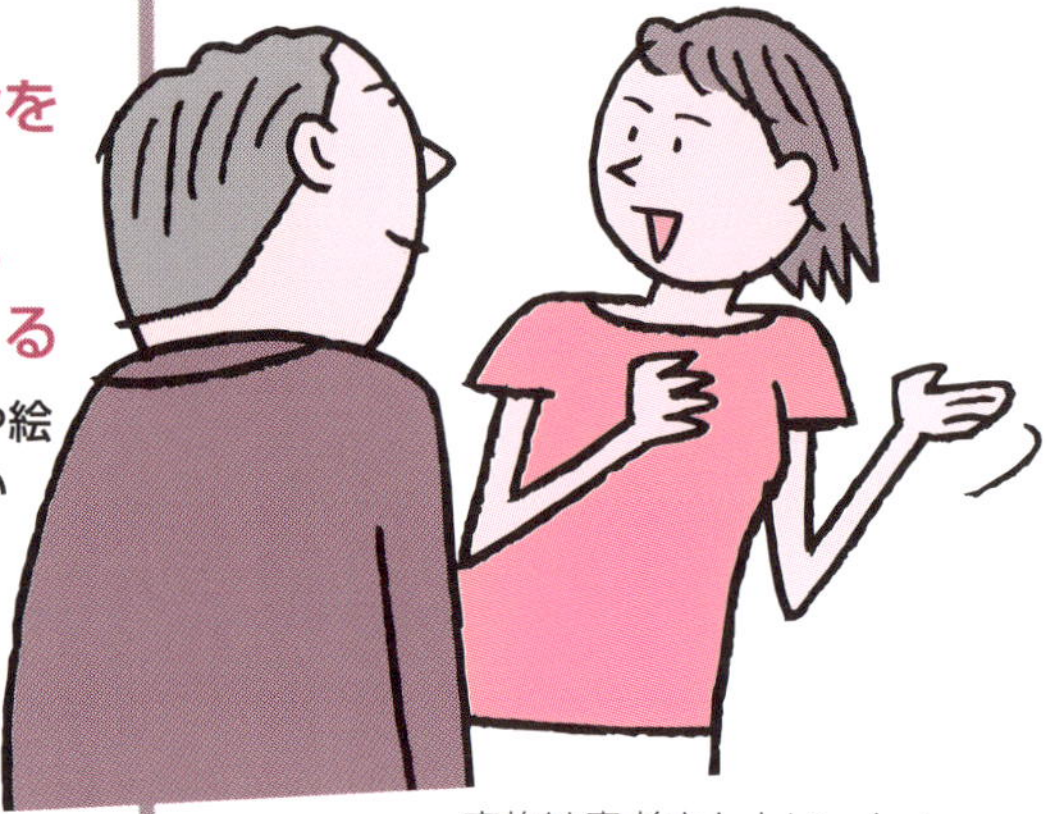

家族は患者さんといっしょに学ぶ気持ちをもとう

→時間

STと相談しよう

具体的なコミュニケーション方法は、患者さんの回復程度に合わせて少しずつ変えていく必要があります。ときどき、治療の進み具合や、コミュニケーションの工夫について話をする時間をつくってもらうとよいでしょう。

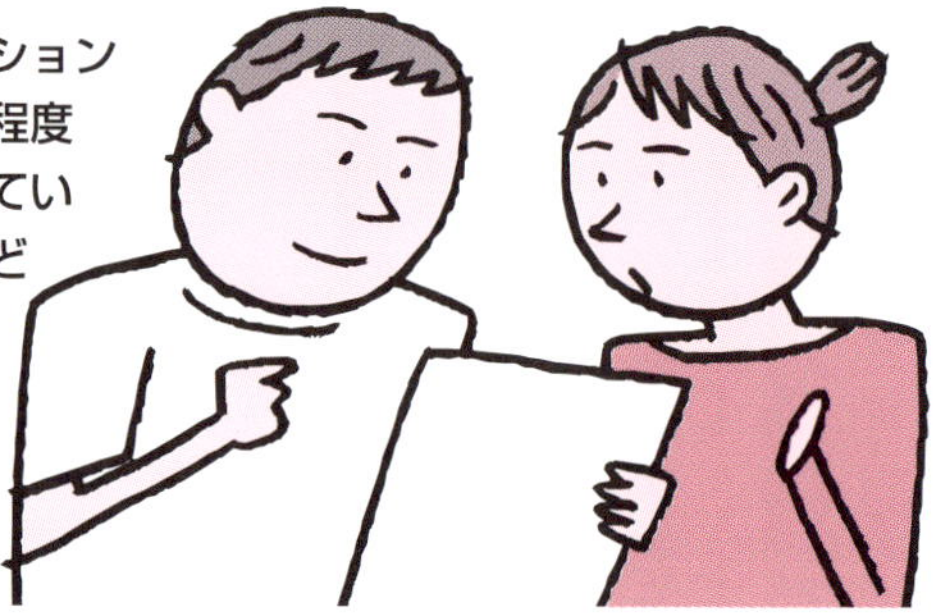

治療だけに頼らないで

患者さんの言葉の力の伸びを表した図です。治療と、周囲の適切なサポートがあってこそ、患者さんは力を発揮できるのです。

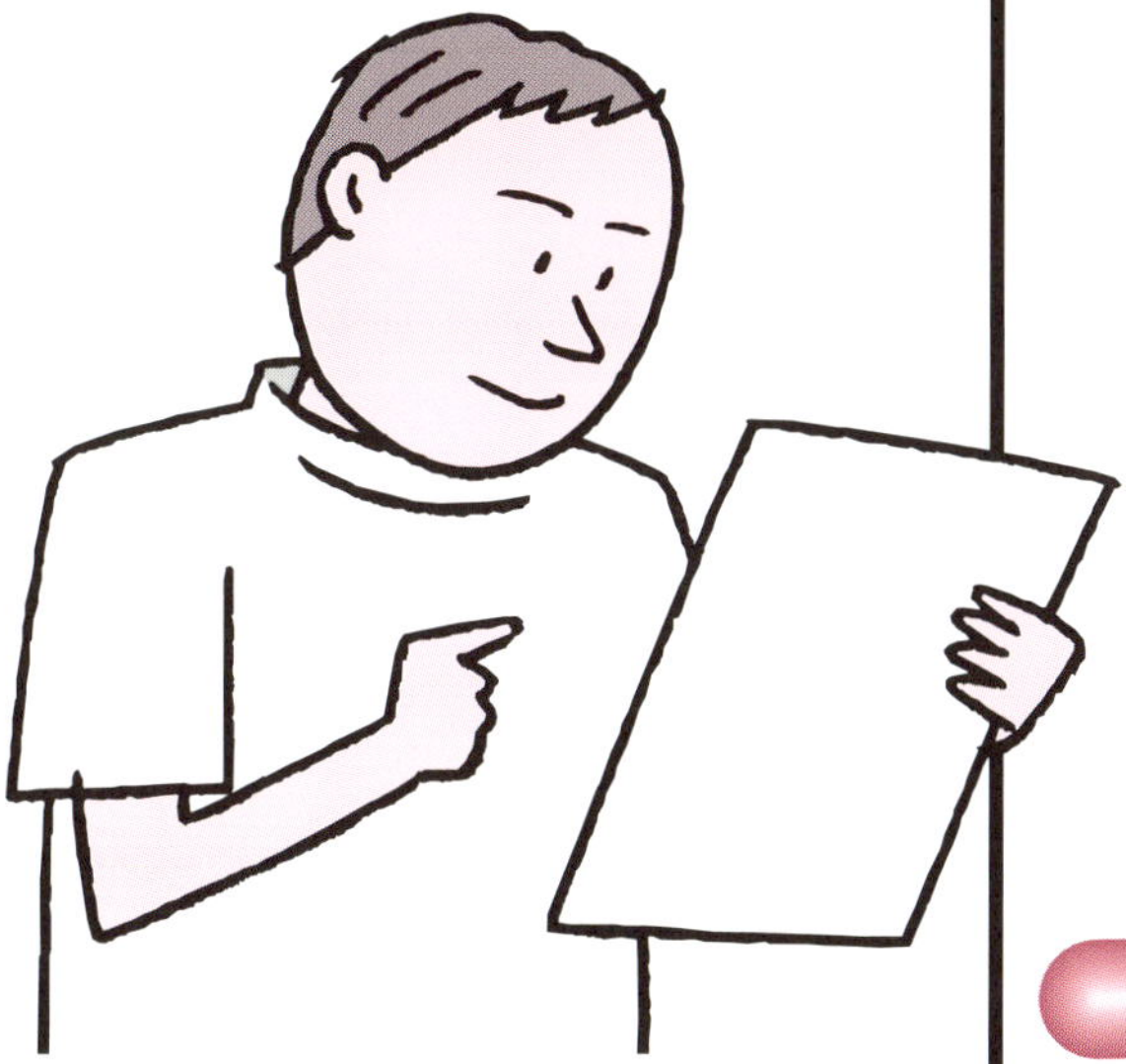

治療はSTに任せよう

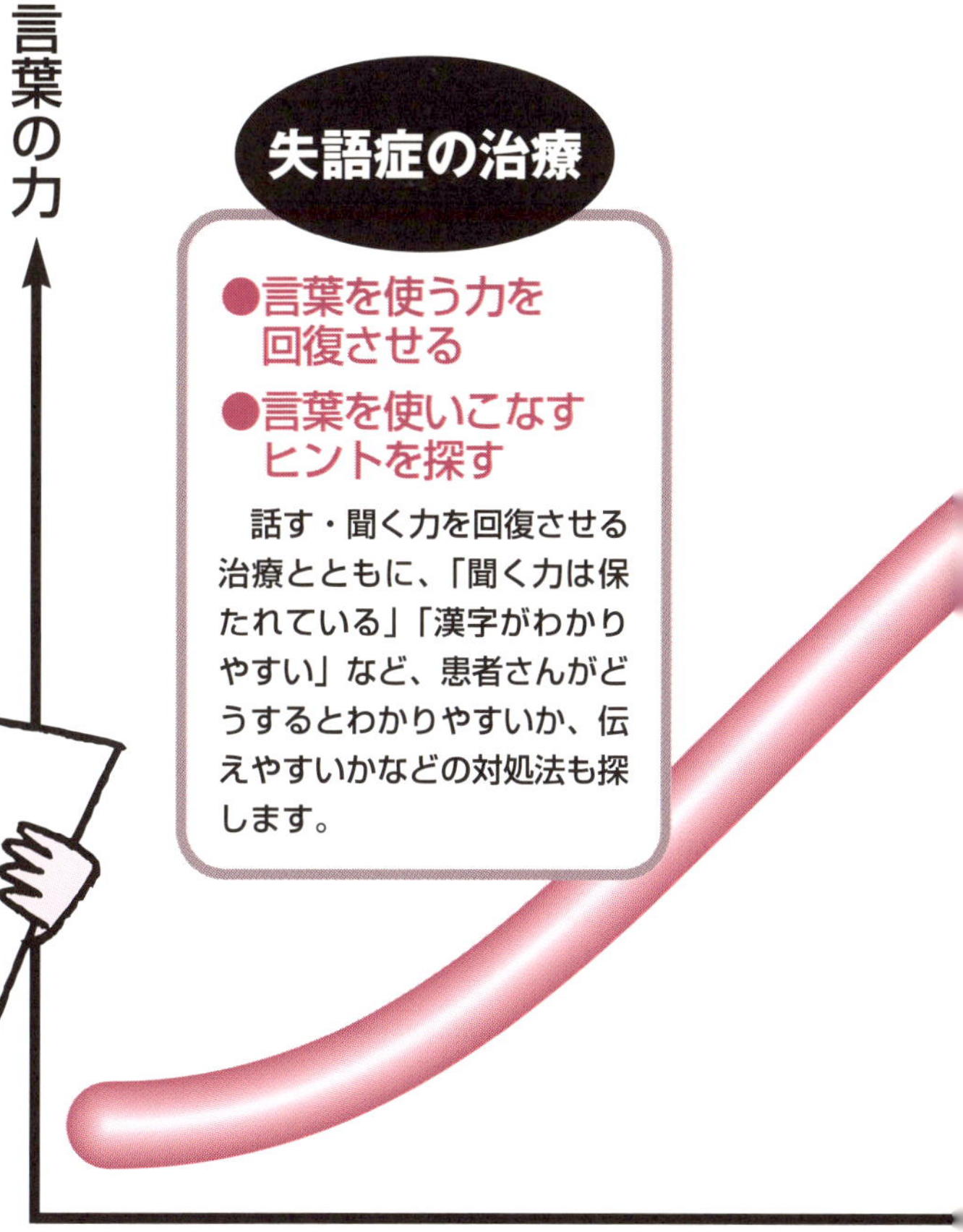
言葉の力
失語症の治療
●言葉を使う力を回復させる
●言葉を使いこなすヒントを探す
話す・聞く力を回復させる治療とともに、「聞く力は保たれている」「漢字がわかりやすい」など、患者さんがどうするとわかりやすいか、伝えやすいかなどの対処法も探します。

治療と生活はどちらも欠かせない

周囲の人は、「自分でも言語訓練をおこなえないか」と考えるものですが、これは効果がないばかりか、時に患者さんにとってマイナスになることもあります。

言葉の働きは複雑で、その治療はとてもデリケートです。誤った方法でおこなったり、先を急いでは、効果を得ることはできません。さらに、言語訓練は患者さんにとってかなり大変な作業です。

家族といるときまで言葉の訓練では、患者さんの心が休まるときがありません。

むしろ、患者さんにとって大切なのは、家族との時間が安らぎの時間であること、言いたいことを伝えられる達成感、喜びを味わえることです。周囲の人は、患者さんとのコミュニケーションを工夫し、やりがいを感じられる環境づくりを心がけましょう。

それが、何よりも治療の助けになるのです。

理解力を高める①

ものと言葉の結びつきをとり戻す

ここでは、言語訓練の方法をごく簡単に紹介します。治療の内容や程度を、日常の会話方法に応用するためのポイントをあげました。実際の訓練は専門家がおこないますが、基本的な流れを知っておくと役に立ちます。

簡単な名詞から始める

言葉と意味の結びつきがもっとも明らかなのが、ものの名前（名詞）です。治療では、ものの絵が描かれたカードなどを使って、言葉と意味を結びつける脳の働きを刺激したり、回復を促します。

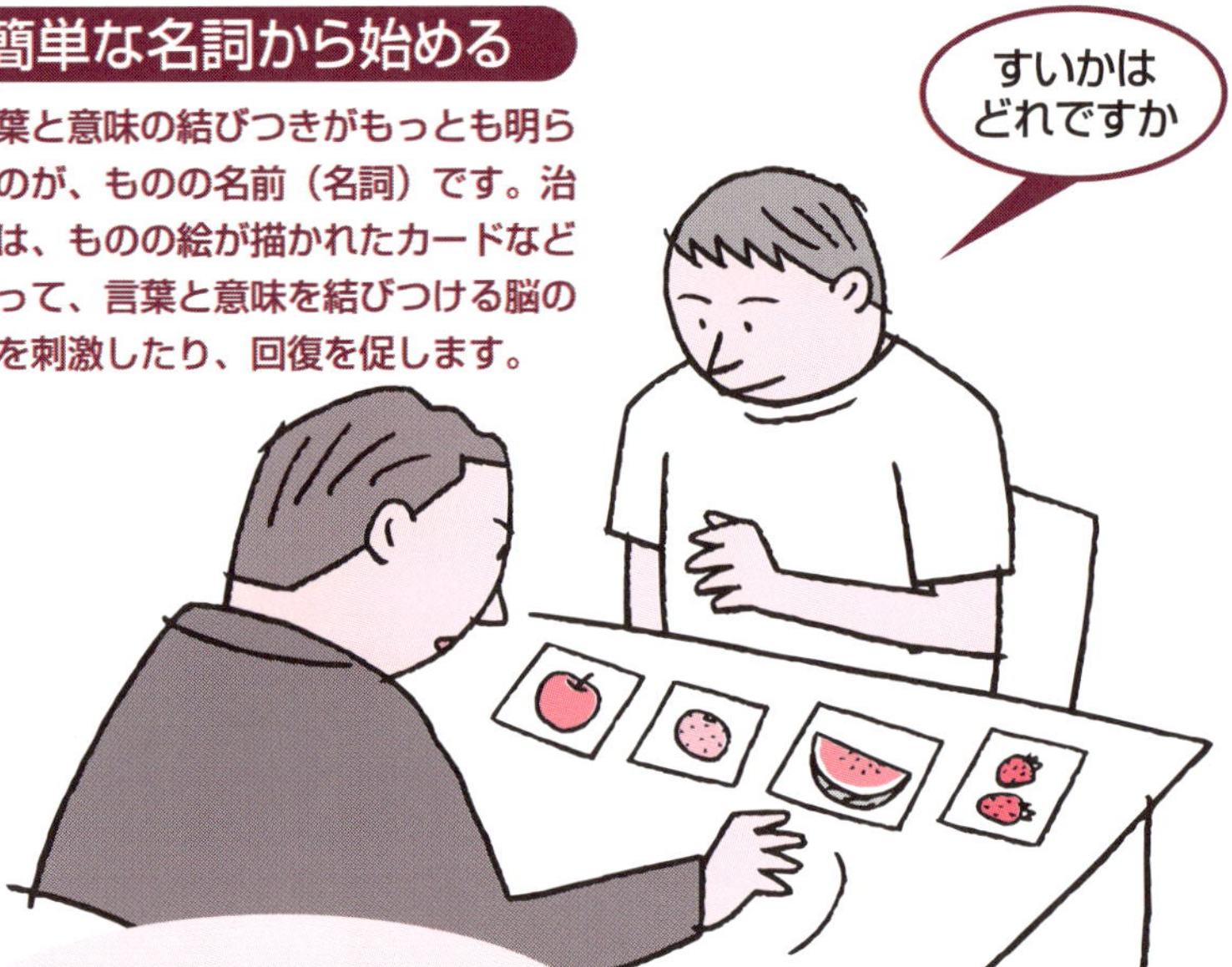
すいかは
どれですか

①言葉からものを選ぶ

STが名前を言ったものの絵が描かれているカードを選びます。

絵はなじみのある身の回りのものであることが多い

②漢字からものを選ぶ

漢字で書かれた名前を見て、その絵が描かれたカードを選ぶ練習をします。このときに、漢字を見せながらその読みを確認し、言葉の通り道を少しずつ増やします。

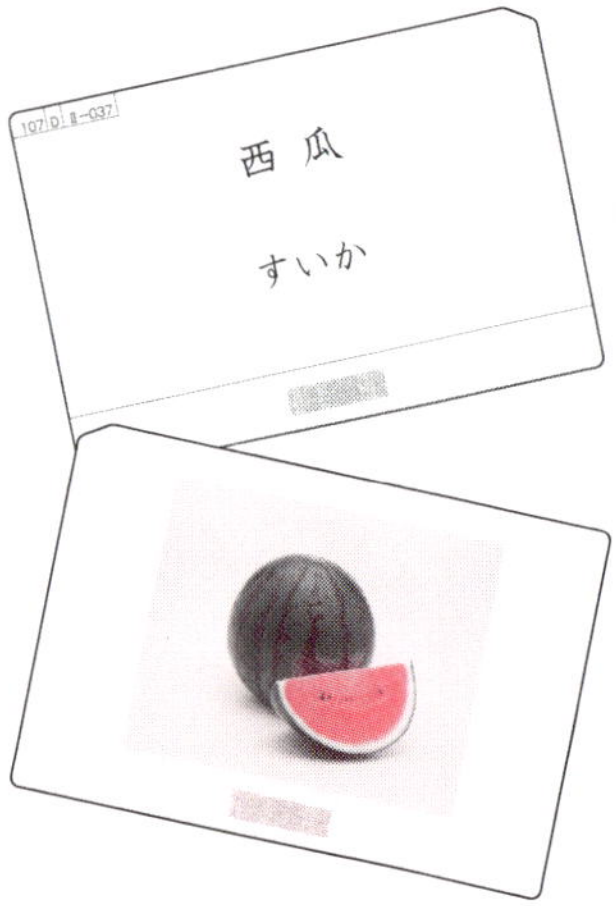
西瓜
すいか

言語訓練に使うカード。表に絵や写真、裏に文字が書かれ、さまざまな訓練に使われる

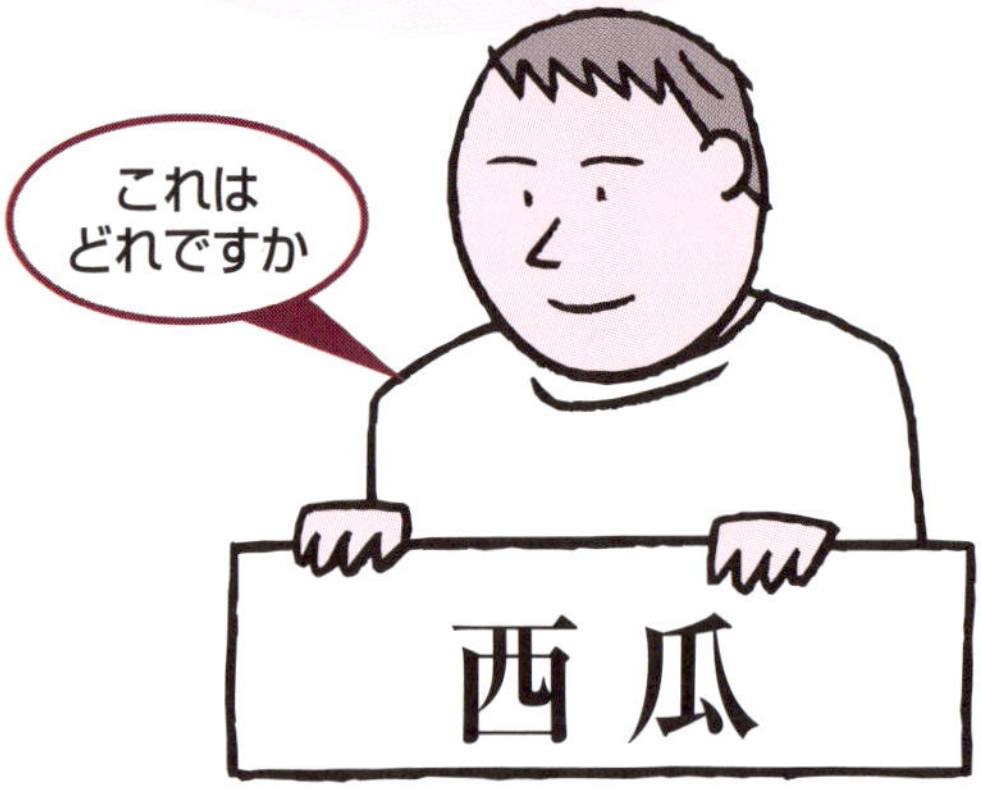
これは
どれですか
西瓜

選択肢を増やす

最初の練習が順調にできるようになったら、次に言葉と文字の数を増やして、いくつかのものと名前を同時に考える練習をします。

①漢字を使う

最初は、漢字で書かれた名前とものの絵を結びつける練習をします。

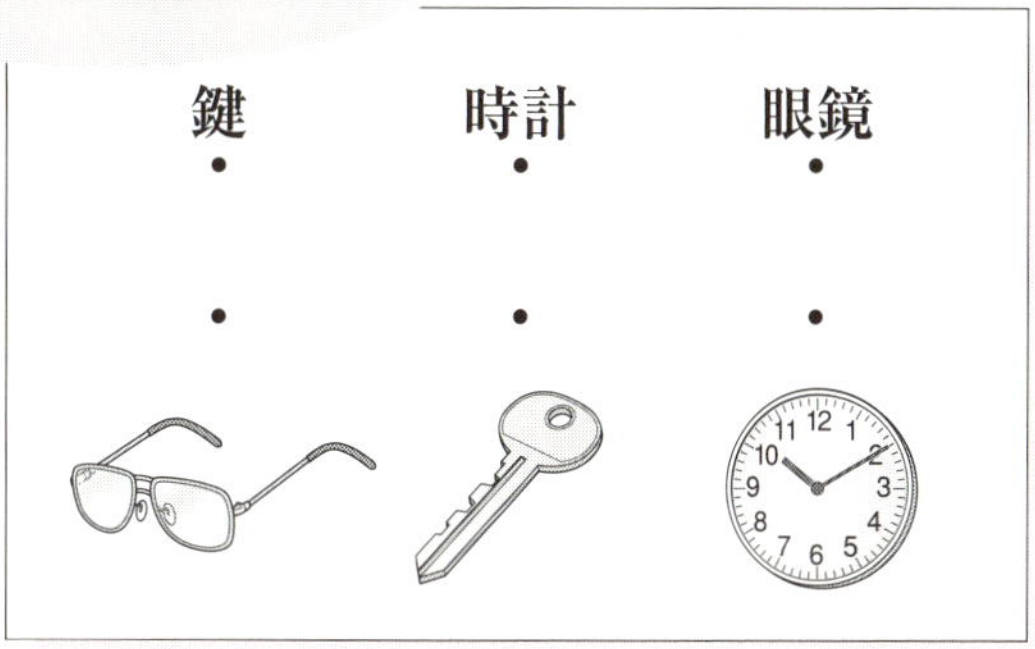

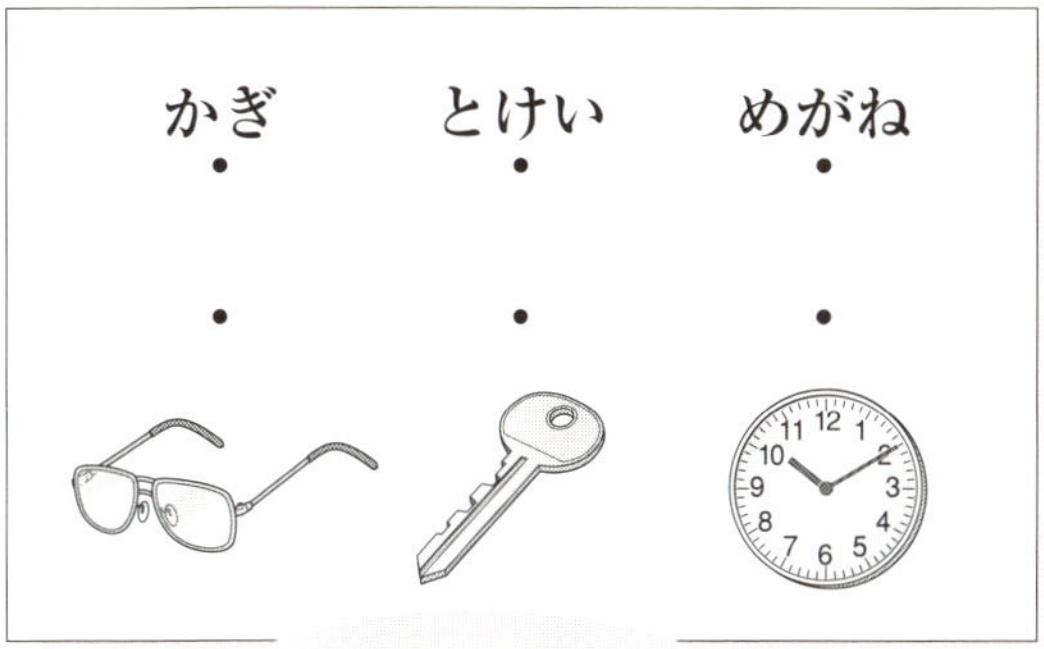

②ひらがなを使う

漢字でスムーズにできるようになったら、次にひらがなを使います。
このとき、表出力を高める訓練として、音読の練習をいっしょにおこなうこともあります。

ポイント

- 漢字は意味を表す文字のため、理解しやすい
- ひらがなは話す力と対応する

失語症になって間もないときでも、多くの場合、見慣れた漢字なら、音読はできなくても、意味をつかむことができます。

ひらがなを読んだり、耳で聞いた言葉を理解できるようになるのは、漢字を理解するよりむずかしく、かなりの訓練をつんでからです。

理解力と表出力は同時に高める

理解力の治療と、伝える力（表出力）の治療は、表裏一体で、ほぼ同時に進めます。具体的には、理解力を高める訓練をおこなった後に、同じ単語で表出の訓練をおこなうといった具合です。

家族は治療の段階をSTによく確かめて

理解力の治療が順調に進むと、図や絵でしか理解できていなかった段階から、漢字で意味がわかるようになります。

さらに回復してくると、ひらがなで書いてあっても、それを頭の中で音読することができるようになり、ピンとくるようになります。コミュニケーション法を工夫するということは、こうした節目に合わせるということなのです。

漢字が理解できるようになったのに、家庭でいつまでも絵や図を使っていては、患者さんのやる気をそぎますし、周囲の人の負担も軽くなりません。

理解力を高める②

「何が」「どうする」を使って文章をつくる

たとえば「水」に「食べる」を組み合わせられないことを、私たちは経験的に学んでいます。こうした組み合わせのルールを再確認すると、単語から文章へ、患者さんの言葉の世界は飛躍的に豊かになります。

短い文をつなげる

言葉によっては、組み合わせが限られているものが少なくありません。そうした言葉のルールを再確認していきます。

イラストつきから始める

最初は動作を示すイラストつきから始め、慣れてきたら文章だけにします。

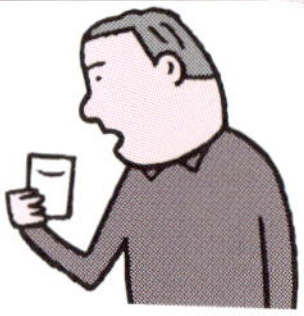

水を・　・食べる

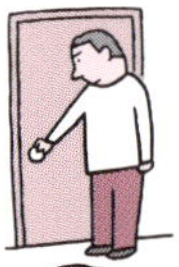

扉を・　・飲む

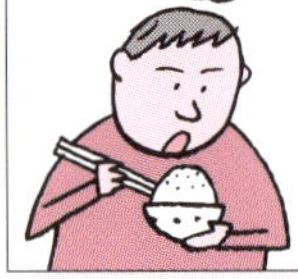

ご飯を・　・閉める

言葉を複雑にする

「何が」「どうする」の基本はそのままですが、文中の言葉の意味が複雑になっています。言葉の正しい意味をつかめないと、解くことができません。

合格を・　・認める

誤ちを・　・祝う

ポイント

●イラストはヒントになる
●抽象的な内容はむずかしい

「水を飲む」など、内容が具体的な文章では、文意をそのままイラストにできるため、イラストがついていると理解を助けます。

しかし、抽象的な文章をイラストで表すことはできません。回復段階に応じて文章の長さや内容も調節します。

言葉を組み合わせる力をとり戻す

言葉には決まりがあります。ものの名前もその一つですし、主語と述語の結びつきかたにも規則があります。一つひとつの言葉がある程度回復してきたら、次は言葉を組み合わせて文章をつくる練習をします。

最初は短い単語の組み合わせから始め、徐々に単語数の多いものへと変えていきます。文章が長いほど、また、助詞が多い複雑な文章ほど難易度も上がります。どの程度の問題までやり続けるかは、人によってかなり異なります。

「すべてひらがな」に挑戦することも

漢字まじりの文章が操れるようになったら、すべてひらがなで書かれた文章を、漢字を使って書き直す練習をします。

ひらがなで書かれた言葉や文章は失語症の患者さんには理解しにくいものです。そのため、すべての患者さんがこの段階まで言語訓練をおこなうわけではありません。

むかしあるところにおじいさんとおばあさ
んがすんでいましたあるひいつものとおり
おじいさんはやまへしばかりにおばあさん
はかわへせんたくにいきましたおばあさん
がかわできものをあらっているとじょうり
ゅうからおおきなももがながれてきました

昔、ある所に、おじいさんとおばあさんが住んでいました。ある日、いつもの通り、おじいさんは山へ柴刈りに、おばあさんは川へ洗濯に行きました。おばあさんが川で着物を洗っていると、上流から大きな桃が流れてきました。

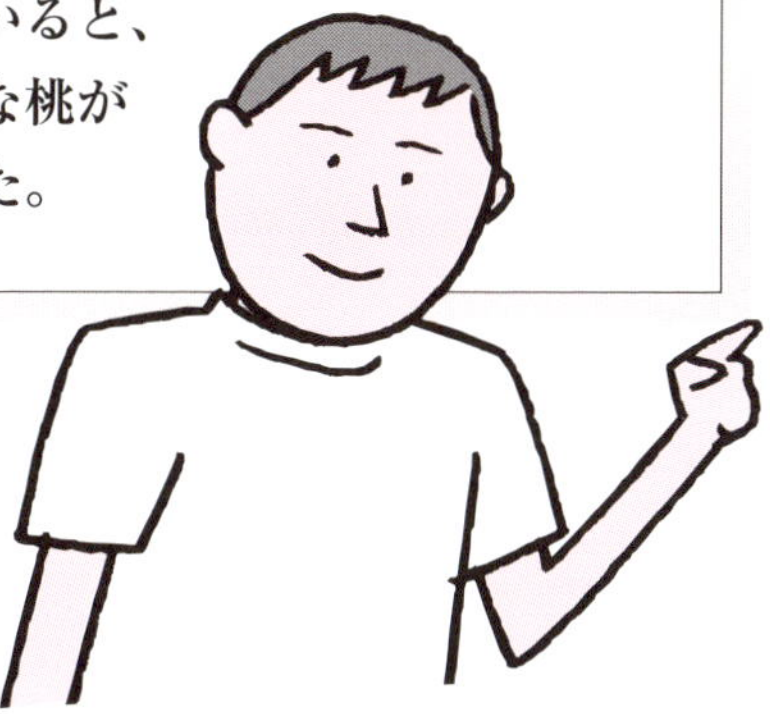

ポイント

- **ひらがなが多ければ多いほど、理解しにくい**
- **漢字を使っていても、文は短いほうが望ましい**

ひらがなは、ただでさえ理解するのに時間がかかります。さらに、「～から」「～のため」など、文の意味を決める助詞はひらがなであるうえに、文を長くするので、全体の意味をつかみにくくします。

ひらがなが少ないことはもちろん、文章を長くつなげず、短く切って伝えるほうが、失語症の人には理解しやすいのです。

最上級問題・自由に文をつくる

最初の数語が決められていて、そのあとに自由に文章をつくります。ストーリー（意味）を考え、正しく言葉にする作業で、理解と表出の両方が問われる、むずかしい問題です。

昨日の夜は遅くまで
____

書き出しの文章が短ければ短いほど、難易度が高くなる

表出する力を高める①

ものの名前を漢字で書いてみる

言葉を伝える訓練は、絵や読み方のついたカードを使うのが一般的です。しかし、生きたコミュニケーションのためには、患者さんの生活に関連する写真などを使って、「言いたい」という気持ちを治療に活かすことも欠かせません。

最初はカードを使うことが多い

単語カードを使って、絵を見ながら、そのものの名前を正しく言えるよう練習します。失語症では、同じ言葉でも正しく言えたり言えなかったりすることがあります。間違えても気に病むことはありません。

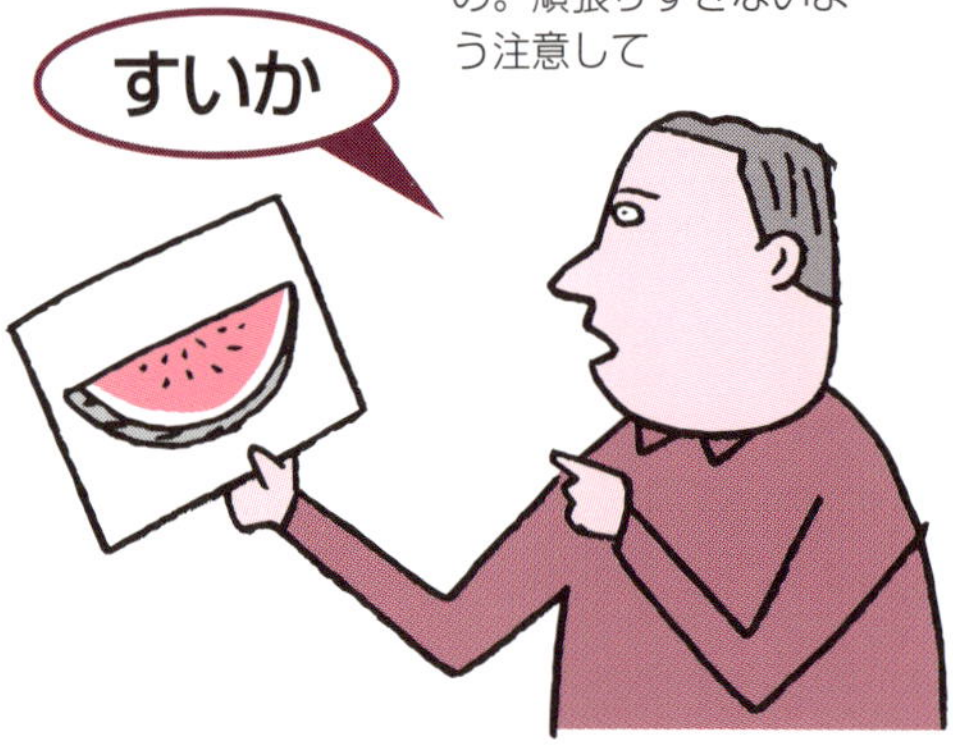

最初はたどたどしいもの。頑張りすぎないよう注意して

訓練キットを利用する

言語訓練のための専用キットを使うこともあります。カードについたコードを機械で読みとると、機械から正しい言葉が発せられるしくみで、患者さんが一人で練習するのにも役立ちます。

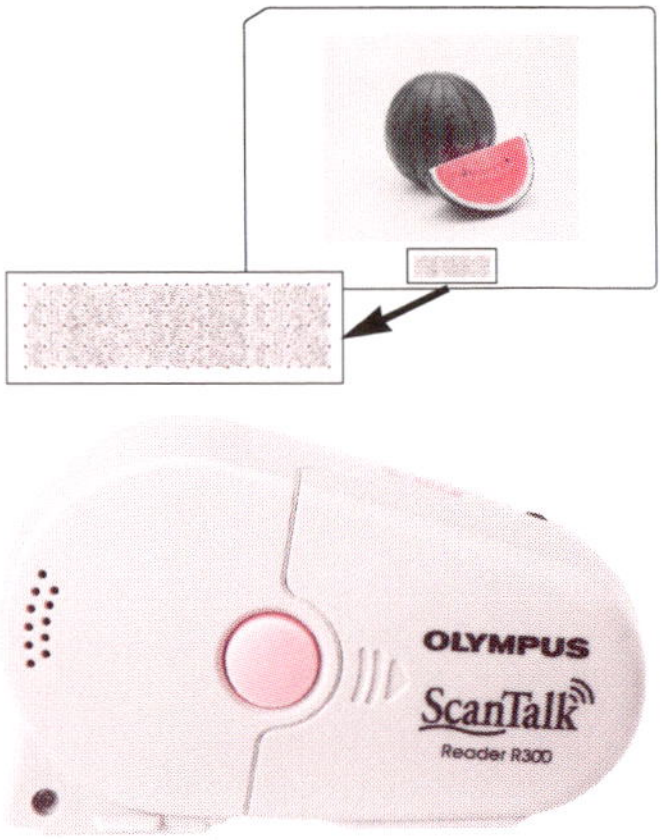

カードについた音声コードを右の機械で読みとる

正しい名前を正しく言う

自分の言いたいことを正しく伝える力、表出の訓練は、ものの名前を言葉で表現する訓練から始まります。理解力を高める訓練で用いたカードに描かれた絵を見ながら、その名前を正しく言えるようにします。

最初は、ＳＴの言葉を聞いて復唱することから始めます。このとき、すぐに復唱できる場合もありますが、失語症のタイプによっては復唱がとてもむずかしいことがあります。

このようなときは、その言葉を発することにはこだわりません。漢字で表現するなど、ほかの方法を進めます。

漢字を使って表現する

カードの絵を見てそれを漢字で書き表します。自発練習がしやすく、また、直接コミュニケーションにも役立つ訓練です。

①伝えたいことを漢字で書いてみる

実際の練習のほか、たとえば、水が飲みたいときに、「水」と漢字で書くなど、自分で自由に漢字を書いてみることもできます。

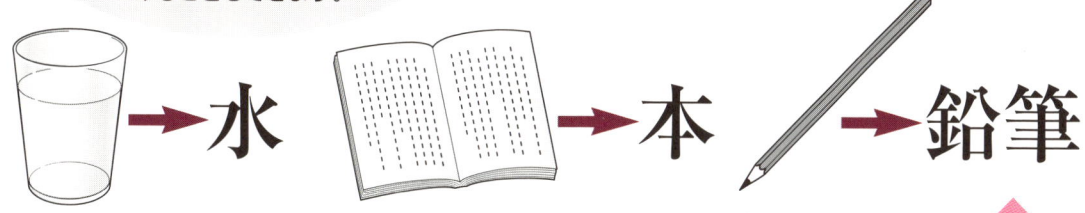

②漢字を音読する

書いた漢字の読みを思い出します。漢字を読む訓練は、絵を見てものの名前を言う訓練と共通する部分があります。

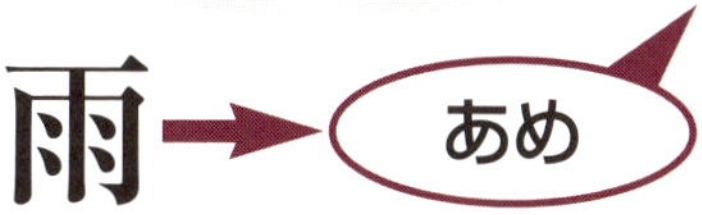

ポイント

●なじみのある言葉は出やすい
●興味のあるものほどよく覚える

言語訓練ではあまりはかばかしくなくても、仕事のことや家族のことなど、身近な話題には意外な力を発揮することもあります。「話したい」ことほどよく話せるものです。生活の場では、話さなければと思わせるより、患者さんの好む話題などをとり上げ、「話したい」という気持ちを誘うことも大切です。

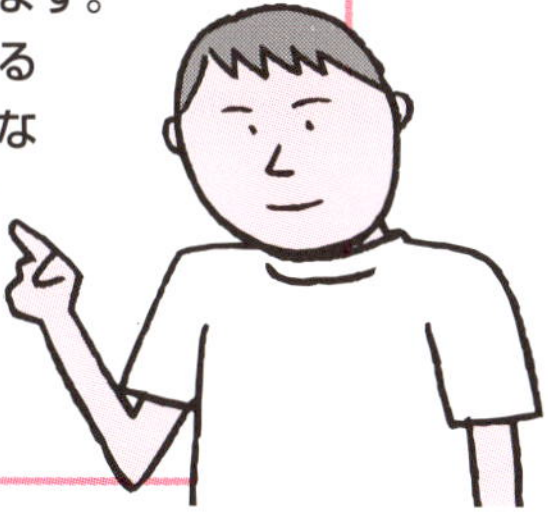

③漢字にふりがなをふる

漢字にふりがなをふる練習は、かなり難易度が高く、すべての人がおこなうわけではありません。ふりがなをふれるということは、漢字の音がわかるということですから、ほぼ音読にも問題がないということになります。

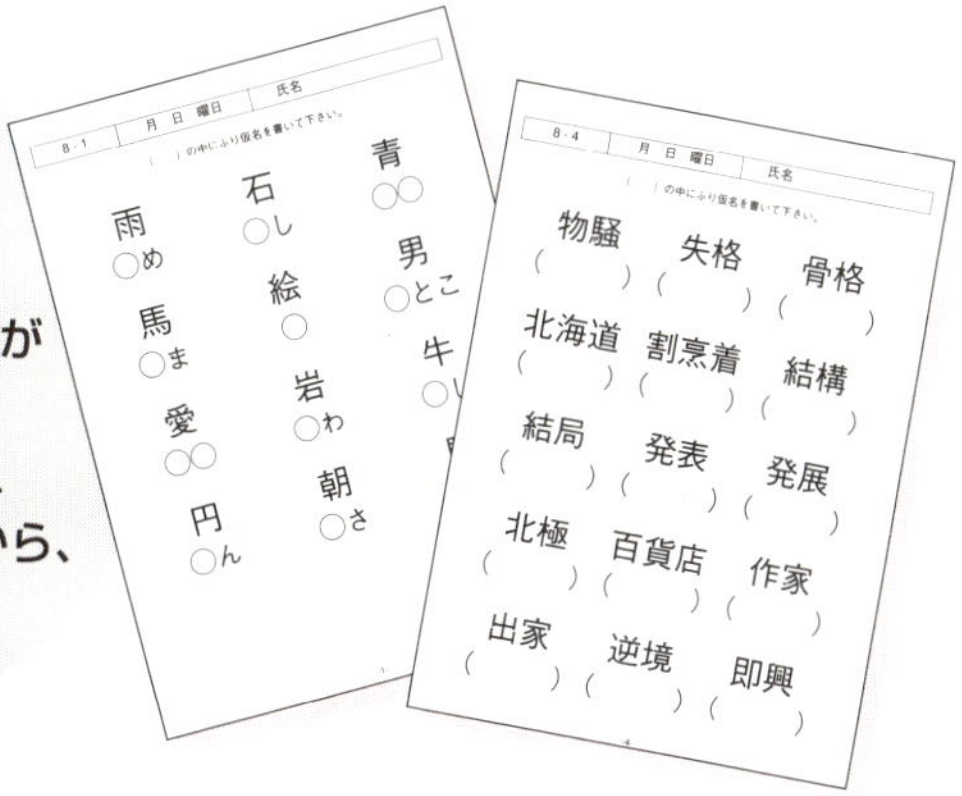

この場合も、最初は文字数を示したり、読みの一部をあらかじめ出しておく段階から始め、徐々に複雑にしていく

表出する力を高める②

言いたいことを説明する力をとり戻す

音読がスムーズにできるようになると次のステップとして、話したい内容を表す言葉の音を、自分でスムーズにとり出せるようにします。

ひとつの情景を説明する

カードに描かれた絵の情景を見て、患者さんに情景を説明してもらいます。

治療に使う教材には、裏に文章が書いてある。絵を見て自分で文をつくったり、文章を音読する練習などに使われる

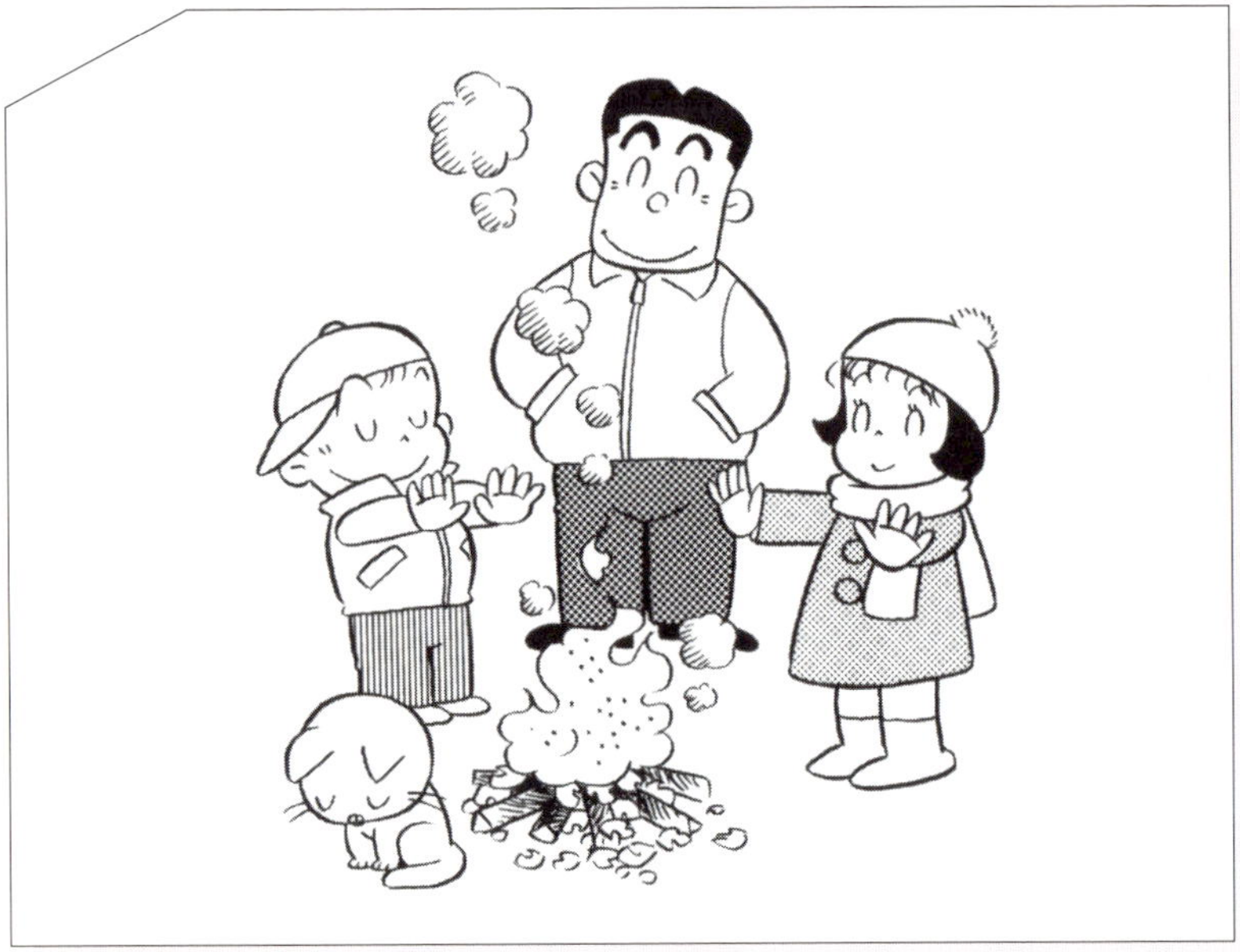

言語訓練キット（新興医学出版社）

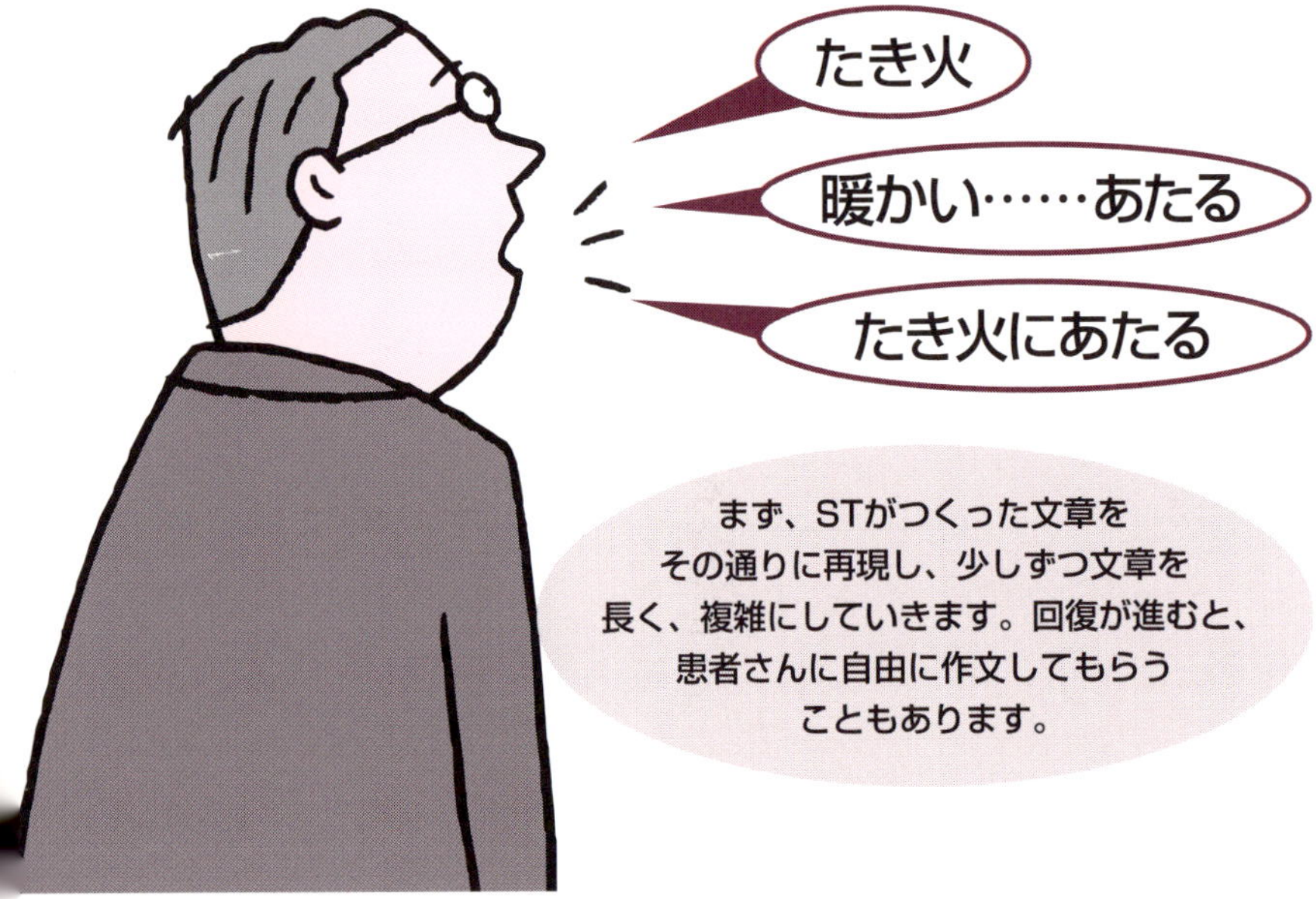

まず、STがつくった文章をその通りに再現し、少しずつ文章を長く、複雑にしていきます。回復が進むと、患者さんに自由に作文してもらうこともあります。

STの文章を再現

STが文章をすべて指定します。

↓

部分的に作文する

文章の一部を空欄にし、
患者さんにうめてもらいます。

↓

自由に書く

患者さんがすべての文章を
自分の力で書きます。

このまんがの場合、「男の子が道を歩いていると、道端に大きなりんごの木がありました。りんごを食べたいな、と思っていると、突然、りんごの実がころりと落ちてきたので、食べることができました」となる

4コマまんがを説明する

セリフのない4コマまんがの内容を説明してもらいます。言葉の力がかなり回復した場合や、ごく軽度の失語症の場合におこなわれる練習です。

全体のストーリーを理解しなければならず、論理的に考える力も必要になります。

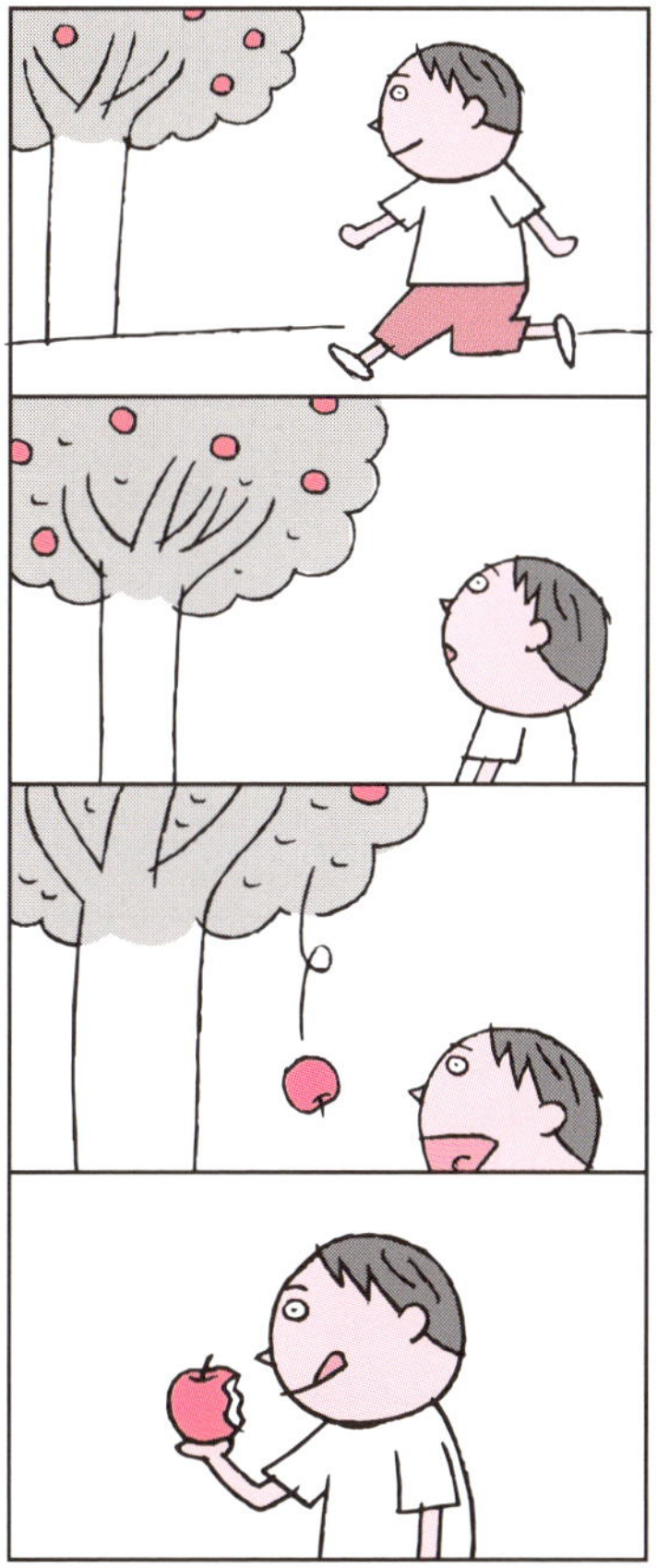

ポイント

●「何が」「どうした」を正しく把握しているかが重要

完全な文章がつくれないことも少なくありません。しかし、実際の生活は国語の試験ではありません。「ご飯が食べたい」ではなく、「ご飯に食べたい」になってしまっても、患者さんの意思は伝わります。

文法の正誤よりも、意味が伝えられるかが大切なのです。

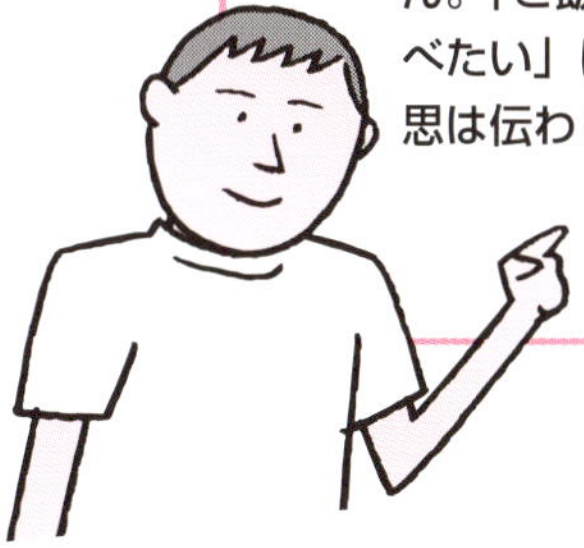

「話す」と「書く」をいっしょに高めていく

短い単語を言ったり、書いたりすることがスムーズにできるまで回復した患者さんは、文章をつくる練習に入ります。

最初は、絵カードを見て短い文章をつくるところから始め、少しずつ使う単語の数を増やしていきます。

同時に、STが読んだ文章を書きとったり、書かれた文章を音読したりと、さまざまな練習をおこなって、総合的な言葉の力を高めます。

治療期間

回復は年単位。長い目で見て少しずつ

失語症の治療期間は、数年にわたることがしばしばです。この期間の周囲の協力が、効果に影響します。回復した言葉の力を最大限に活用する環境が整って初めて、治療は成功といえるのです。

終了の目安は能力とやりがい

失語症の治療がいつ終わるのかは、患者さんや家族、そしてSTにとっても見極めがむずかしいところです。十分な訓練をおこなってもなお、言語能力に支障が残ることが少なくないためです。

しかし、言葉の力以上に大切なことは、コミュニケーションの工夫がゆき届いていて、患者さんや周囲の人が「訓練をやってよかった」「改善した」という手ごたえを感じられることです。コミュニケーションの喜びをとり戻し、それを使って自分で何かをできる手ごたえを感じられるようになっていることが、治療終了のもう一つの目安となります。

回復に関係する要因はたくさんある

患者さんの状態によって、言葉の力がどのくらい回復するかはある程度予測することもできます。しかし、どのくらいコミュニケーションをとれるようになるかは、必ずしもそれとは比例せず、時に驚くほど改善することもあります。治療が終わるときには、コミュニケーションの改善度が、患者さんや周囲の満足を左右することも少なくありません。

言語能力に関すること

- 病気になった年齢
- 障害部位の大きさ、場所

患者さんが若く、脳が障害される範囲が小さいほど、言葉の力は回復しやすい。また、言葉の働きをつかさどる脳の部位のうちでも、回復しやすい部分と回復しにくい部分がある

コミュニケーション能力に関すること

- 伝える力、意欲がある
- 受け手の協力がある
- 身近な道具を活用する

たとえ言葉が不十分でも、伝える方法はたくさんある。患者さん自身と周囲の人の努力によって、言葉だけに頼らないコミュニケーションを豊かにすることができる

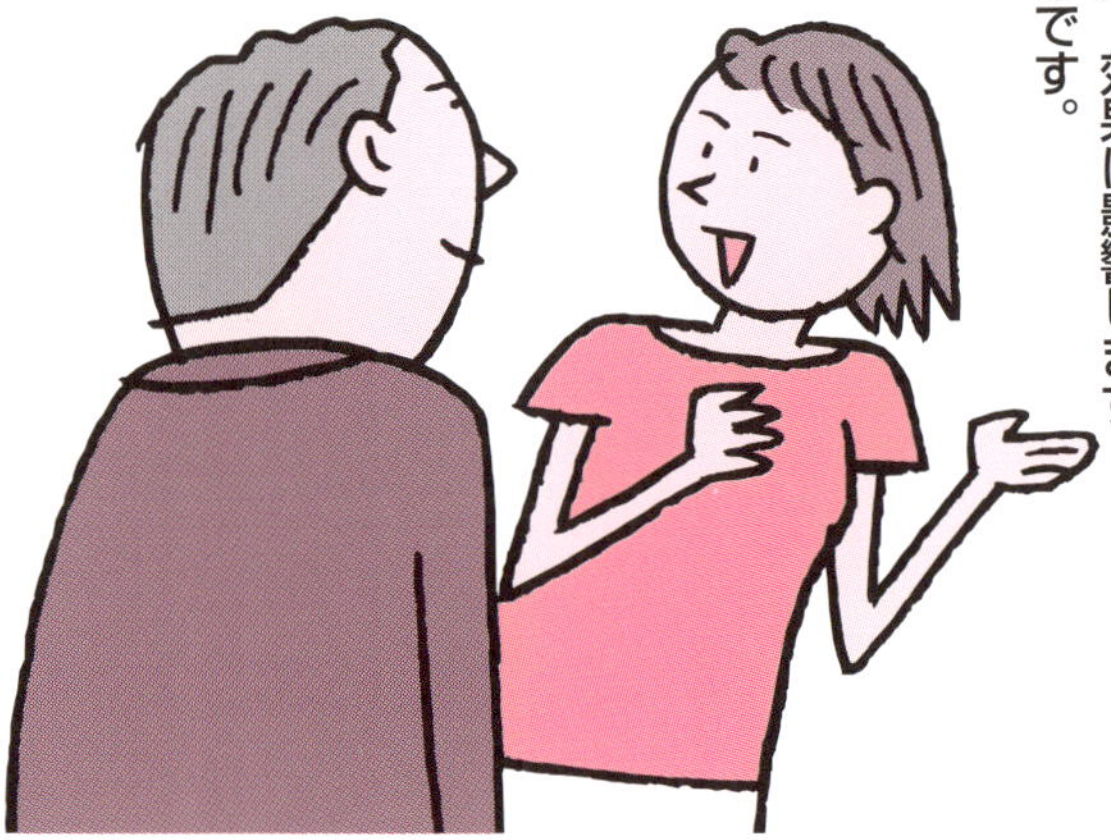

4

家族の助け すべきこと、すべきでないこと

失語症の患者さんとコミュニケーションをとるときには、
ちょっとしたコツが必要です。
この章では、知っておきたい基本的なポイントを紹介します。
工夫してコミュニケーションを豊かにしましょう。

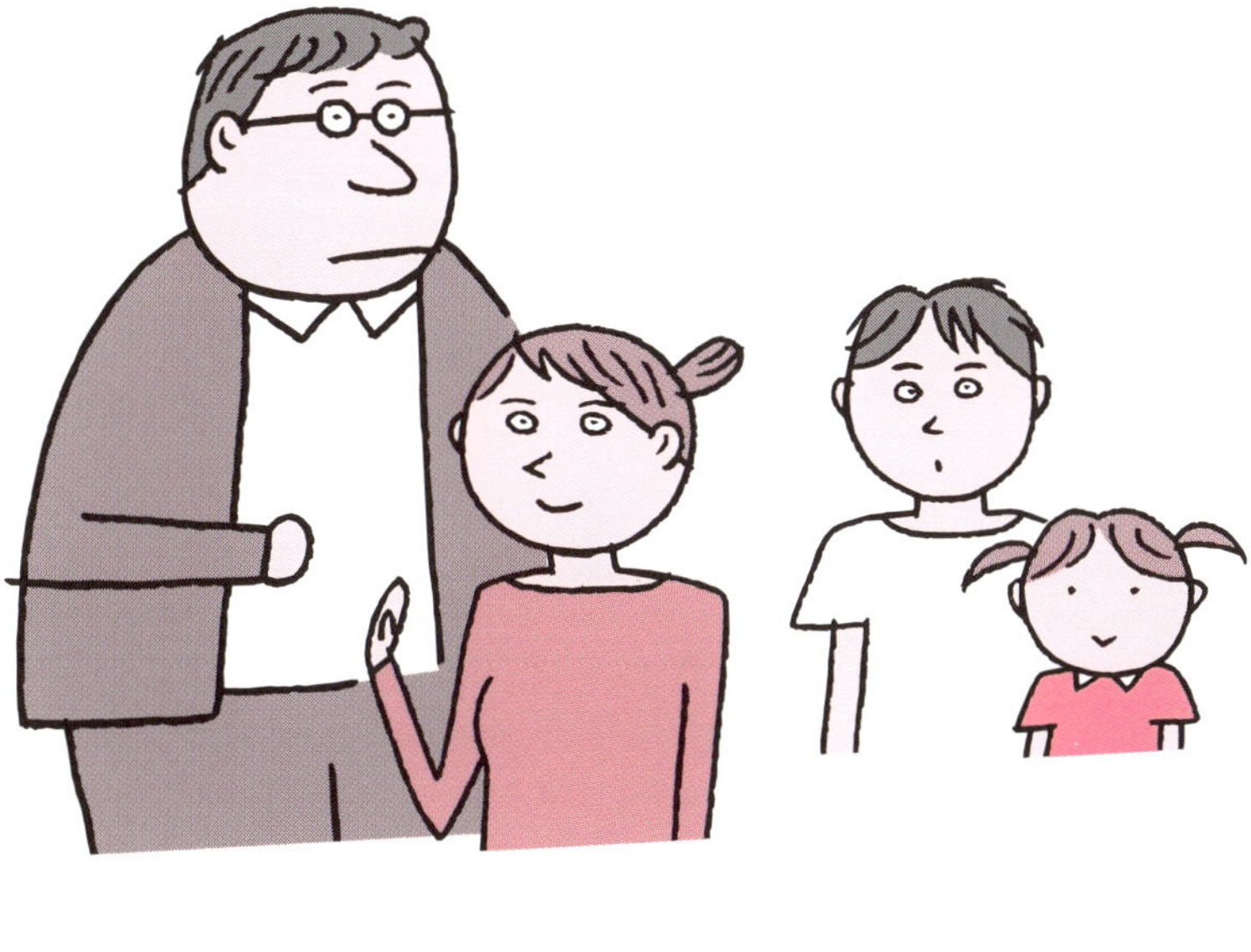

ストーリー④

Aさん、ひさしぶりのわが家へ

1 会社で倒れてから約1ヵ月後、体の調子も安定してきたので、Aさんは初めての外泊をすることになりました。

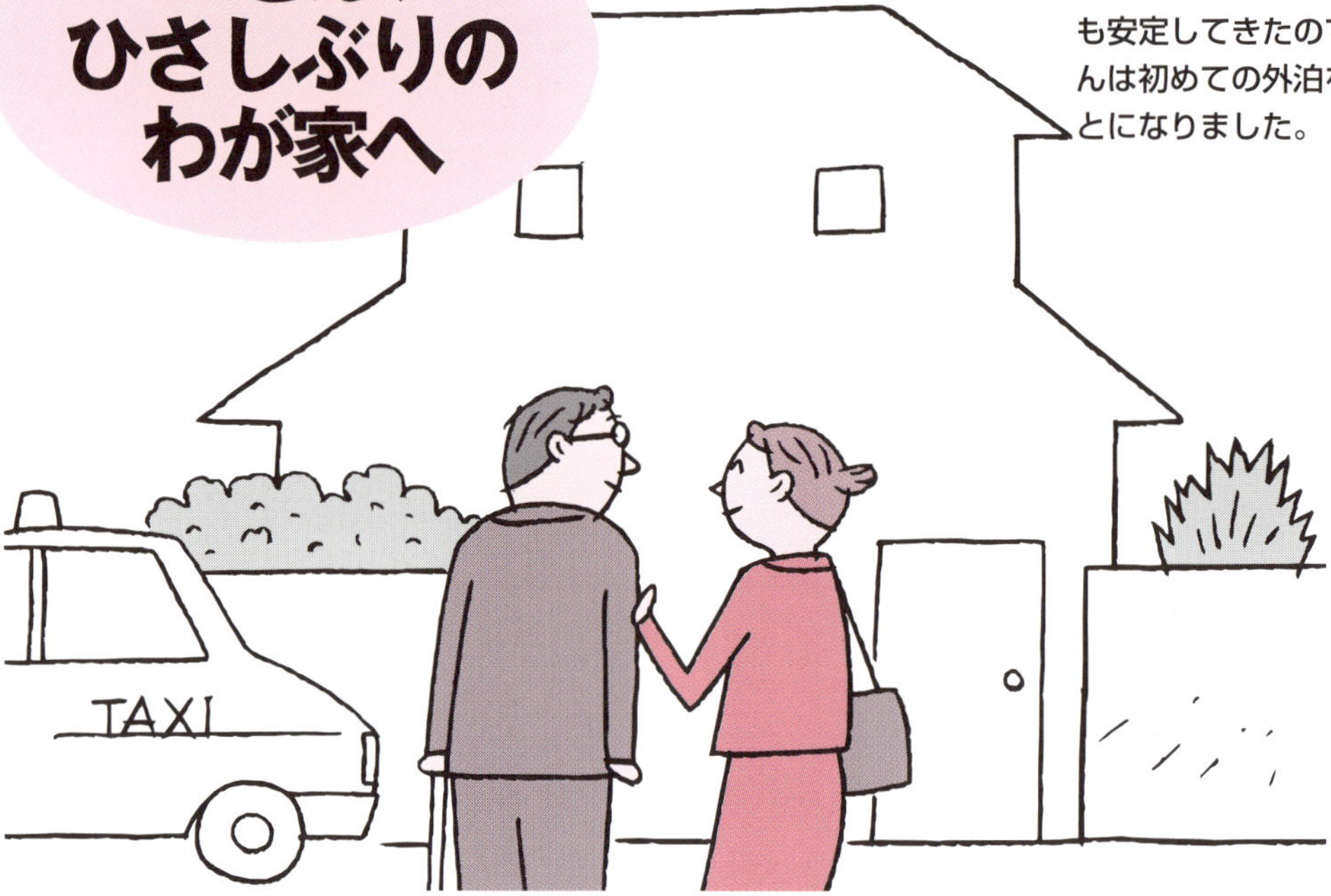

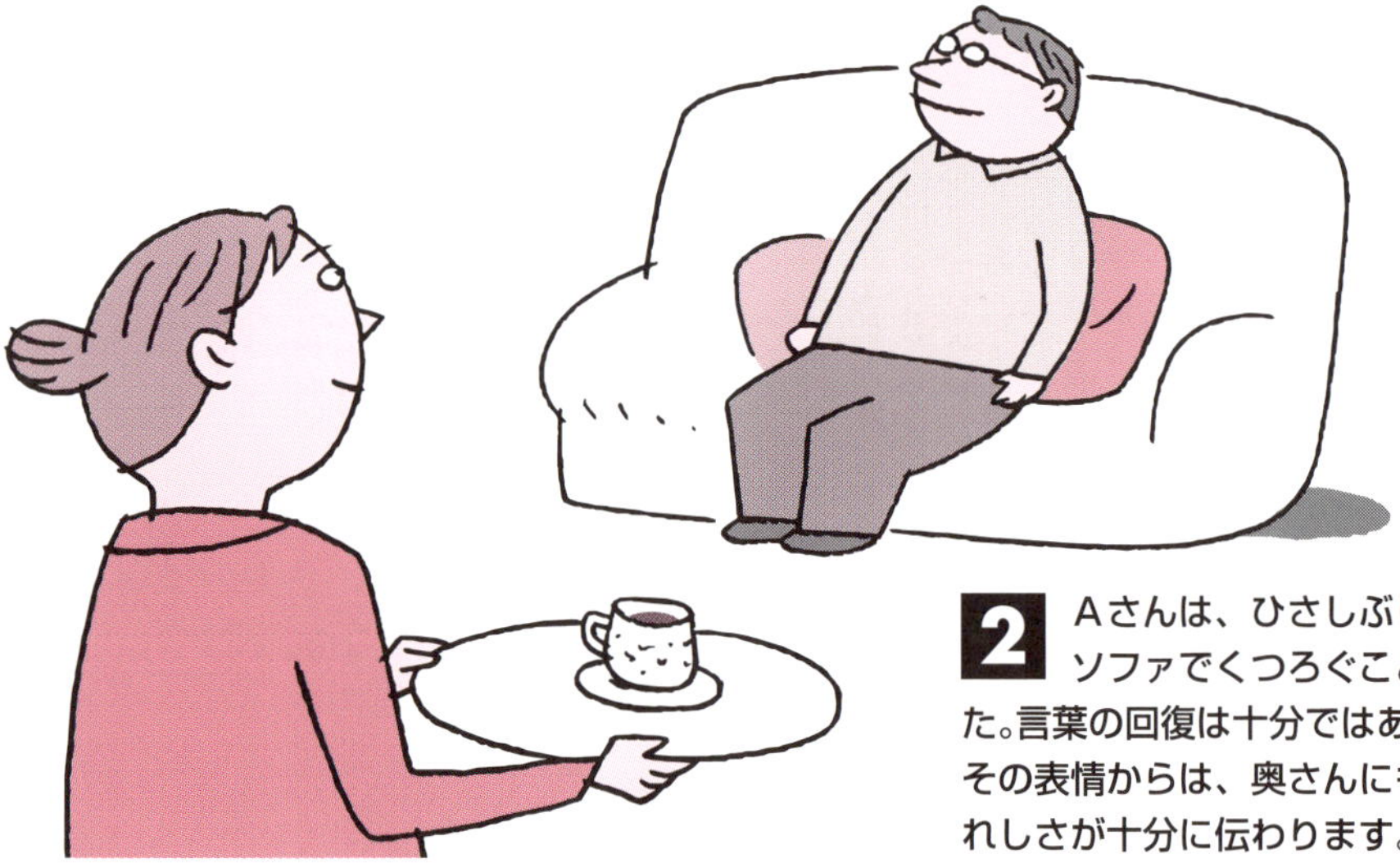

2 Aさんは、ひさしぶりにわが家のソファでくつろぐことができました。言葉の回復は十分ではありませんが、その表情からは、奥さんにもAさんのうれしさが十分に伝わります。

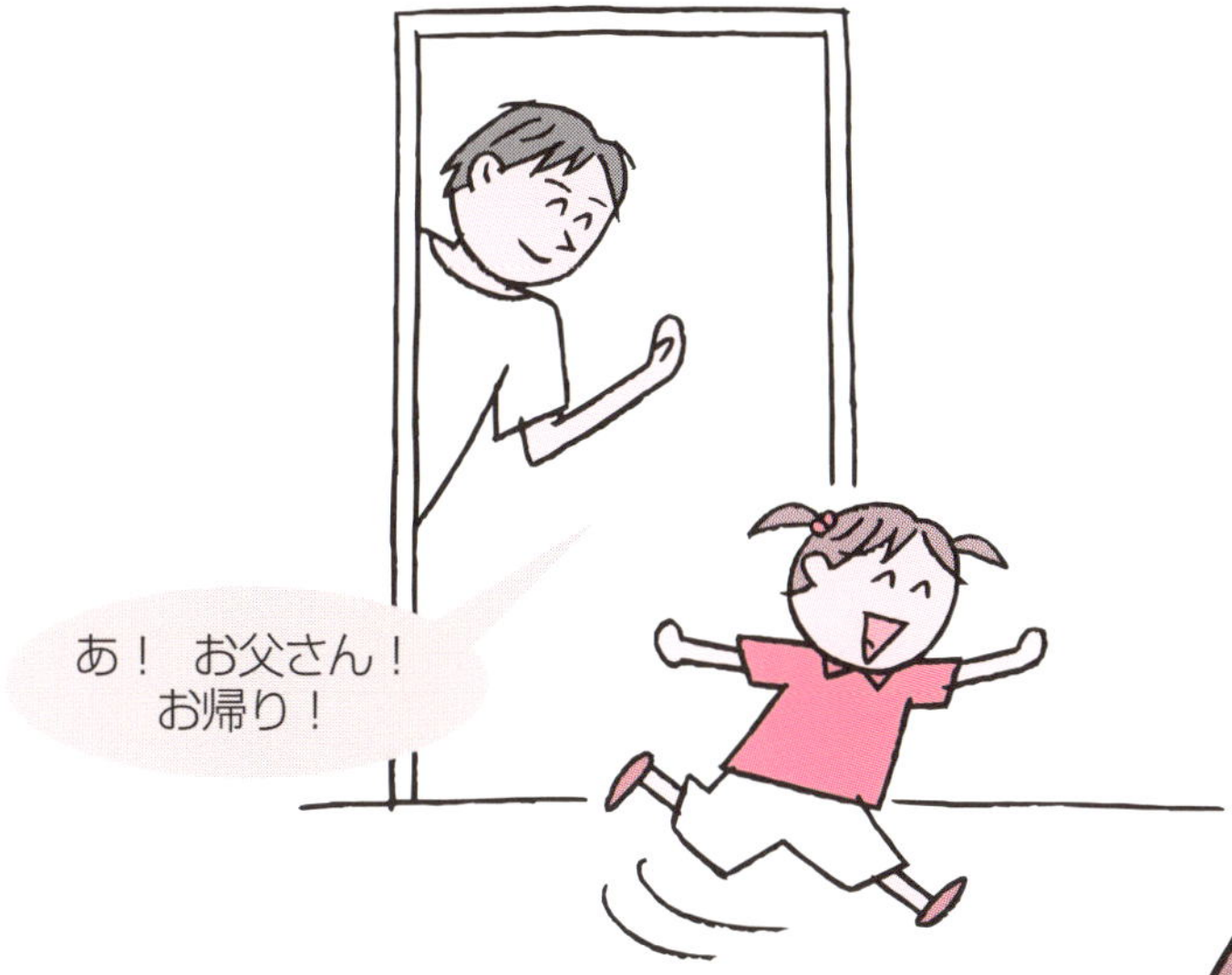
あ！ お父さん！
お帰り！

3 学校から帰ってきた子どもたちは、ひさしぶりにお父さんが家にいるのでうれしくてたまりません。Aさんは「ただいま」と言うかわりに、子どもたちに何度もうなずきます。

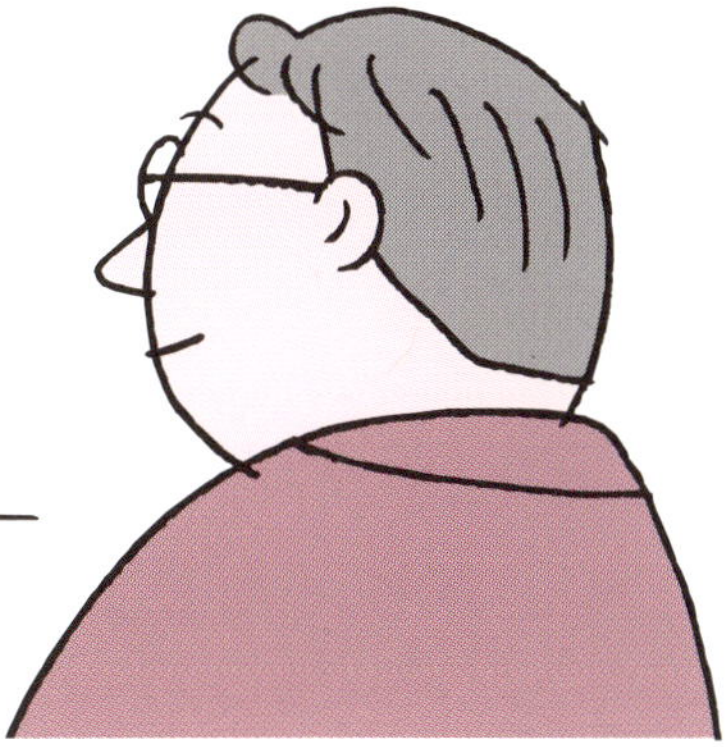

4 子どもたちは、お父さんの留守中にあったことを一生懸命話します。ところが、Aさんはまだ言語訓練の半ば。子どもたちの早口にはついていけないようです。

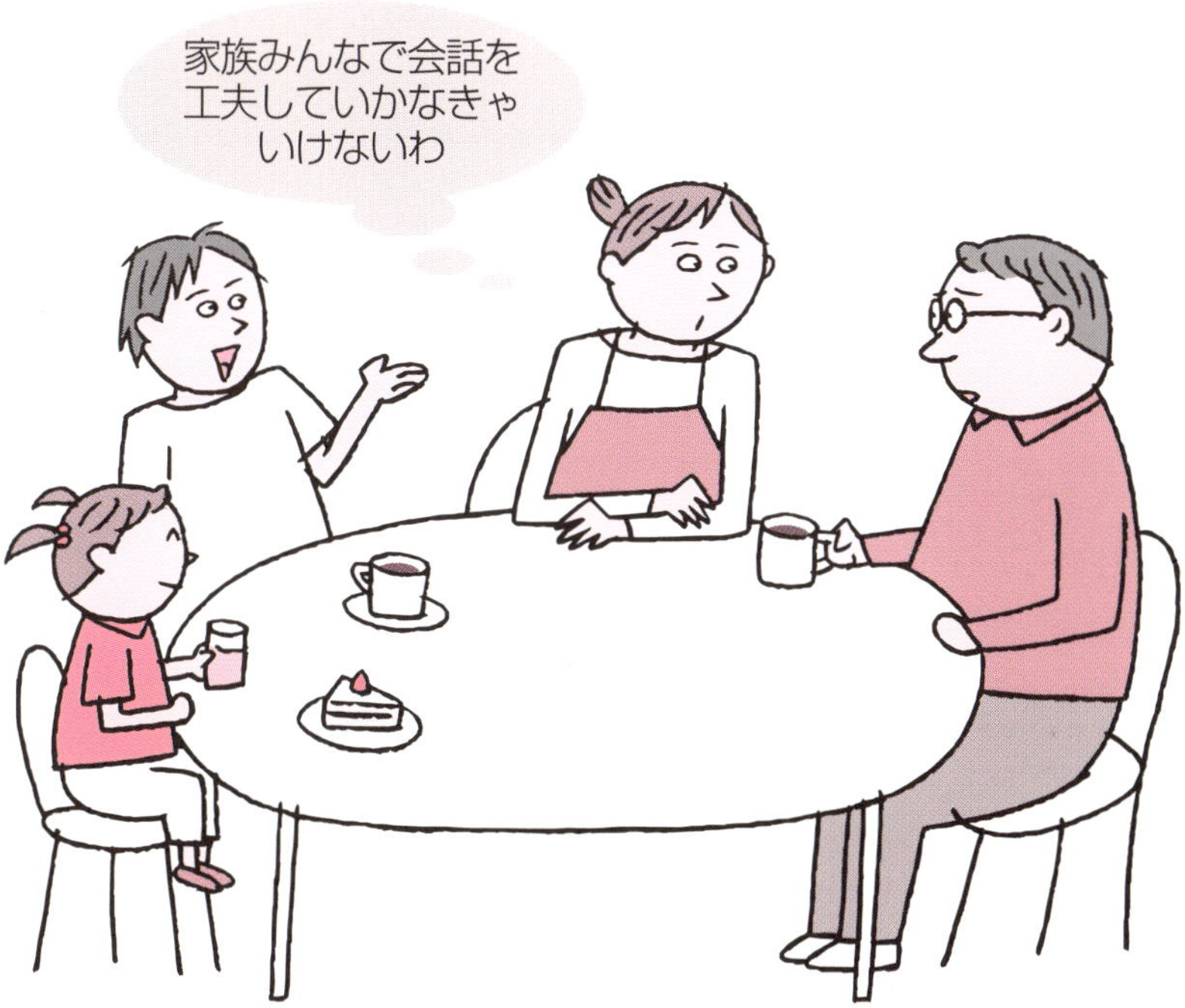
家族みんなで会話を
工夫していかなきゃ
いけないわ

理解はいちばんの助け

患者さんの気持ちによりそって

失語症が起こった直後は、患者さんは混乱して、気持ちの変化がはげしくなります。周囲の人は患者さんに手をさしのべ、「あなたの気持ちはわかっている」ということを伝えましょう。

失語症を受け入れるには時間がかかる

失語症であることを受け入れるまでに、患者さんの気持ちはさまざまに変化します。患者さんが今どのような気持ちでいるのかに気を配り、支えてください。

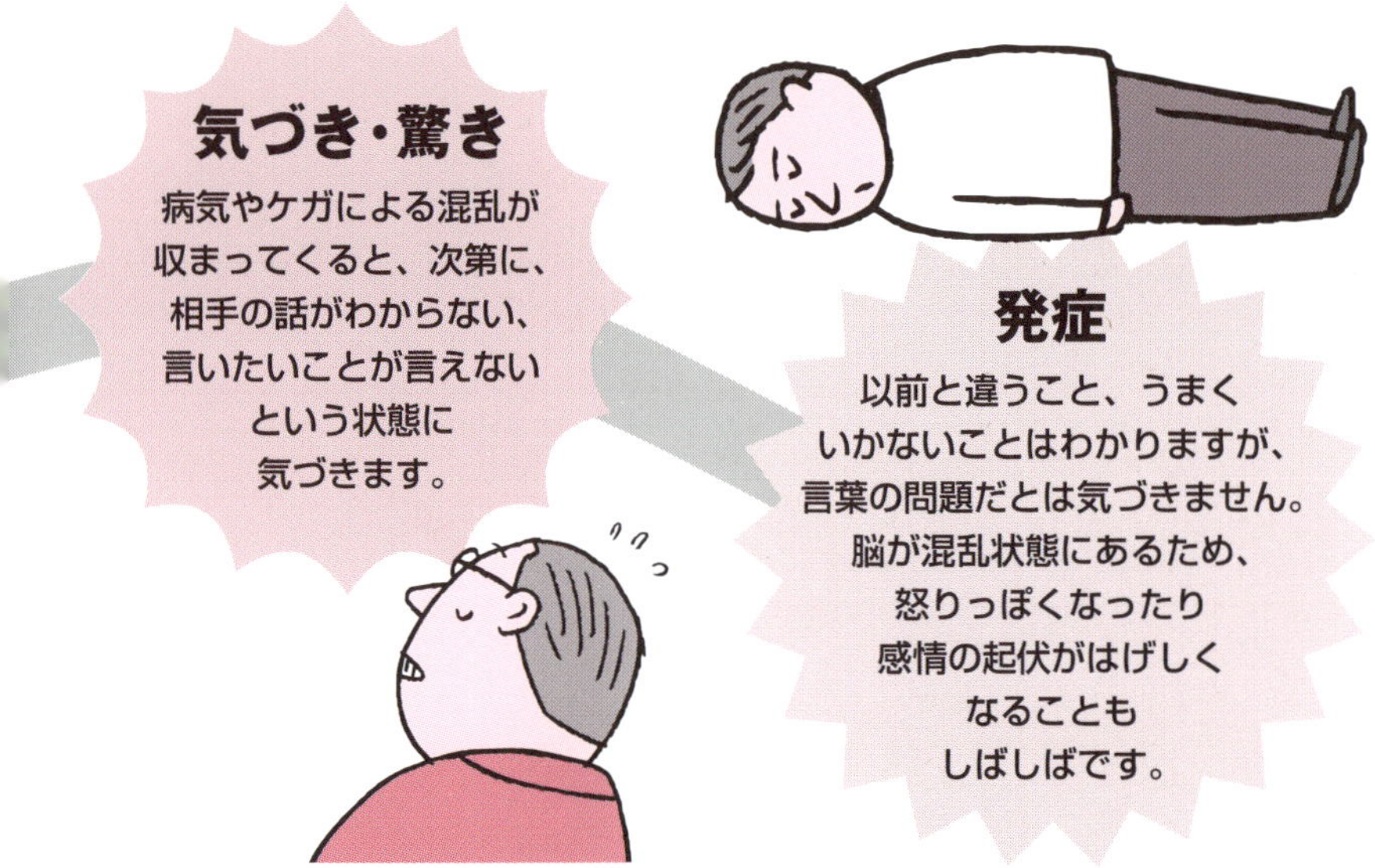
発症
以前と違うこと、うまくいかないことはわかりますが、言葉の問題だとは気づきません。脳が混乱状態にあるため、怒りっぽくなったり感情の起伏がはげしくなることもしばしばです。
気づき・驚き
病気やケガによる混乱が収まってくると、次第に、相手の話がわからない、言いたいことが言えないという状態に気づきます。

そばにいるだけでも助けになる

失語症になってすぐの時期には、患者さんも周囲の人も気持ちが混乱しています。お互いに言いたいことが伝えられず、つかれきってしまうこともしばしばです。

こんなときは、患者さんの手を握って、静かにそばにいてください。それだけでも、患者さんの心は和らぎます。

治療が始まってからも、患者さんが失語症を受け入れるまでにはかなりの時間がかかります。周囲の人は説き伏せようとしたりせず、あせらず見守りましょう。周囲の人が失語症を理解し、ともに歩むことが、患者さんの新しい生活を支えるのです。

周囲の対応が気持ちの切り替えを助ける

落ち込んでいる患者さんの気持ちを支え、意欲を引き出すのが、リハビリと周囲の人の対応です。どちらも、患者さんには欠かせないものです。

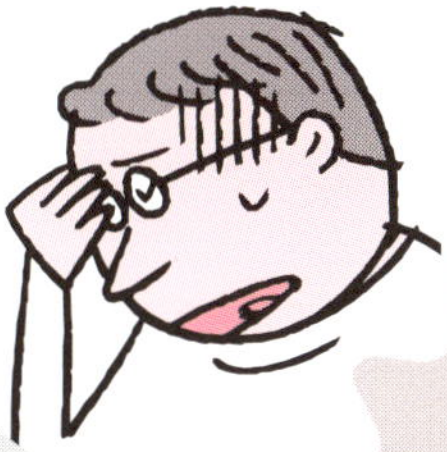

落ち込み

「こんなはずではなかったのに」「どうしてこんなことになってしまったのだろう」とうつうつとした気持ちになったり、いらだちを感じたりします。

将来への不安

ある程度訓練を続けたころに、「どれくらいよくなるのだろう」「思ったほどよくならない」「これから自分はどうなってしまうのだろう」と、くじけそうな気持ちになります。

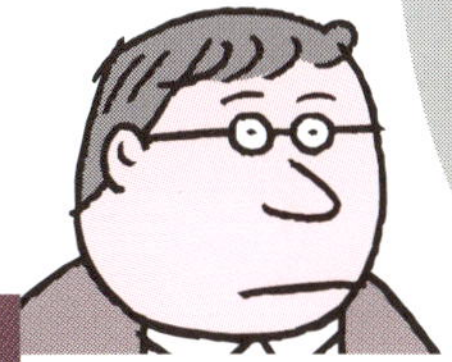

失語症とともに生きる

●前向きに取り組む
●できることをしようと思う

失語症であることを自分の一部として受け入れ、たとえ元通りでなくとも、新しい価値観で生活しようとする、趣味を再開するなどの積極性も出てきます。

時間

周囲の助け

落ち込んでいるとき、あきらめているときに、周囲の人が自分のことをわかってくれていると感じられることが、患者さんには何よりの支えになります。

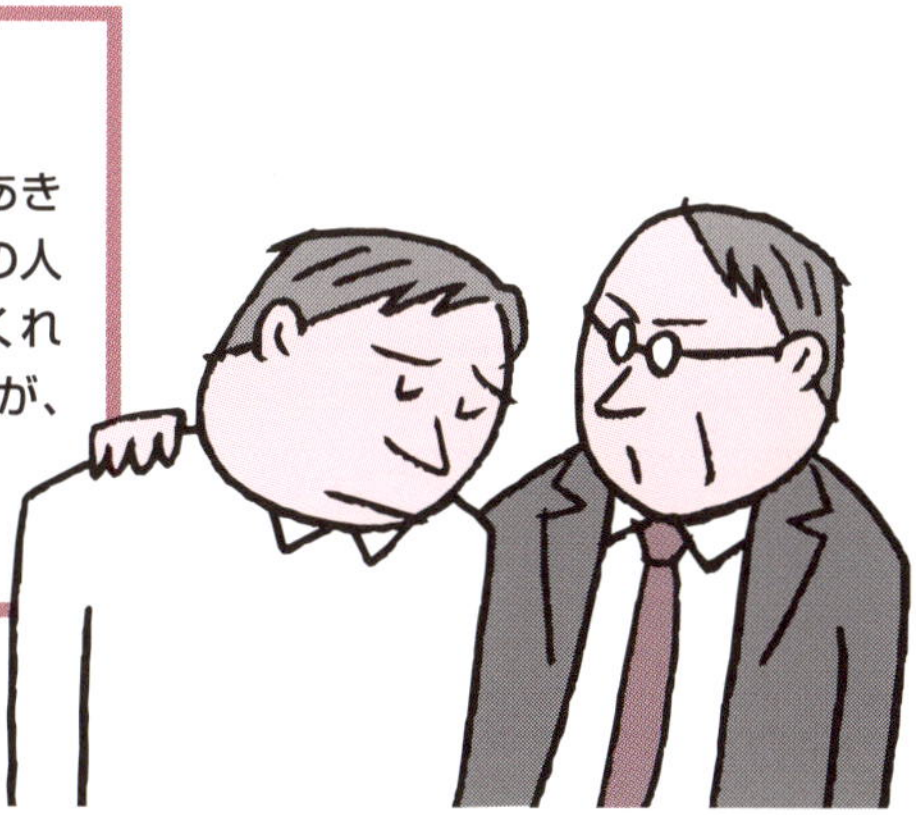

適切なリハビリテーション

言語訓練を通じて、コミュニケーションがとれる手ごたえをつかむことが、患者さんの気持ちを前向きにする助けになります。

避けたい
三大失敗

クイズ、ヒント、比較は逆効果

周囲の人が、何とか言葉をとり戻せないものかと患者さんに働きかけることで、かえって患者さんを傷つけてしまうことがしばしばあります。代表NGはこの三つです。くれぐれも気をつけてください。

よかれと思ったことが負担になることも

失語症でつらい思いをしている患者さんを見ている周囲の人もまた、つらいものです。少しでもよくなってほしい、とは誰もが思うことでしょう。

しかし、だからといって「よくしてあげよう」と考えて、生兵法《なまびょうほう》で患者さんに働きかけることは、残念ながら逆効果であることがしばしばです。

ここでは、周囲の人がよくやりがちな失敗を三つ紹介します。どれもよくみられる光景ですが、効果がないどころか、患者さんを不愉快な気持ちにさせたり、できないことを再認識させたりと、かえってマイナスになってしまいます。

禁じ手① クイズを出す

×これ、なんだ?

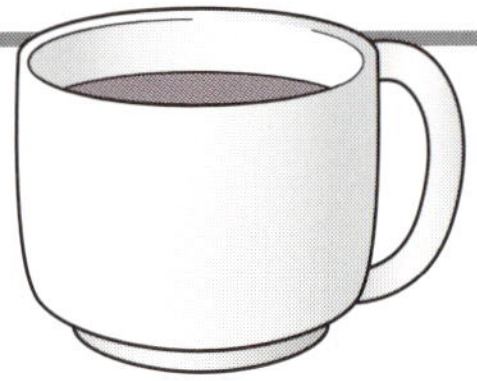

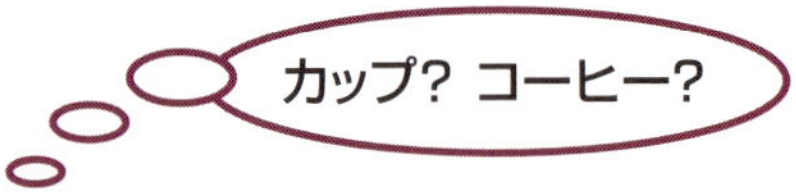
カップ？ コーヒー？

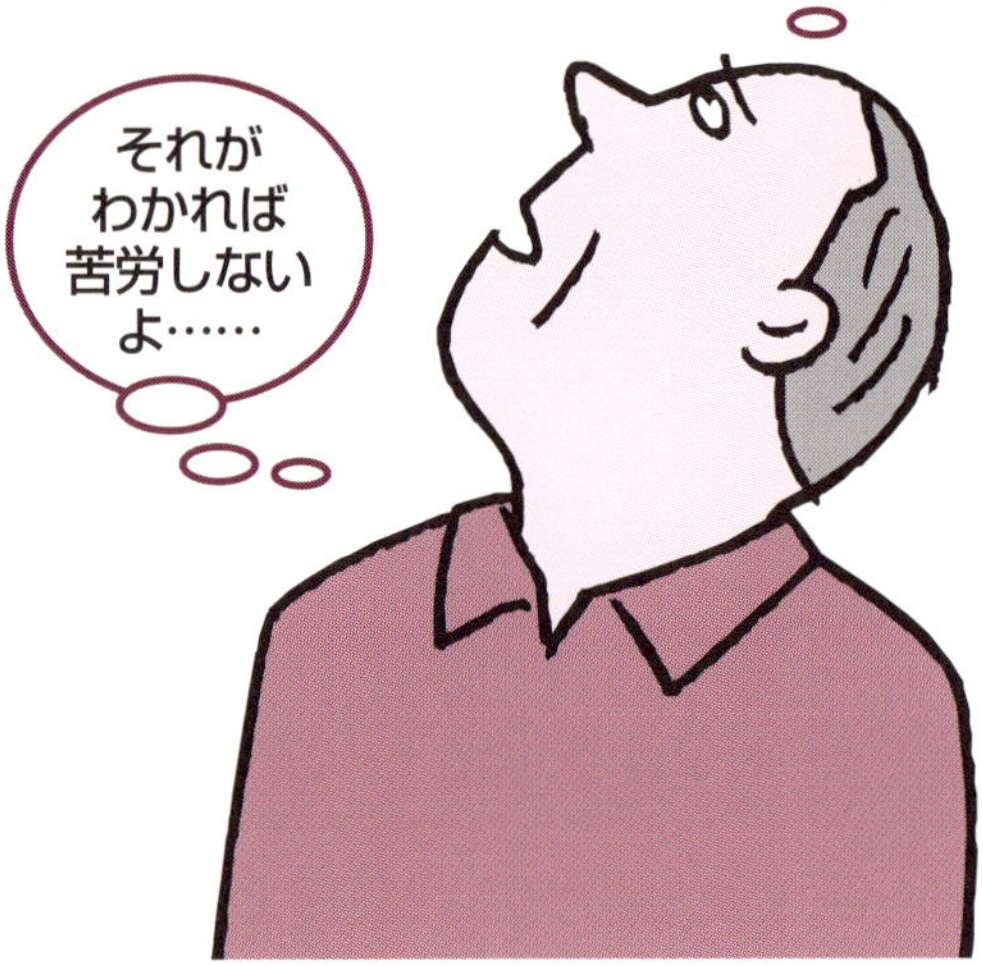
それが
わかれば
苦労しない
よ……

名前当てクイズは苦痛なだけ

身近なものだからそのうち思い出すだろうと、クイズを出す人がいますが、絶対にやめましょう。失語症は「度忘れ」とは根本的に異なります。

●答えられないことを強調するだけ

何度繰り返してもできるようにはならない。失語症の患者さんにものの名前を当てさせることは、歩けない人に「ここまで来て」と言うのと同じことと考えて

●余計な混乱を招く

質問のしかたが適切でなかったり、「これはカップ」と覚えさせたりすると、患者さんは余計に混乱してしまう

禁じ手② ヒントを出す

✕「コ」で始まる、お父さんの好きな飲み物だよ

●それが「どんなものか」はわかっていることが多い

ほとんどの場合、患者さんの頭の中には正しいイメージが描けている。それを周囲の人から言われると、いらだちの元になる

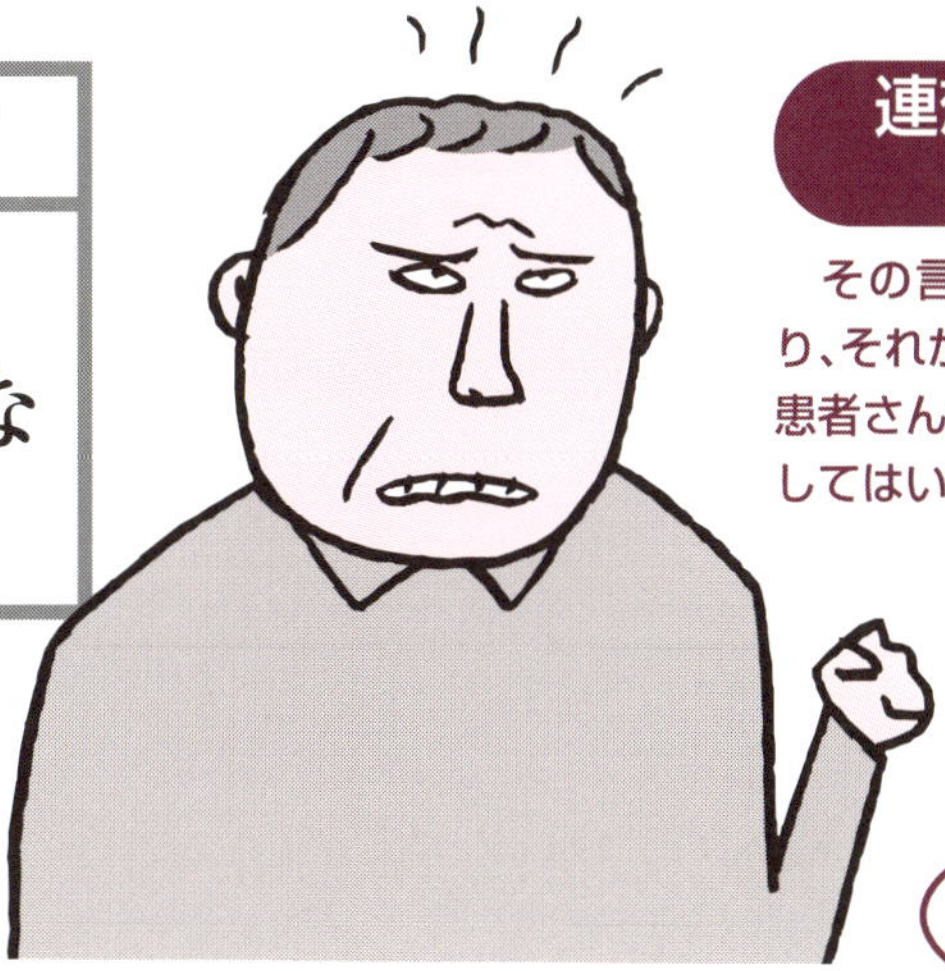

それはわかっているのに……

連想では言葉は出てこない

その言葉の最初の音を言ったり、それがどんなものか説明して、患者さんから言葉を引き出そうとしてはいけません。

励ましすぎは落ち込みの元

言語訓練は、かなり大変な作業です。苦労が続く患者さんを叱咤《しった》激励《げきれい》したり、高い目標を掲げてばかりでは、休まる場所がなくなってしまいます。

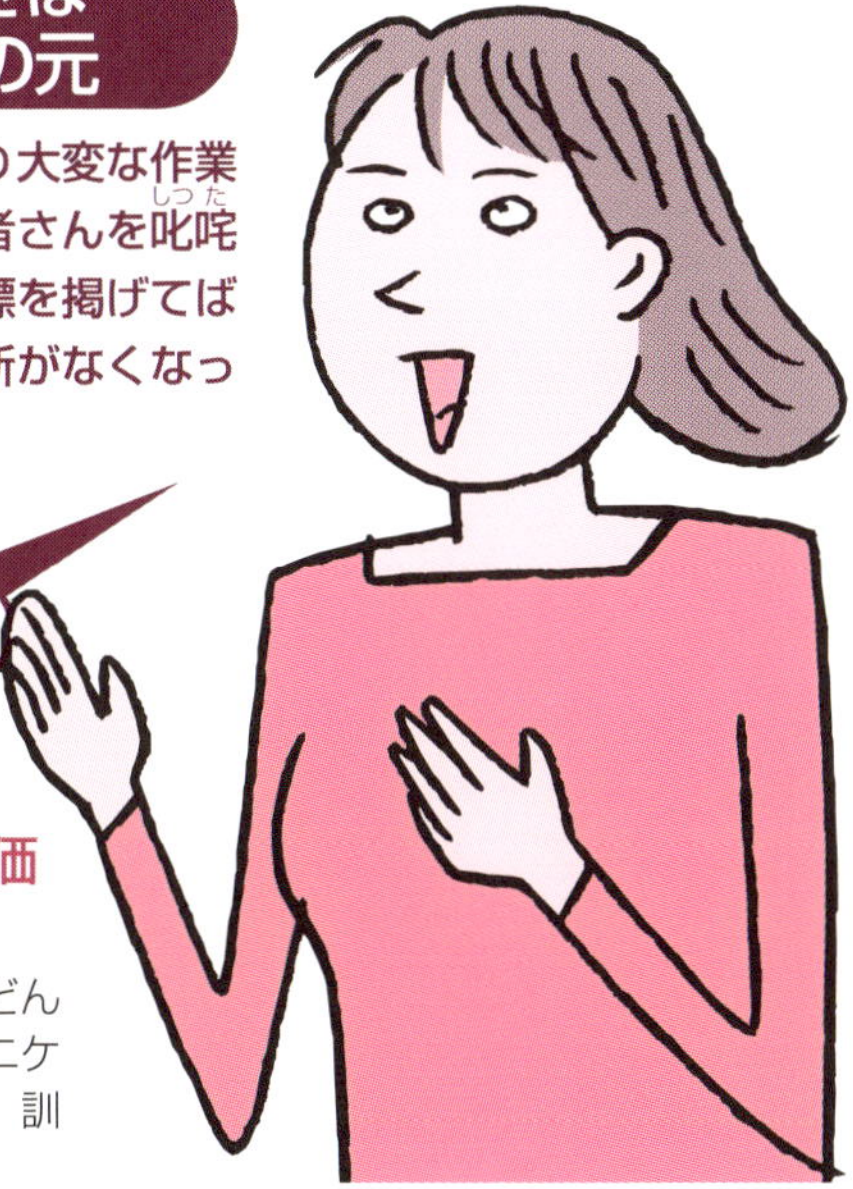

だいぶよくなったね

●現状をプラス評価することはよい

よくなったことはどんどん言って、実際のコミュニケーションに活用すると、訓練の励みになる

禁じ手③ 病気前と比べる

✕きっと元通りによくなるよ

✕このまま元に戻れるといいね

●「まだまだ」と思わせることは言わない

どんなことであれ、失語症になる前の状態と比べることは意味がない。達成感を奪い、やる気を失わせてしまう

話しかけるときは①

落ち着いた雰囲気でゆっくり短く話す

話すときには、聞きとりやすいよう、ゆっくり話すだけでなく、短い文に区切って理解しやすくなるように工夫しましょう。ただ、このとき、患者さんを子ども扱いしないよう注意してください。

ひと呼吸おくぐらいのペースで

英語を勉強し始めたとき、教材の英会話は聞きとれるのに、映画のセリフには歯が立たなかったという覚えがある人は多いでしょう。教材テープと日常会話の大きな違いは、話す速さと明瞭さです。短い文章でゆっくり話すほうが、聞きとりやすいに決まっています。

失語症の患者さんと話すときは、ゆっくり、はっきり話すことが大原則です。早口で話したり、突然話題を変えたりすると、患者さんは話についていけません。また、耳が遠いわけではないので大きな声で話す必要はありません。

文と文の間にはひと呼吸おいて、患者さんにきちんと伝わったか確かめましょう。

話す場をつくる

特に最初のころには、落ち着いた雰囲気をつくり、患者さんが会話に集中できるようにしてください。話しかける側が、患者さんの反応を見逃さないためにも大切なことです。

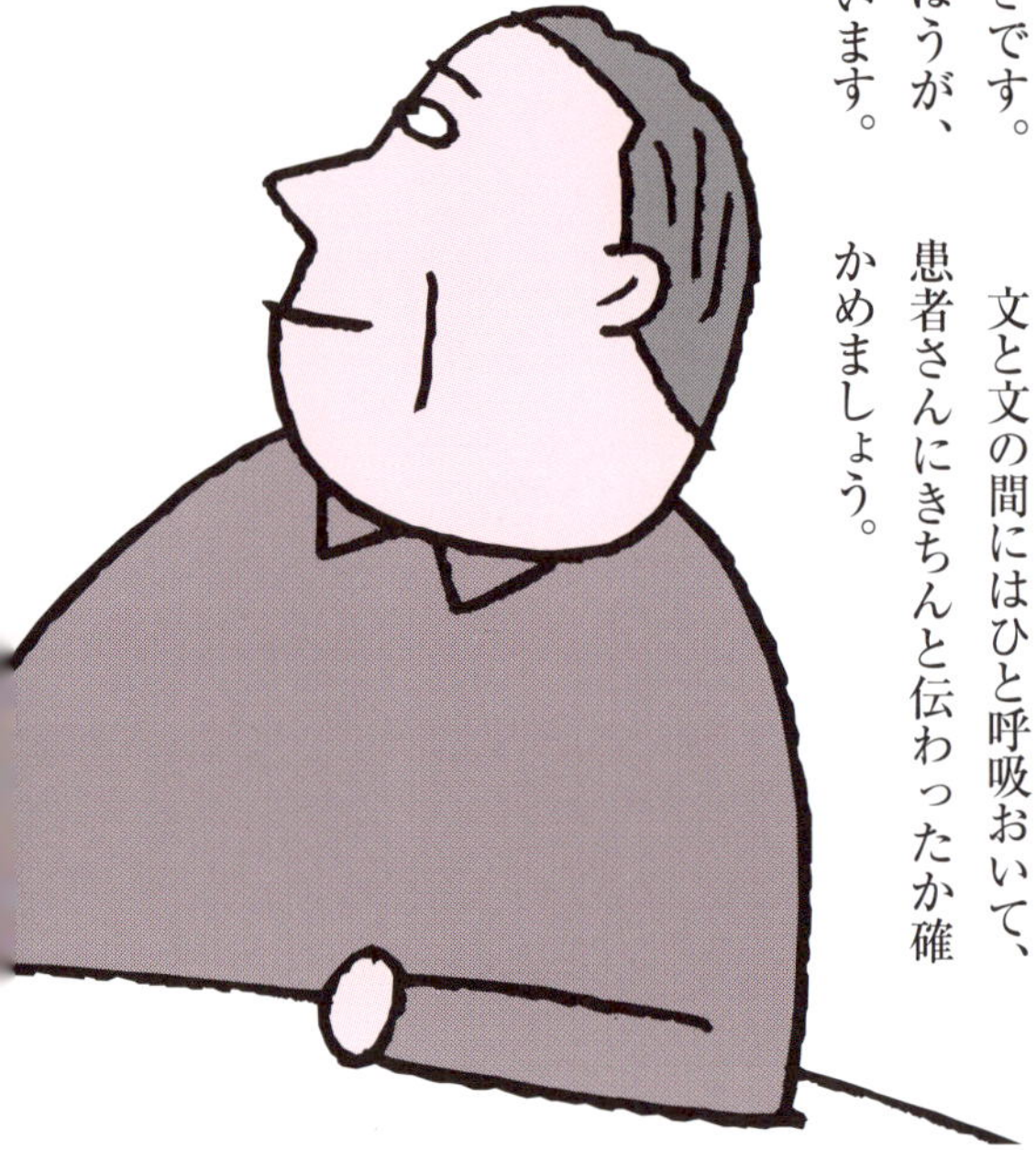

①1対1で話す

失語症の患者さんは、多くの人の会話がとび交う場面は苦手です。最初のころは、多人数での会話は避け、1対1で落ち着いて話せるようにしましょう。

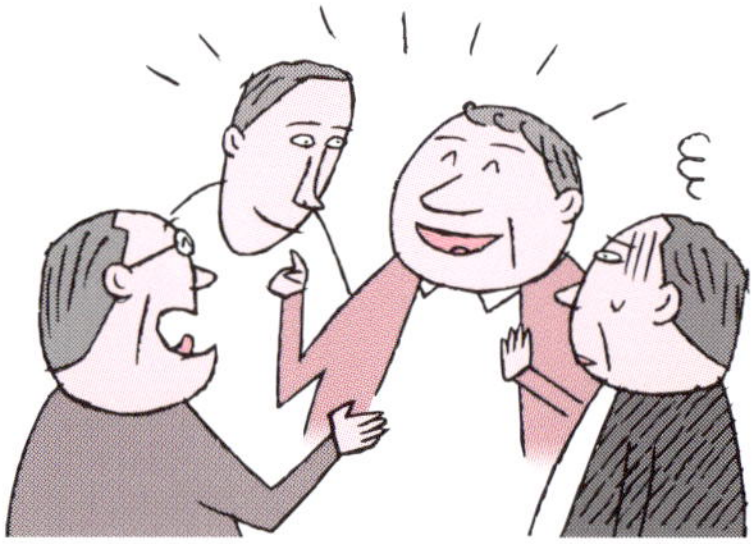

②目を見て話す

表情やしぐさもコミュニケーションの手段です。視線を合わせることで、患者さんがリラックスできることもあります。

●実物を見せるとわかりやすい

百聞は一見にしかず。そのものを見せると話が早い

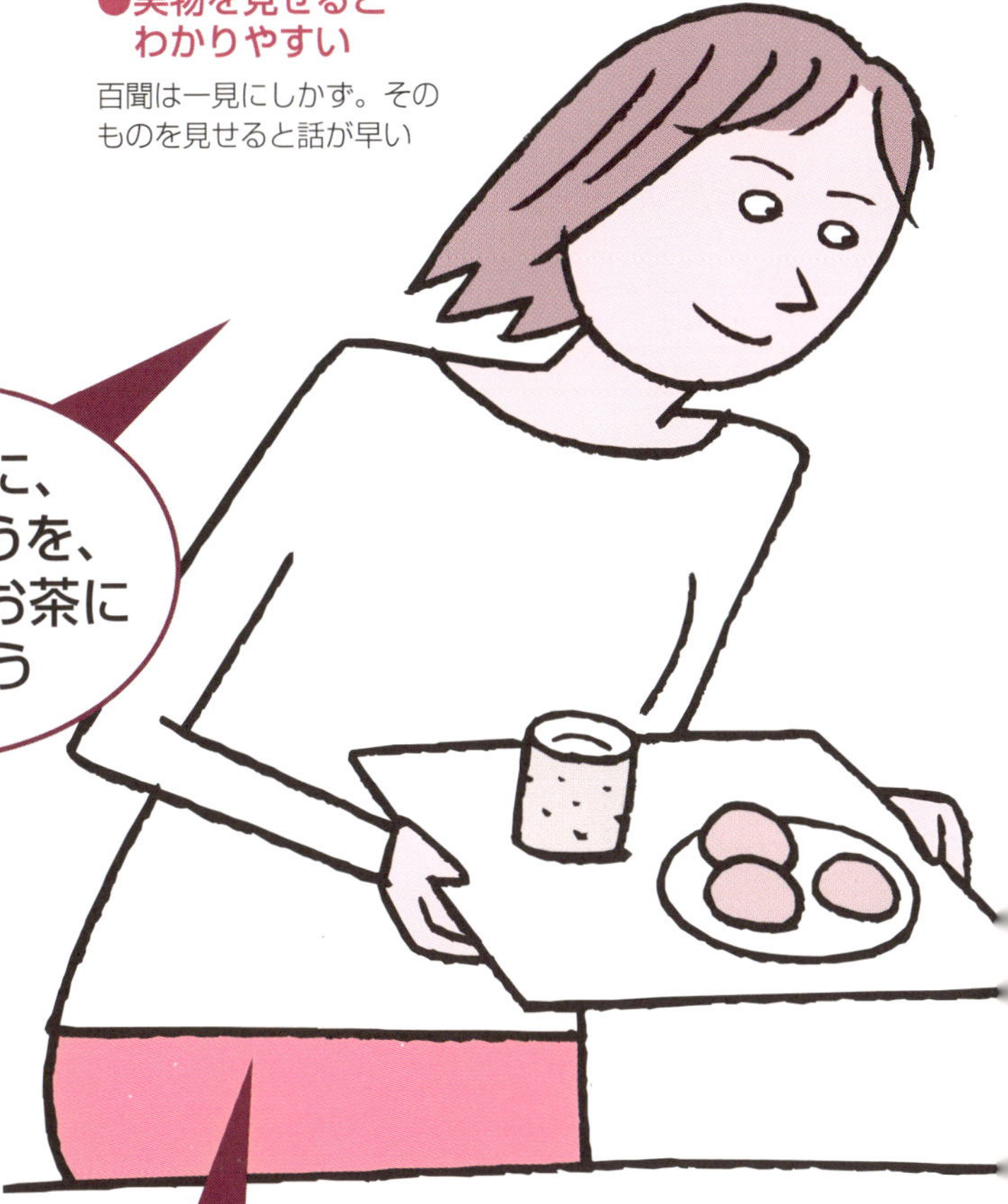
●●さんに、おまんじゅうを、もらったの。お茶にしましょう
お茶、飲みましょう

③ゆっくり、はっきり、端的に伝える

相手が聞きとりやすく話します。ただし、一音一音区切って言うと、かえってわかりにくくなります。

話す内容は、ぶっきらぼうにならない程度に、シンプルに伝えましょう。

④伝わっていないかな？と思ったら繰り返す

患者さんがよくわかっていないようなら、もう一度話します。このとき、同じ言葉を言い直すだけでなく、要点だけにしたり、別の言い方にするなど、患者さんに伝わりやすくなるよう工夫します。

●メモなどを用意する

言葉だけでは伝わらないときに、漢字を書いたり絵を描くために、メモを常備しておくと便利

●身ぶりを使ってもよい

「お茶」と言いながらものを飲むしぐさをするなど、ジェスチャーで伝えられることは多い

話しかけるときは②

「はい」「いいえ」で短く答えられる質問を

言葉を選んで正しく話すことは、失語症の人にはかなりむずかしい作業です。このようなときに、簡単な質問を投げかけ、答えを引き出す技術を知っておくことが大切です。

質問は広いところからしぼり込んでいく

最初は大まかなところから、徐々に範囲をしぼり込んで聞き出します。

食事のメニューを決める場合をみてみましょう。

禁じ手①　ばくぜんと聞く

✕何が食べたい？

答えるために、言葉を必要とする質問のしかたはよくありません。はい、いいえだけか、少なくとも、2つのうちどちらかを選ぶ形の質問をしましょう。

洋食がいい？ → いいえ

和食がいい？ → はい

禁じ手②　決めつける

✕でいいわね？

これは質問形ですが、実際には自分の判断を患者さんに確認しているだけです。この聞き方では、患者さんの意思をくみとることはできません。

肉がいい？ → いいえ

魚がいい？ → いいえ

ていねいに、一つずつ解きほぐす

話すことがむずかしい患者さんでも、相手の話は理解できるときには、患者さんに質問して、伝えたいことを引き出すことができます。

ポイントは、患者さんの気持ちを推測し、確かめること。自分の予測を患者さんに押しつけてはいけません。

この方法は時間がかかりますし、最初のうちは正しい答えにたどり着けないかもしれません。しかし、たとえ間違っていても、患者さんの話を引き出そうとする気持ちは必ず患者さんには伝わります。

質問を一つひとつ、ゆっくりと考え、コツをつかんでください。

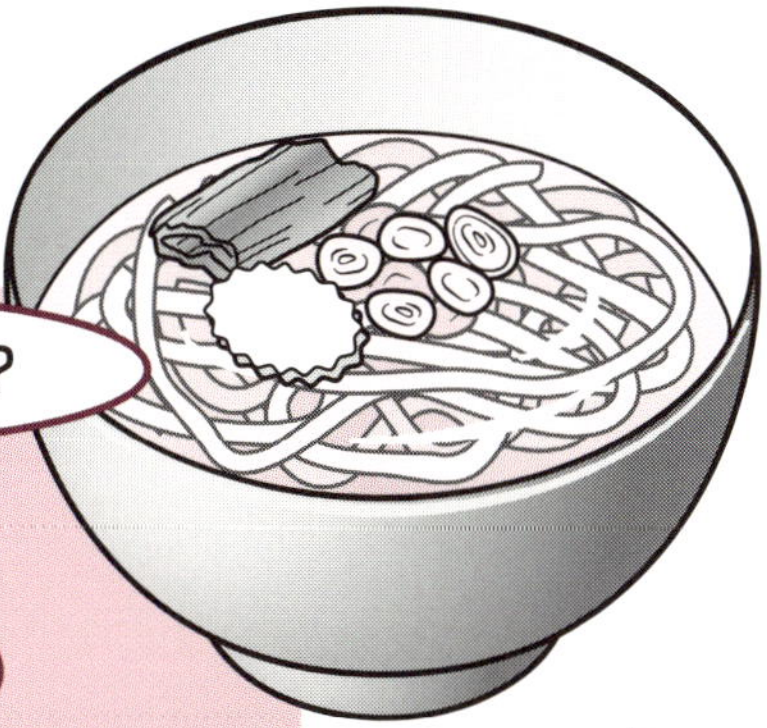

そばがいい？
↓
いいえ
↓
うどんがいい？
↓
はい

ご飯がいい？
↓
いいえ
↓
めんがいい？
↓
はい

●推測を働かせる

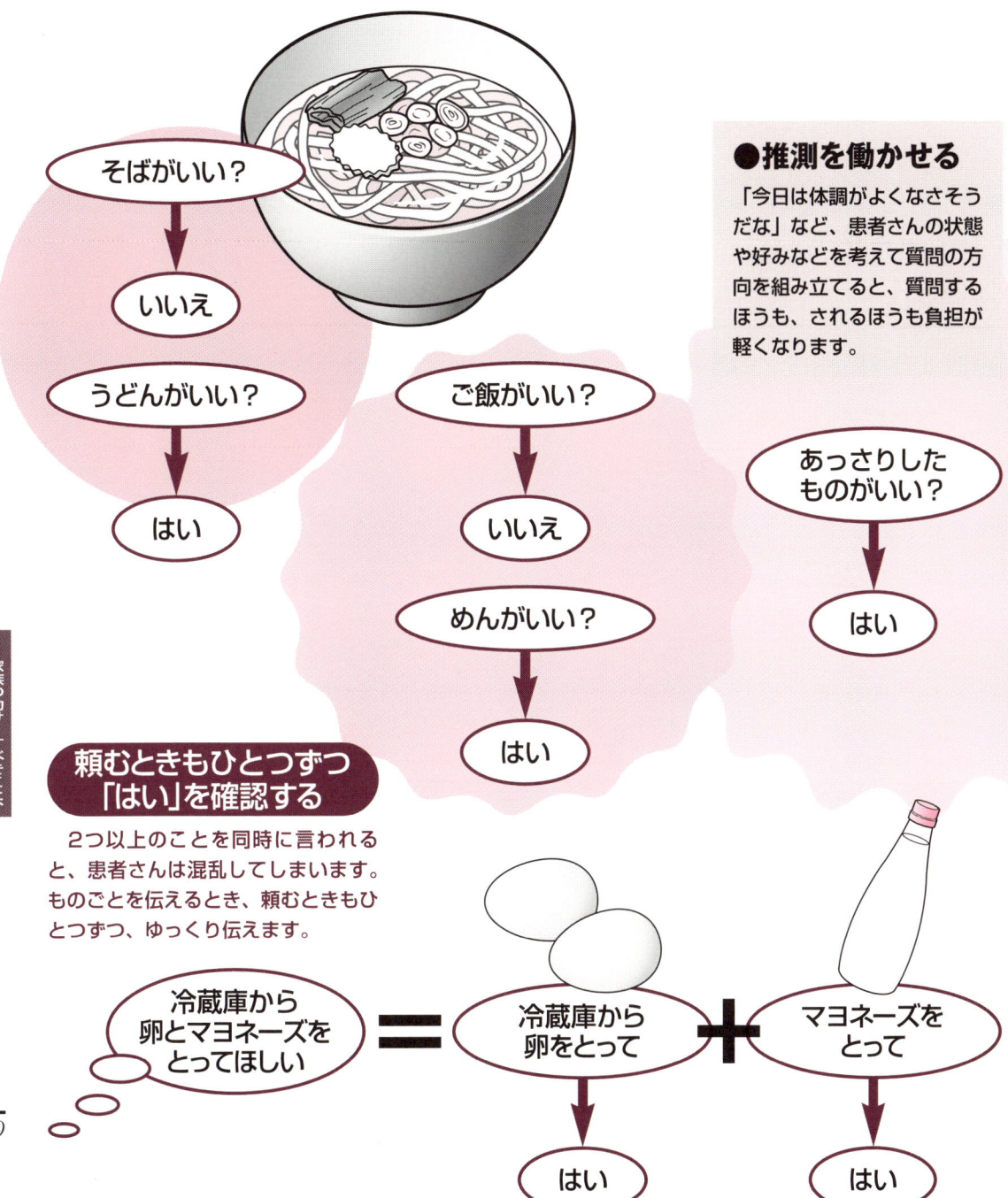

「今日は体調がよくなさそうだな」など、患者さんの状態や好みなどを考えて質問の方向を組み立てると、質問するほうも、されるほうも負担が軽くなります。

あっさりしたものがいい？
↓
はい

頼むときもひとつずつ「はい」を確認する

2つ以上のことを同時に言われると、患者さんは混乱してしまいます。ものごとを伝えるとき、頼むときもひとつずつ、ゆっくり伝えます。

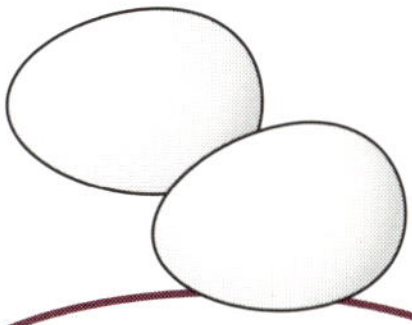

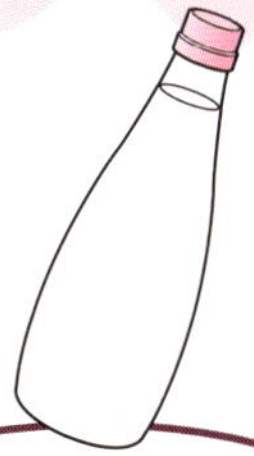

冷蔵庫から卵とマヨネーズをとってほしい ＝ 冷蔵庫から卵をとって ＋ マヨネーズをとって

冷蔵庫から卵をとって
↓
はい

マヨネーズをとって
↓
はい

話しかけるときは③

漢字や絵、身ぶり、表情を駆使する

言葉で伝えられることはたくさんありますが、言葉以外で伝えられることもまた、たくさんあります。にぎやかに、五感を活用して伝えることが、コミュニケーションを豊かにします。

なじみのある道具や図を使う

使う目的がはっきりしている道具は、「何を伝えようとしているか」がわかりやすく、コミュニケーションをスムーズにします。

例

今度の月曜日、野球の試合があるんだよ。公園で、10時から！

●話の内容、順序を整理する

いつ

どこで

何が

何気なく話す内容そのままでは、患者さんにはわかりにくいもの。伝える内容をはっきりさせて、わかりやすく組み立てましょう。

●カレンダーを使う

いつ

その日そのものをズバリ示します。

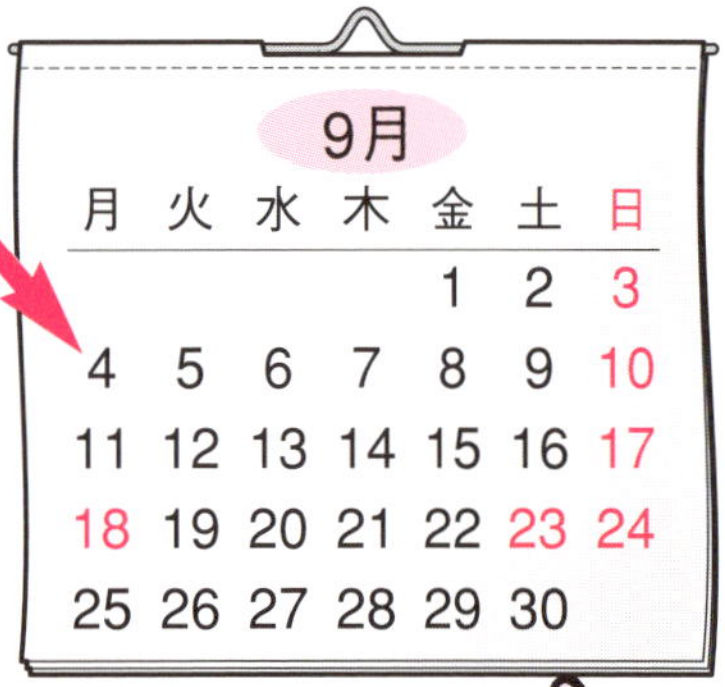

9月
月 火 水 木 金 土 日
1 2 3
4 5 6 7 8 9 10
11 12 13 14 15 16 17
18 19 20 21 22 23 24
25 26 27 28 29 30

●書く

漢字や数字で端的に書きます。時間を伝えるときには、時計の絵を描くと間違えません。

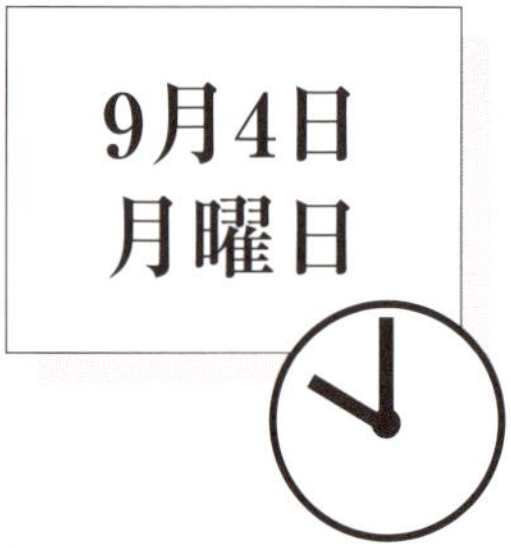

9月4日
月曜日

●数字を示す

手で数字を示すことも理解を助けます。

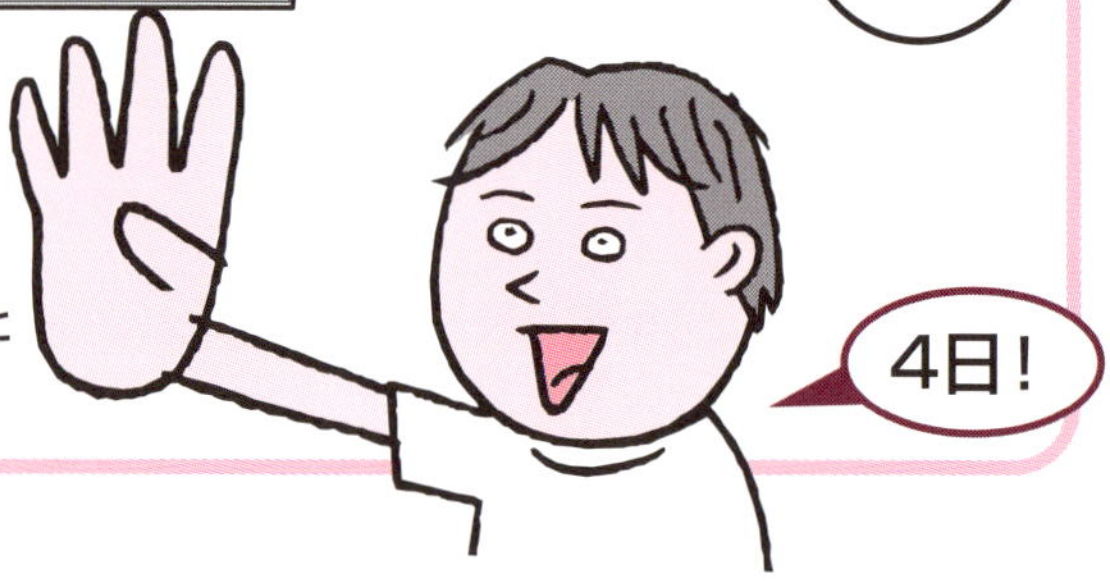

4日！

何が

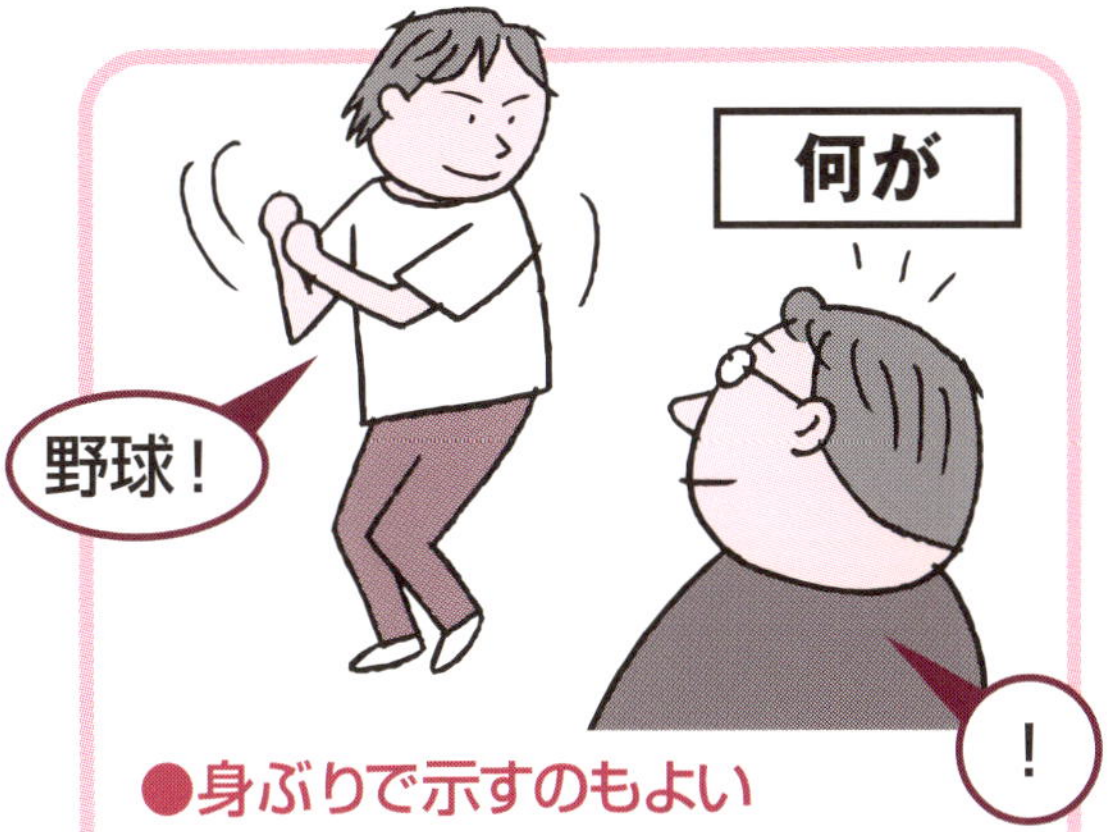
野球！
!

●身ぶりで示すのもよい

漢字で「野球　試合」と書いたり、ボールの絵を描いても伝わりますが、バットをスイングするなど、わかりやすいしぐさで伝えられる場合には、身ぶりも効果的です。

注意

●あいまいなことは身ぶりにしない

身ぶりはあくまでもヒント。ジェスチャーゲームではないので、わかりにくいことはほかの方法で伝えます。

●まぎらわしい身ぶりは避ける

同じようなしぐさをするものは案外多いもの。身ぶりを使うときには、そのものズバリを伝えられるかをよく考えましょう。

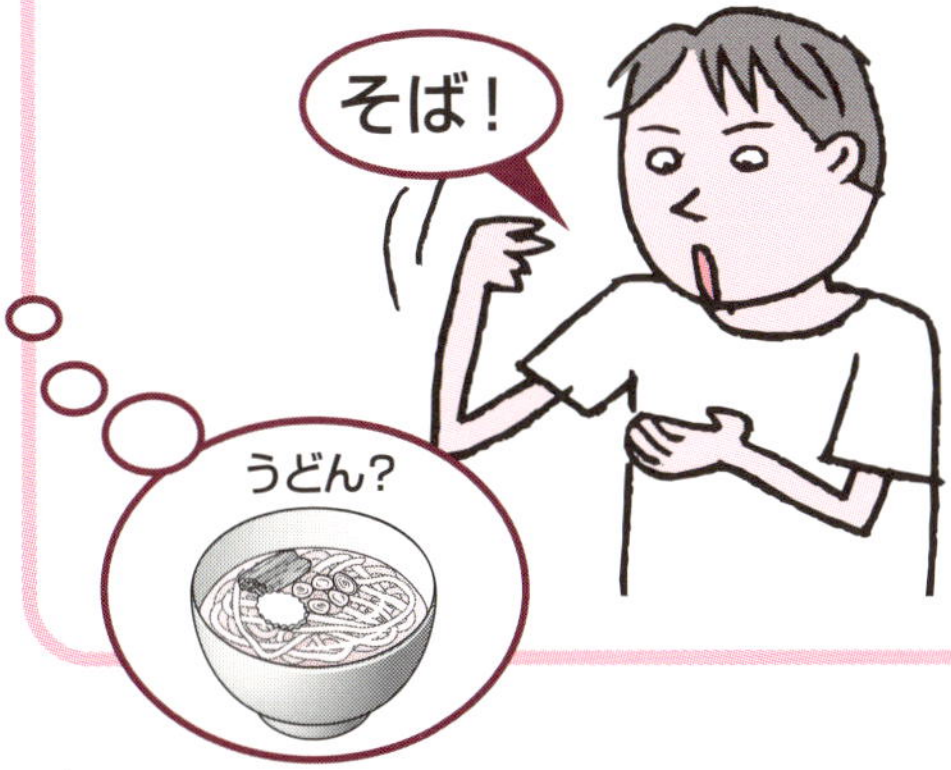
そば！
うどん？

どこで

●地図を見せる

身近な土地なら、正確な地図でなくても、目安となる場所が描いてあれば理解できます。

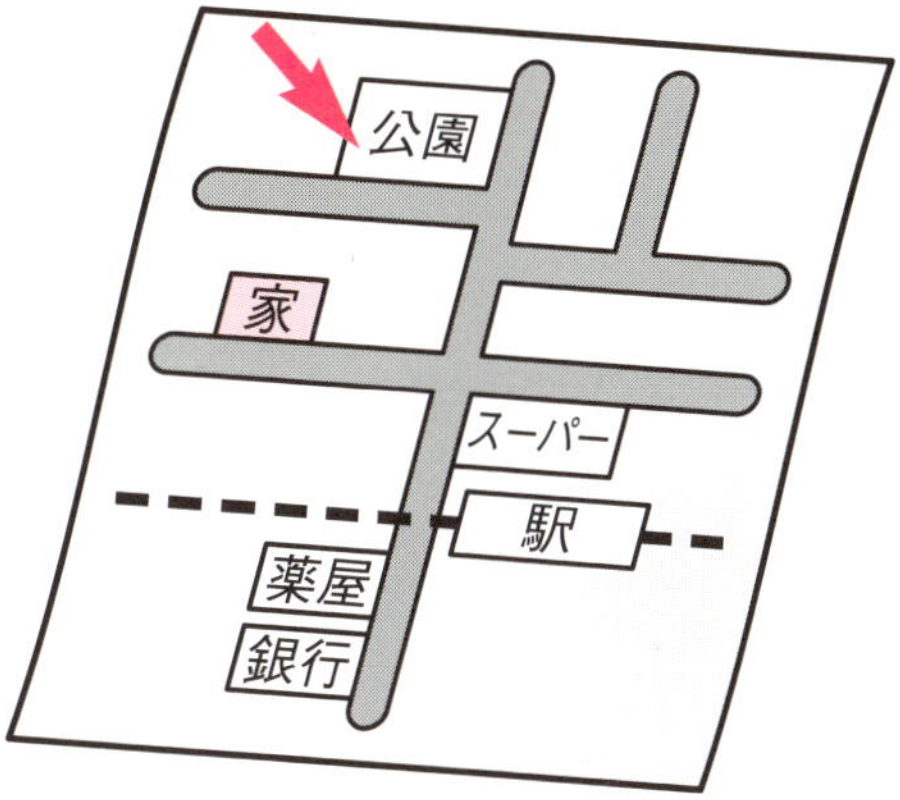
公園
家
スーパー
駅
薬屋
銀行

●知っている場所なら書いてもよい

以前行ったことがあるなど、場所に関する知識やイメージがあれば、漢字で地名を書いても伝わります。

言葉以外で伝えられることはたくさんある

時計は時間を示すもの、カレンダーは日にちを表すもの、など皆がその使い方をわかっているものを活用すれば、伝えられる内容は格段に増えます。

ただ、ものや身ぶりを使って伝えるときにも、同時に言葉をそえるようにしましょう。言葉の刺激を受けることが、患者さんの回復にもプラスに働きます。

話を聞くときは

先回りしたりさえぎったりせず、ゆっくり待つ

患者さんにとって、話すことには勇気と強い気持ちが必要です。そんなとき、周囲の人が「聞こうとしてくれている」ことが、患者さんには励みになります。時間がかかっても、ゆっくり言葉を待って、話を聞いてください。

あせらず、じっと耳を傾ける

患者さんが話そうとしているときは、まず、ゆっくり待ちましょう。たとえ時間がかかっても、じっと患者さんの言葉を待ってください。「○○？　それとも……」と先回りしてばかりでは、患者さんの意欲をそいでしまいます。

ただし、患者さんが言いたいことがほぼ間違いなく推測できたときは、「○○?」と返してください。患者さんは「そうそう！」とうれしそうな表情を見せてくれます。

時間がなく、患者さんが言い終わるのを待てないときは、むげにさえぎってはいけません。「急いでいるから」「ごめんね」と事情を説明しましょう。

会話の三原則

患者さんの話を聞くときに、心がけたいポイントは3つあります。

黙ってゆっくり待つ

沈黙が続くと、
居心地が悪く感じるかもしれませんが、
その最中も患者さんは
一生懸命考えているのです。
言葉が出てこない、
言い終わるまでに時間が
かかるときは、
静かに待ちます。

聞くより読む

言葉だけでは
わかりにくくても、
文脈などを考えれば、何を
伝えようとしているか推測がつき、
会話の助けになります。
聞く以上に、話を読むという
心構えが大切です。
ただし、先回りは
禁物です。

わかったふりはしない

何を言われたのかよくわからないときは、
「ごめんね、ちょっとわからない部分があった」と言って、書いてもらったり、
「○○ってこと？」と確認します。
わかったふりをしても、患者さんは
敏感に感じとるもの。がんばって
話したのに、不愉快さだけが
残ります。

患者さんの様子を見ながら聞く

患者さんがどんなにがんばっても言葉がわからないときもあります。いつまで待つか、いつ助けるべきか、最初は戸惑うでしょうが、患者さんの様子を見ているとわかるようになります。

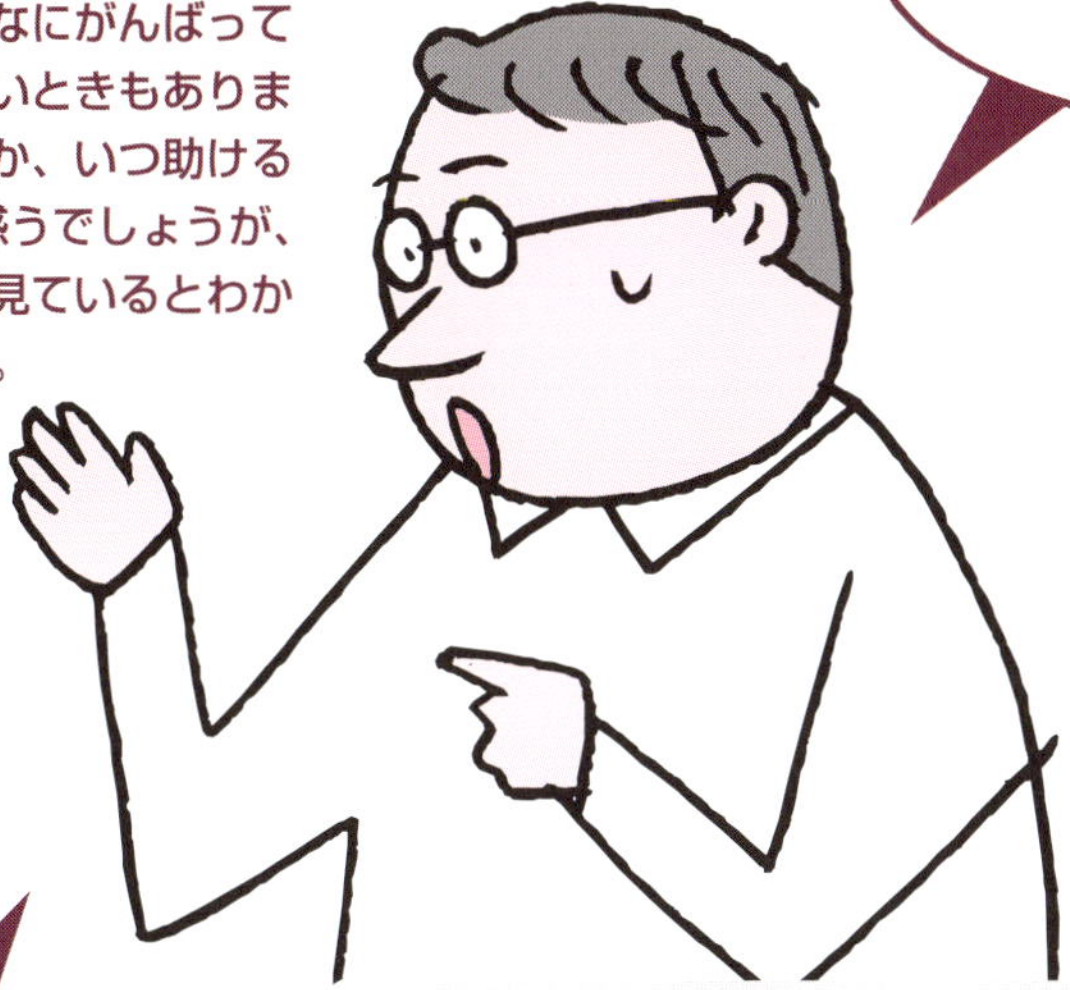
ホラ……今度
4日のや・や・きゅ・う…
や……きゅ・
や・きゅ・う。
壊れたって言ってた……。
〜〜〜……

●言葉が出るまで待つ

言葉が途中まで出てきている、または「ええと……」と考えているときは、まずは待ちます。

●言葉を助ける前にも待つ

心の中で5秒数えてください。慣れてくると、患者さんの様子から、助け船を出すべきかどうかや、そのタイミングをつかむことができます。

●助け船を出す

患者さんが困り果てているときには、「○○でしょ」と決めつけず、「○○？　それとも××？」などと質問して答えを引き出します。

伝わる感じを大切にする

患者さんの話を聞いたときには、わかったということを明確に伝えましょう。大げさにするのはいけませんが、反応が鈍くては、患者さんは達成感を得られません。

●返事はわかりやすく

言葉だけではなく、表情でも伝えるようにします。

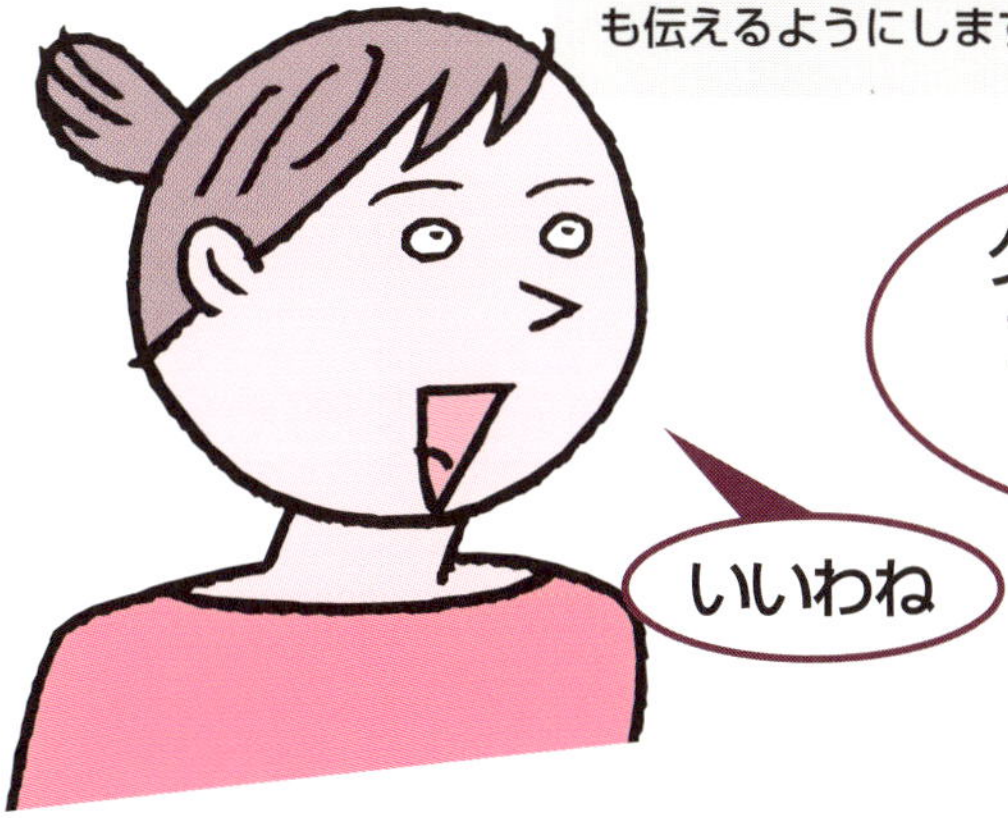
グ・グ・ロー・ブを
プ・レ・ゼ・ン・ト
し・ようか
いいわね

●あいづちは適度に

無反応ではつまりませんし、返事が多すぎると混乱の元になります。

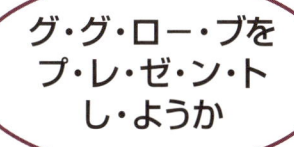

道具を使う

会話ノートやパソコンで言葉を補う

会話をスムーズにするためのノートをつくったり、患者さんの使いやすい道具を工夫したりすることは、患者さんが過ごしやすく、そして周囲の人の負担も軽くすることにつながります。

会話ノートをつくろう

日常よく使うものや生活に必要なものをまとめた「会話ノート」があると便利です。市販もされていますが、患者さんの趣味やし好品について、オリジナルのページを工夫してつくると、会話の幅がぐんと広がります。

ページごとのテーマを統一する

１ページにいろいろなものが混ざっていると、混乱の元に。載せるものはきちんと分類して整理し、ページによって載せるものを統一する

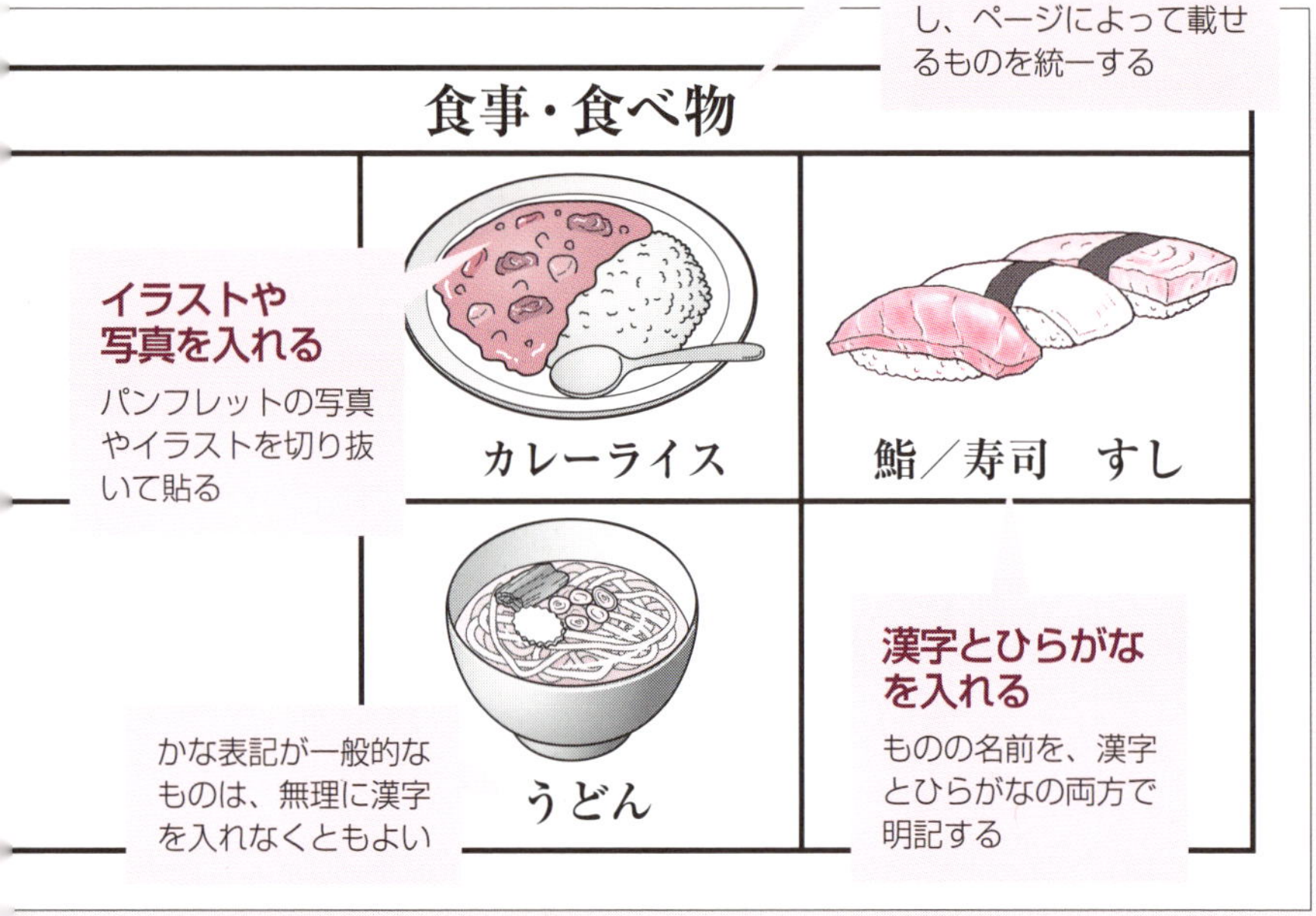

食事・食べ物
カレーライス
鮨／寿司　すし
うどん

イラストや写真を入れる

パンフレットの写真やイラストを切り抜いて貼る

かな表記が一般的なものは、無理に漢字を入れなくともよい

漢字とひらがなを入れる

ものの名前を、漢字とひらがなの両方で明記する

体調チェックシートも便利

体調が悪くても、患者さんは明確に言葉で伝えることができません。患者さんがしるしをつけるだけですむチェックシートをつくっておくと安心です。

○か×で答えられるようにするのもよい

便通や睡眠の状態などは、「良・不良」や「○・×」にしるしをつけるだけだと患者さんが答えやすい

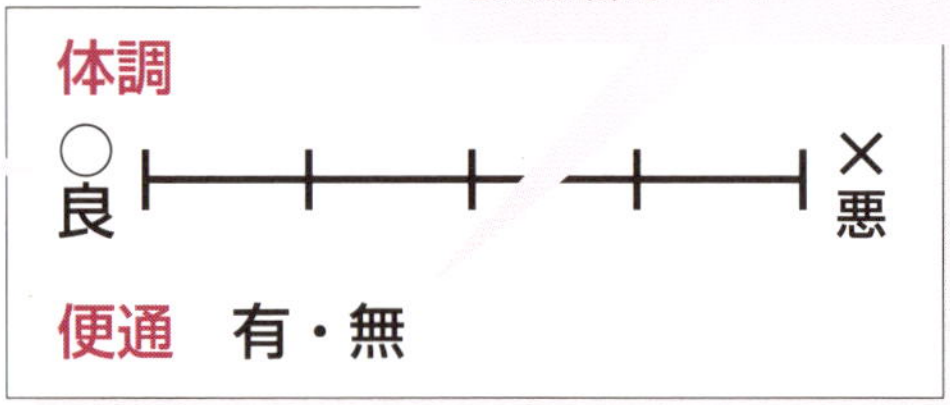

体調
○
良
×
悪
便通　有・無

スケール式がオススメ

微妙なニュアンスを伝えることができる

身近なものを活用する

身の回りにも、言葉の助けになるものはたくさんあります。

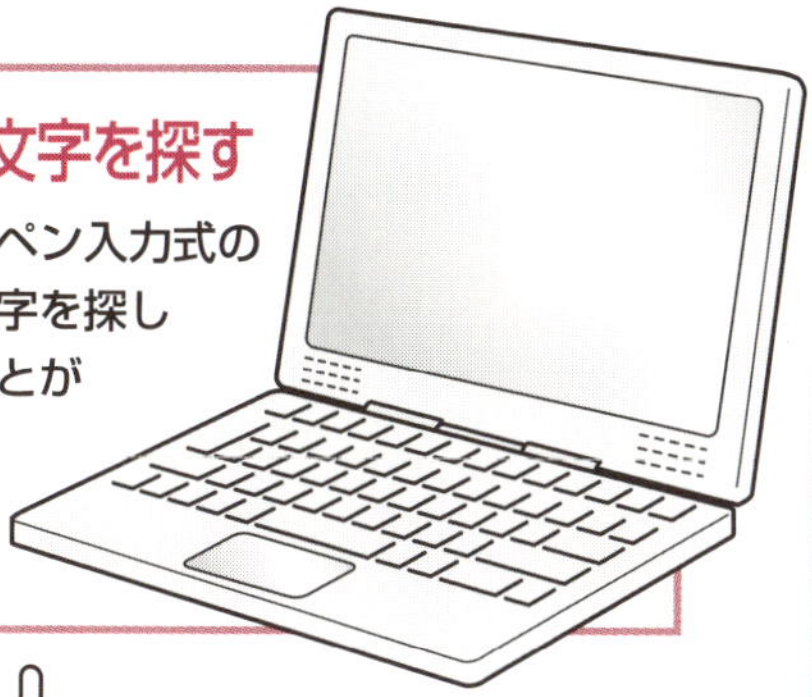

●パソコンなどで文字を探す

パソコンや、タッチペン入力式の電子辞書を使うと、漢字を探したり、読みを調べることができます。

●家族からの電話のルールを決める

家族が外出先から患者さんに電話をかけるときには、「1回鳴らしてすぐ切って、再度かけなおす」などのルールを決めておくと便利です。

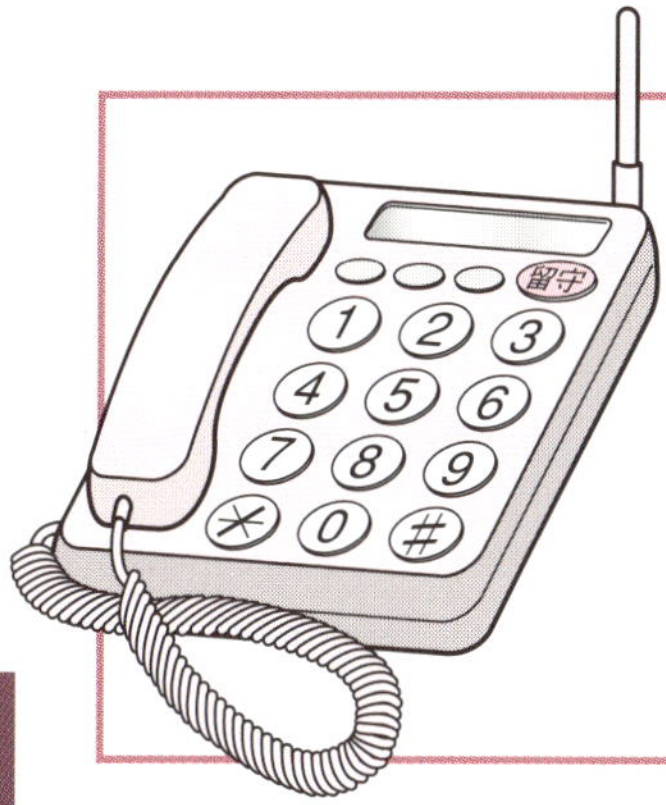

●電話は留守電、録音機能を使う

電話の内容をメモに残したりすることが苦手になります。家にいるときでも留守電にしておいたり、通話を記録できる録音機能を使いましょう。

●メモを持ち歩く

患者さんに伝えることを箇条書きにしたり、患者さんが言いたいことを文字で書くために使います。いつでも使えるようにしておきたいものです。

●ファックス機能を使う

外出先から患者さんに伝えたいことがある場合に、ファックスを送ることができると、伝言がスムーズにできます。

ファックスの文面は、短い文で簡潔に書きましょう。

電車→事故で遅延

帰宅遅くなります。

ちょっとした工夫で過ごしやすくする

失語症の患者さんは、家の中でも、不便な思いをすることがあります。たとえば、失語症の人は相手の顔が見えない電話が苦手なため、電話に出なくなることがあります。

このような場合でも、メモをとらなくてすむ機能を使ったり、家族からの電話がわかるようにルールを決めるなど、工夫次第で患者さんが過ごしやすくすることができます。

会話を絶やさない

家族にも患者さんにもあきらめは大敵

失語症の患者さんは、家庭でも社会でも話すことを控え、孤立しがちです。まずは、家庭内でコミュニケーションの場を整えて自信をつけさせることが、交流の場を広げる第一歩となることを忘れないでください。

話すこと、話しかけることをあきらめない

失語症の人や周囲の人の気持ちに、会話がとだえがちになる要因が隠れていることがあります。

患者さん

遠慮

「話の腰を折るようで悪いな」「時間がかかって申し訳ない」という気持ちから、つい黙りがちになります。

あきらめ

「どうせわかってもらえない」という投げやりな気持ちから、発言しなくなります。

家族

がんばり

「私がこの人の分までがんばらなければ」という思いが強く、何でも自分で決めてしまいがちになることも。

思い込み

「話してもわからないだろう」と決めつけて、相談を持ちかけたりしなくなります。

話す、答える

待つ、引き出す

●確認と同意のみになりがち

家庭内のものごとでも、失語症の人に意見を聞いたりすることなく、「こうするね」と結果のみのやりとりになってしまう

●話す場を設ける

たとえ十分なやりとりができなくても、以前と同じように相談したり、意見を求めたりすることは、患者さんを勇気づけることにつながります。

いろいろな言葉にふれる

会話以外にも、患者さんが言葉にふれる機会を増やしましょう。

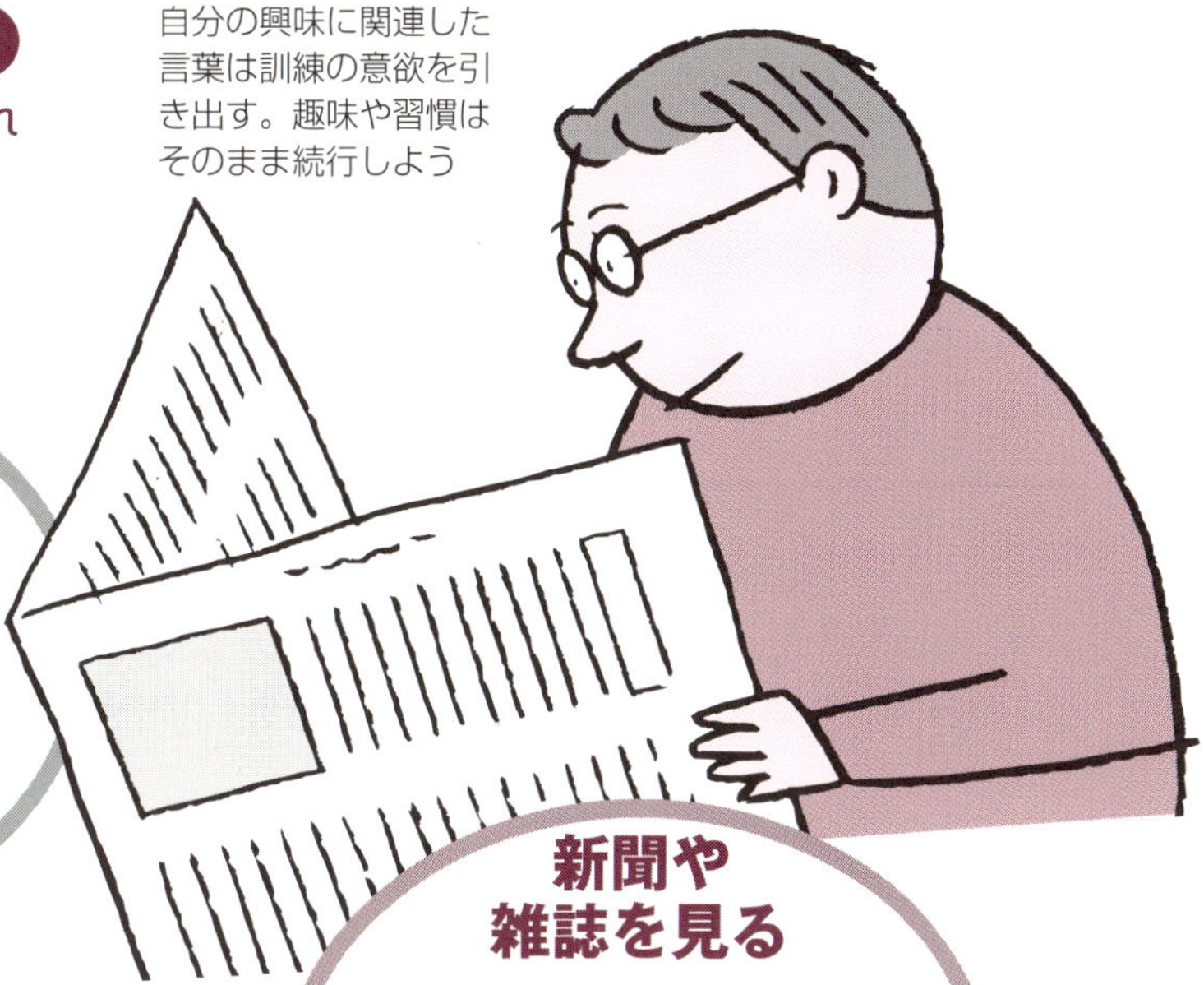

自分の興味に関連した言葉は訓練の意欲を引き出す。趣味や習慣はそのまま続行しよう

テレビを見たりラジオを聴く

言葉を聞くことは、脳を刺激します。また、ニュースなどを見ることで、社会や時勢に対する関心を高め、ひいては生活の活性化にもつながります。

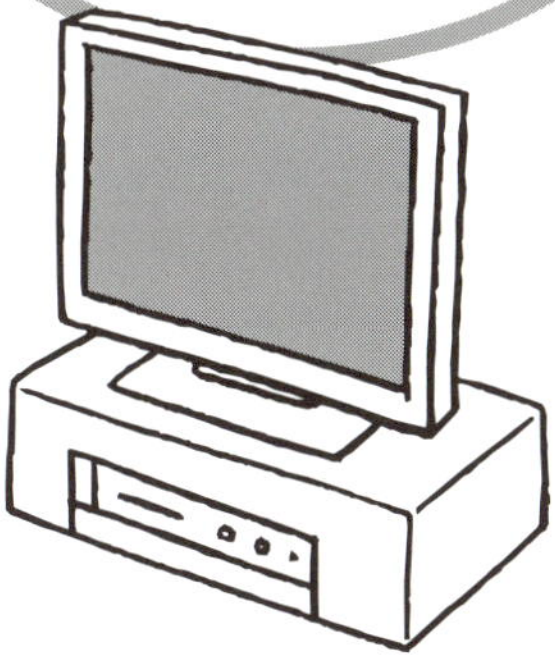

新聞や雑誌を見る

以前から愛読していた新聞や雑誌などは、本人の負担にならなければかまいません。
すべてを読めなくても、漢字や写真、図などから、かなり内容をつかむことができます。

患者さんは孤独になりがち

失語症の人は、ほかの人が話しているところに割って入ったり、途中から会話に参加することがむずかしくなります。

また、聞いたり読んだりする働きが障害されていると、社会的なニュースだけでなく、身近な友人や家族に起こったできごとを理解する機会も少なくなります。

こうした状態が続くと、患者さんは、社会からも、家族の中でも孤立してしまいます。

言葉の刺激を受けることがプラスに

家庭内は、会話の練習をする最初の場です。家族とのコミュニケーションを通じて、情報を得たり、話す自信をとり戻すことができるよう、患者さんと家族がともに取り組んでください。

言葉を使う機会が多いほど、言葉の働きを活性化でき、回復につながります。

趣味をもつ

言葉以外の世界を豊かに過ごす

言葉の回復に取り組むことと、言葉によらない働きを活用して生活を楽しむことは、どちらも欠かせません。以前からの趣味を活かしたり、心機一転、新しいことにチャレンジするのもよいでしょう。

ゲームなどは大いに楽しんで

以前から続けていたゲームなどは、そのまま楽しむことができます。患者さん自身が、ゲームができることに気づいていないことも多いので、周囲の人が声をかけて勧めてください。

以前と変わりなく楽しめるもの

- 囲碁
- 将棋
- チェス
- マージャン
- トランプゲーム

など

ただし、数字は間違えやすいので、点数計算などはほかの人にまかせよう

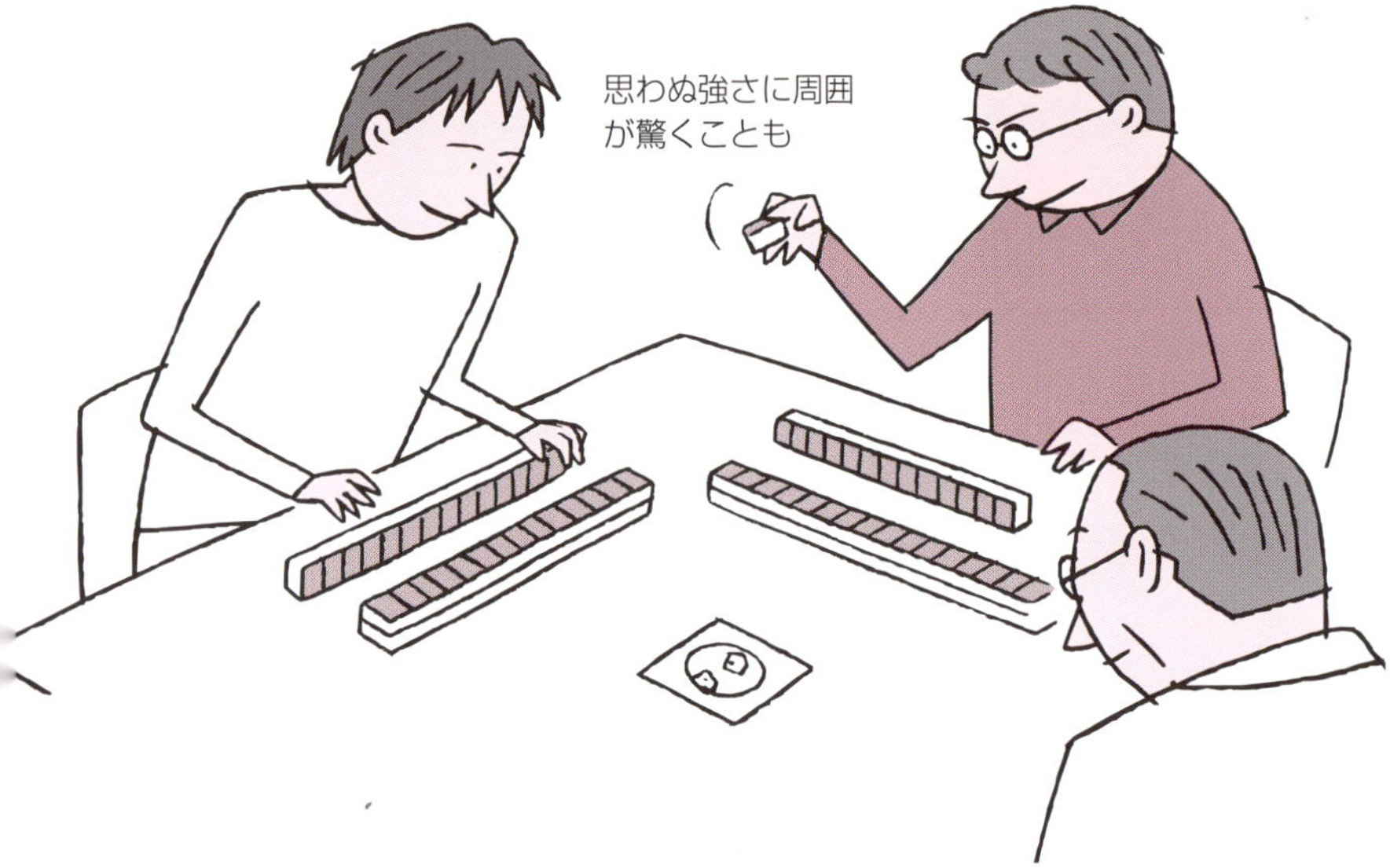

できることはたくさんある

言葉の働きを使わずにできることは、たくさんあります。新しくルールを覚えるのは時間がかかりますが、以前からやりつけているゲームなどは、ほとんど支障なく楽しむことができます。また、書道や絵画、写真撮影などを楽しんでいる人もたくさんいます。

こうして趣味を楽しむことは、ともすると単調になりがちな生活にメリハリと潤いをもたらします。さらに、人と交流することで、少しずつ会話に自信がつくというメリットもあります。

時には、趣味に関する話題がきっかけで、言葉の力が改善する人もいるほどです。

慣れ・記憶

以前からやっているものは変わらず楽しめる

「体が覚える」というように、習慣がついていることは、そのままおこなえます。

スポーツをする

マヒなどの問題がなければ、無理のない範囲でおこないましょう。

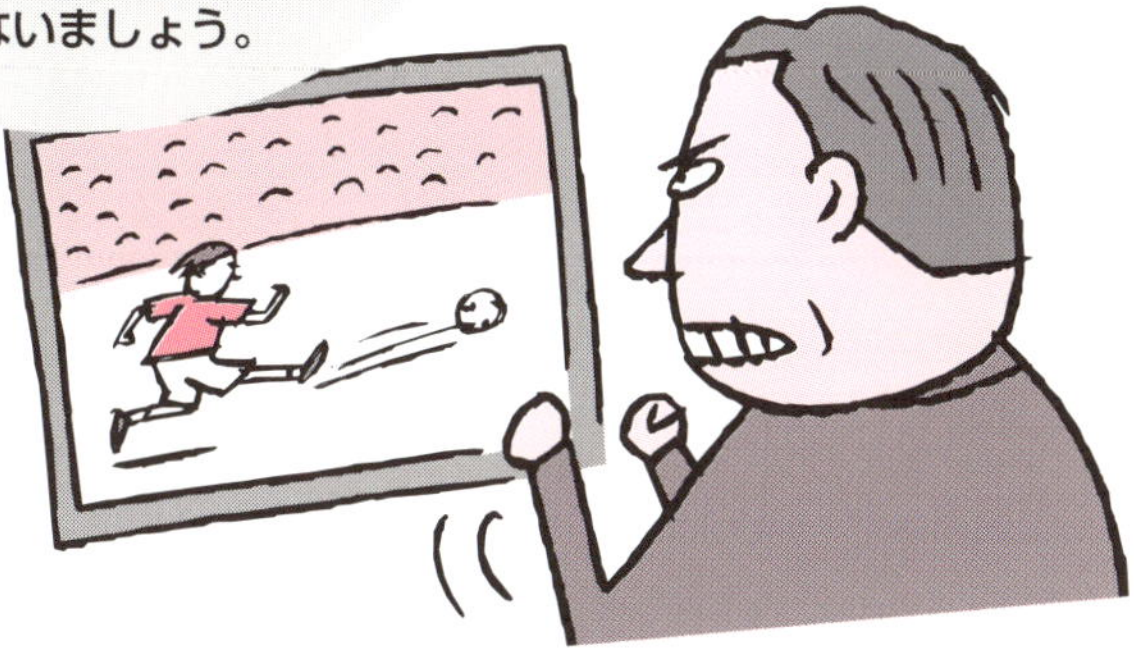

テレビ観戦を楽しむ人も多い

歌などをうたう

失語症になっても、旋律《せんりつ》といっしょに覚えている歌詞が失われず、コーラスやカラオケも以前と同じように楽しめる場合もあります。

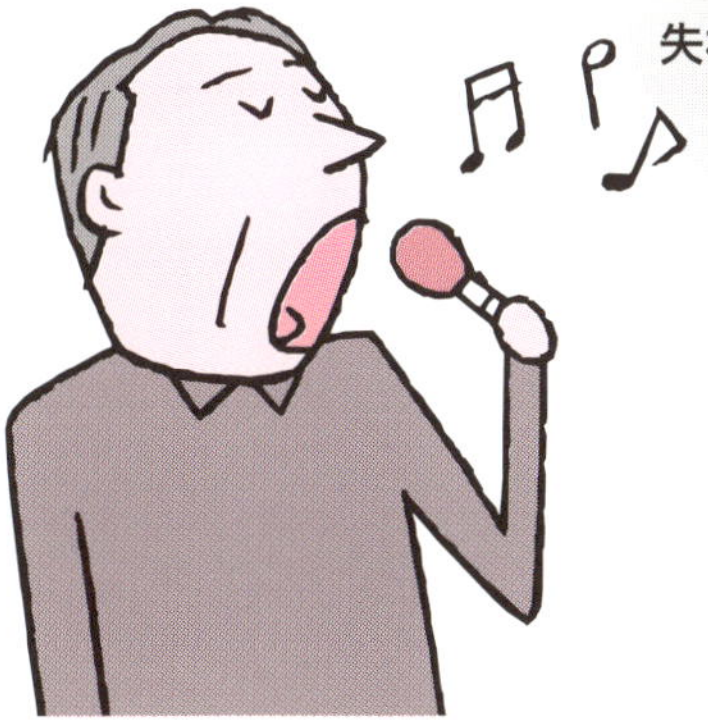

言語以外の働きを活かす

新しいことにもチャレンジできる

絵を描くなど、創造性の高い活動は言葉の働きをあまり使わないため、新しく始めても十分に楽しむことができます。

- 絵画
- 写真
- 書道　など

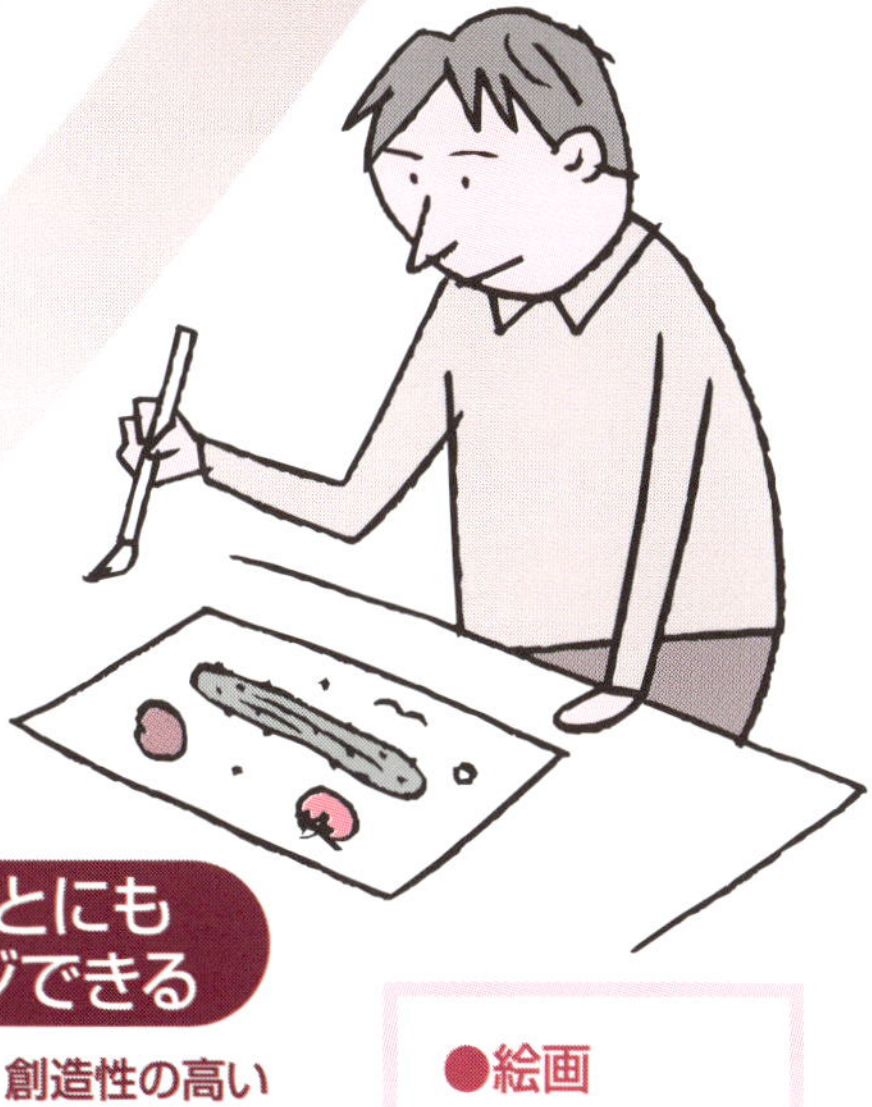

思わぬ才能を発揮する人も

後遺症のケア

マヒやてんかんを伴うこともある

失語症は、脳卒中や頭部のケガによって起こる後遺症の一つです。脳のどの部分が損傷されたかによって、失語症以外にも後遺症を伴う場合があります。

右側にマヒが起こりやすい

右半身の運動は左脳がになっているため、左脳のうち、運動をつかさどる部分に障害が起こると、マヒを招きます。

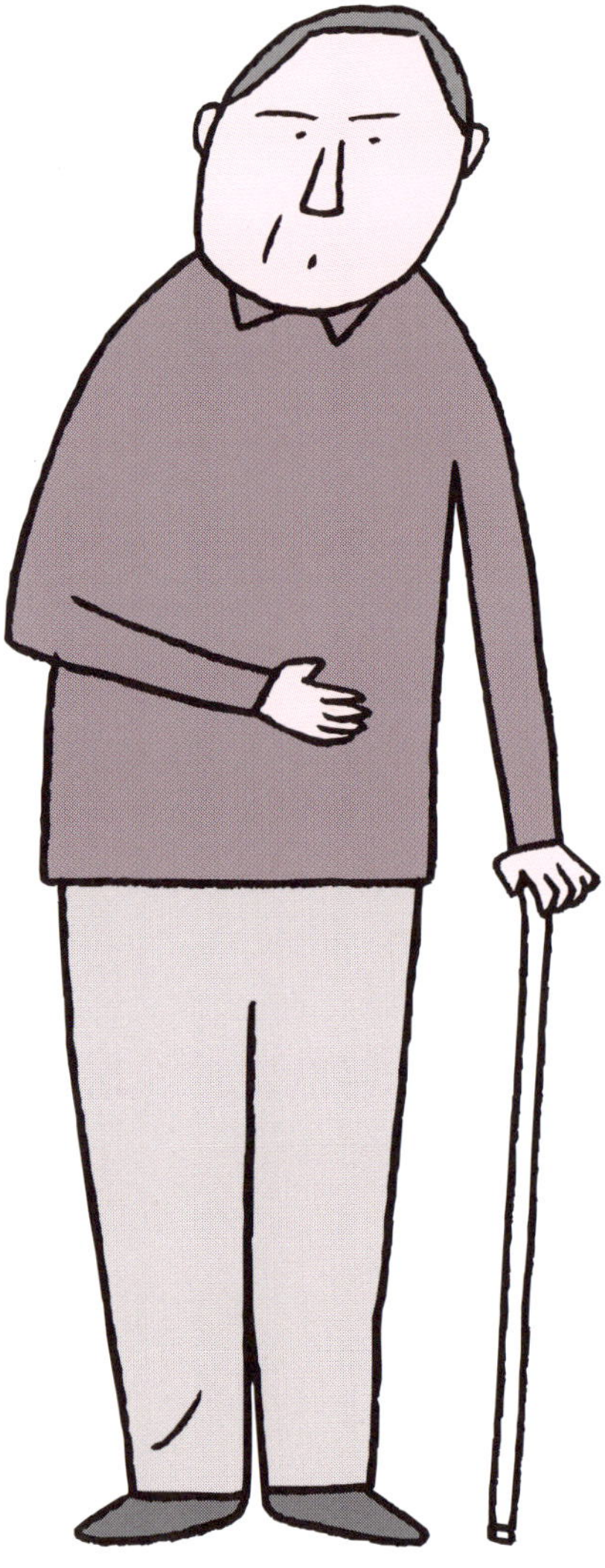

マヒの程度は、脳の障害された場所・範囲による

左側の脳が担当する働きに障害が残る

多くの場合、失語症は左脳の障害によって起こります。障害の範囲や部位によっては、失語症以外の後遺症を伴うこともありますが、そのほとんどは左脳がつかさどる働きです。

もっとも多い後遺症は、右半身のマヒや右の視野の障害です。

脳の損傷後、数ヵ月～数年後にも、てんかん発作が起こることがあります。これらは、一般にはあまり知られていないため、ほとんどの人が最初は驚きます。あわてずに対処してください。

気持ちにも変化が起こる

気づきにくいことですが、気持ちをコントロールする働きが弱くなることも少なくありません。

- 疲れやすく、集中力がなくなる
- 気分の変化がはげしくなる
- 積極性がなくなる

右側のものが見えにくくなる

左右両方の目で、右側の視野が狭くなることがあります。これは、右側の視野をつかさどる神経が障害されるために起こります。特に、発症後まもない時期には、注意力が低下しているため、右側のものを見落とすことがあります。

目の前に食べ物が並んでいても左側のものばかり食べたりする

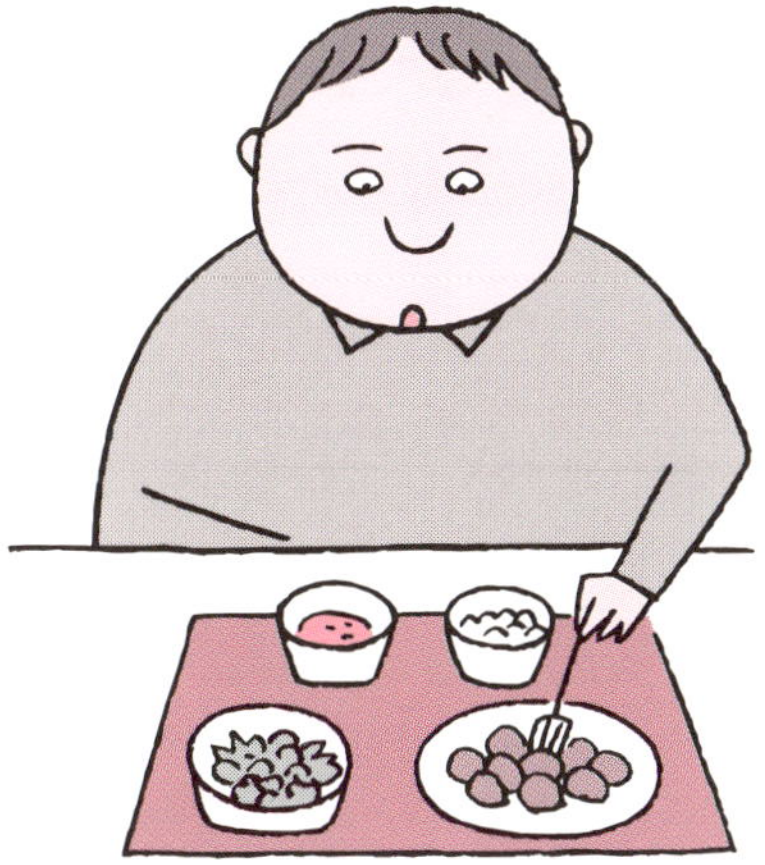

右側のものを見落とす

対処 見やすいところに移す

患者さんの見やすいところにものを置くようにします。また、声をかけて注意を促します。

右側の人やものにぶつかる

対処 声をかける

ふだんから患者さんがぶつかりそうになる前に声をかけて、右側を意識して見る習慣をつけてもらいます。

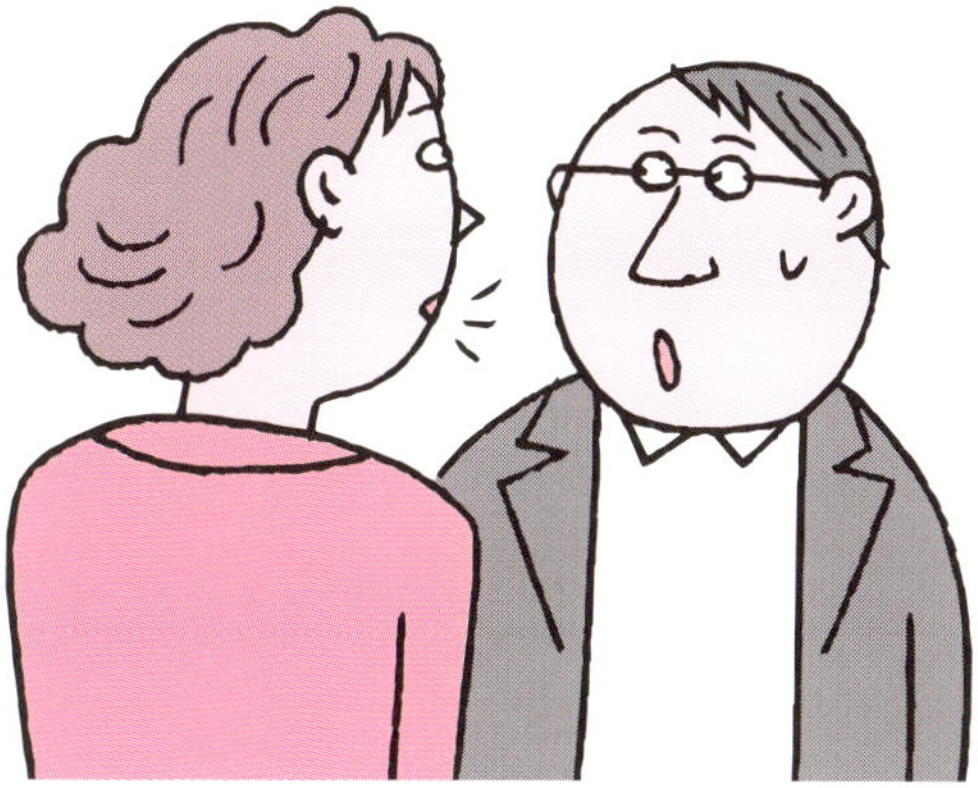

右側に障害物があっても、気づかずに突っ込んでいくため、事故やケガにあいやすい

てんかんが起こる人もいる

脳卒中後の患者さんの約2割に、「症候性てんかん」といって、てんかん発作の後遺症が起こります。

あまり知られていないため、最初のてんかん発作のときに、周囲の人が動転してしまうこともあります。

対処 抗てんかん薬を処方してもらう

てんかん発作は抗てんかん薬で防ぐことができます。てんかんのような発作が起こったら、すぐに担当医に連絡しましょう。

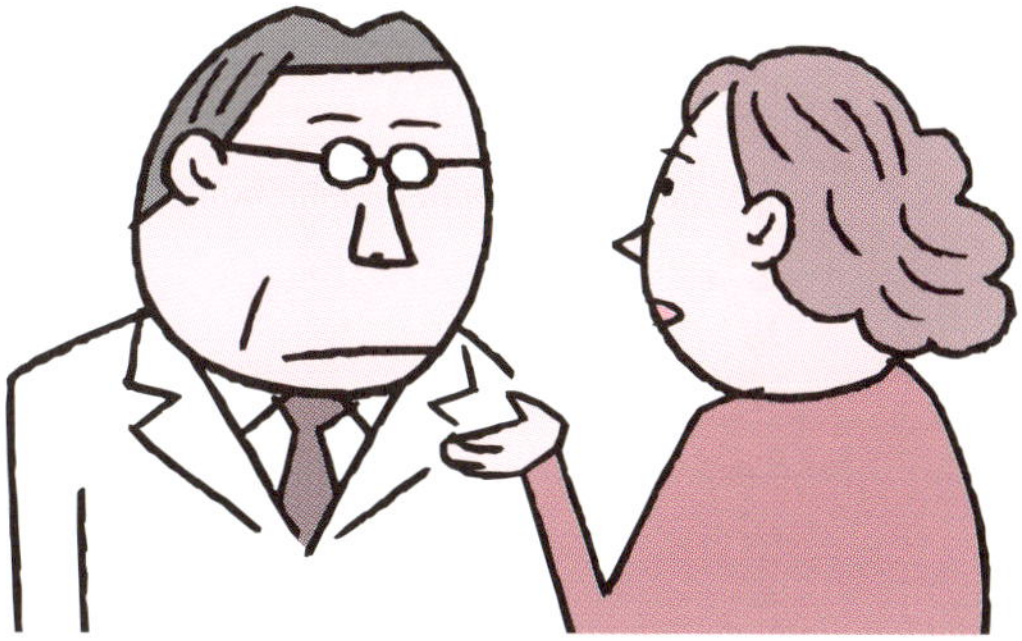

てんかんは、大脳の神経細胞の一部が過剰に興奮して、けいれんなどの発作を起こす病気

マヒがあるとき

環境を整えてお互いに過ごしやすく

マヒなどが残った場合には、その程度に応じて、患者さんが生活する環境を整えてください。患者さんが自分でできるようにすることが、助ける側の負担も、患者さんの気持ちの負担も軽くします。

家の中の環境を見直す

マヒがあると、思わぬ動作が不便になります。ここに紹介する基本的な項目以外にも、患者さんの使い勝手に合わせて、独自の工夫を重ねてください。

●手すりをつける

手すりは、マヒのない側の手で使うものですから、廊下や階段など、行き来する場所には両側につけましょう。

手すりの高さは、患者さんの脚のつけ根あたりが目安です。また、太さや材質は、患者さんの手の大きさや握りやすさによって異なります。

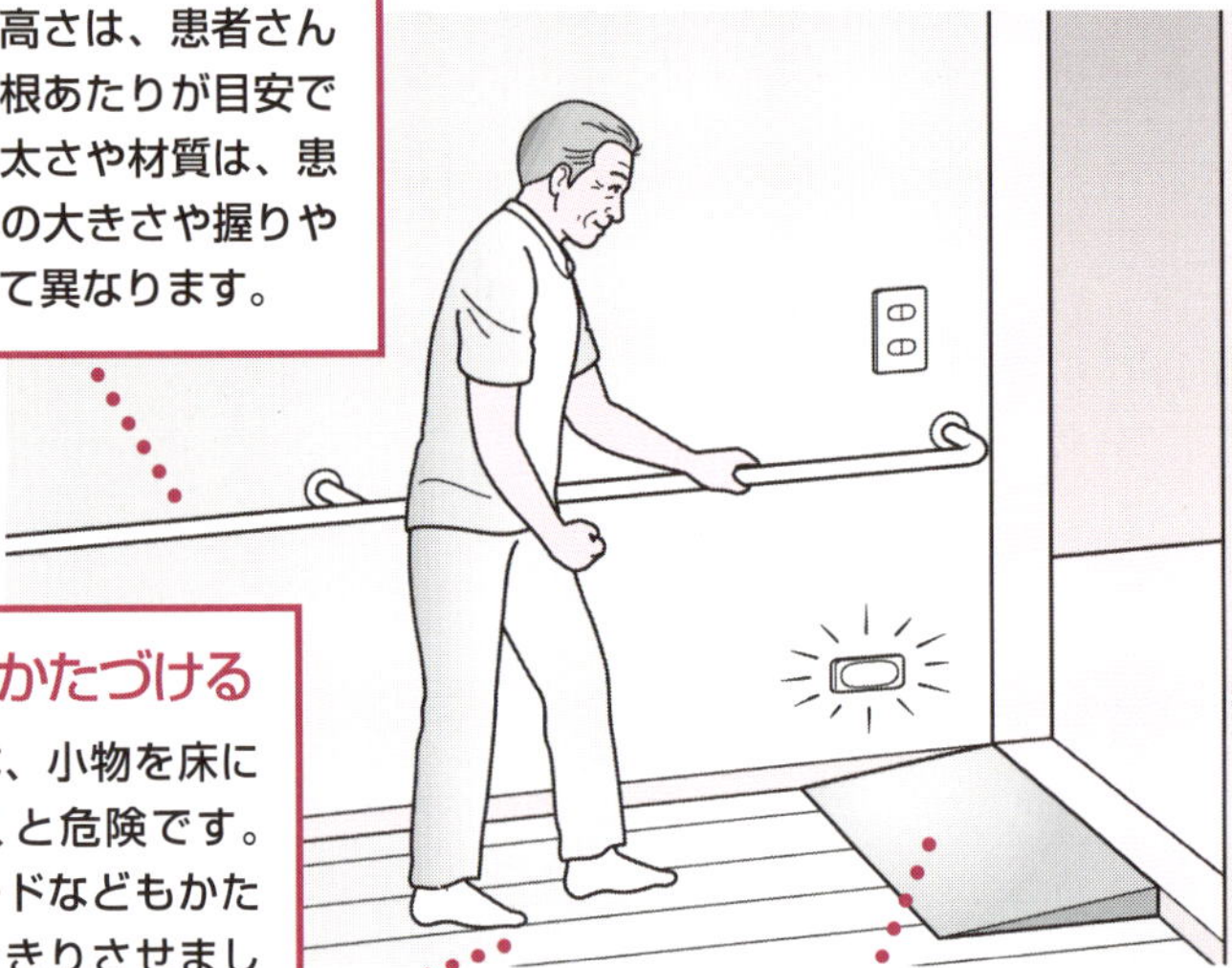

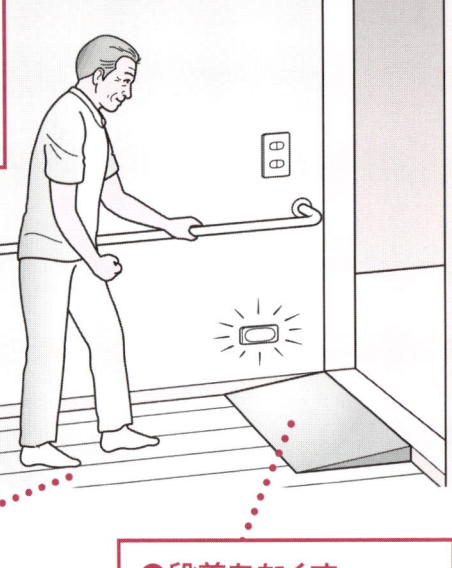

●足元をかたづける

新聞や本、小物を床に置いておくと危険です。電気のコードなどもかたづけてすっきりさせましょう。夜間のために足元を照らすフットライトがあるとベストです。

●段差をなくす

1cm程度の小さな段差でも、足を引っかけたりして危険です。器具を使って段差部分をスロープにします。

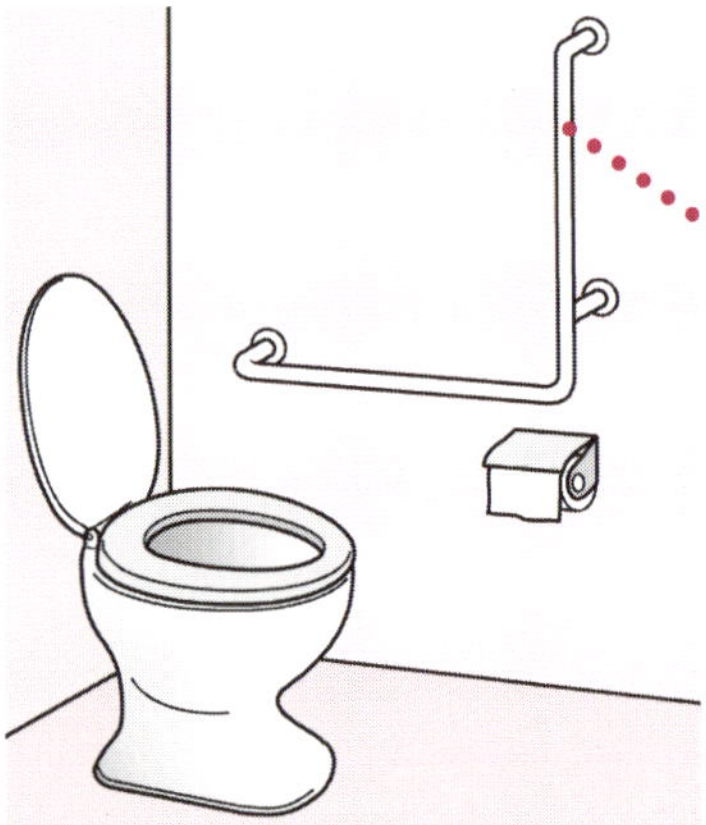

●身体状況に合わせる

座ったりかがんだりする場所は、縦の手すりがついたL字形もよいでしょう。

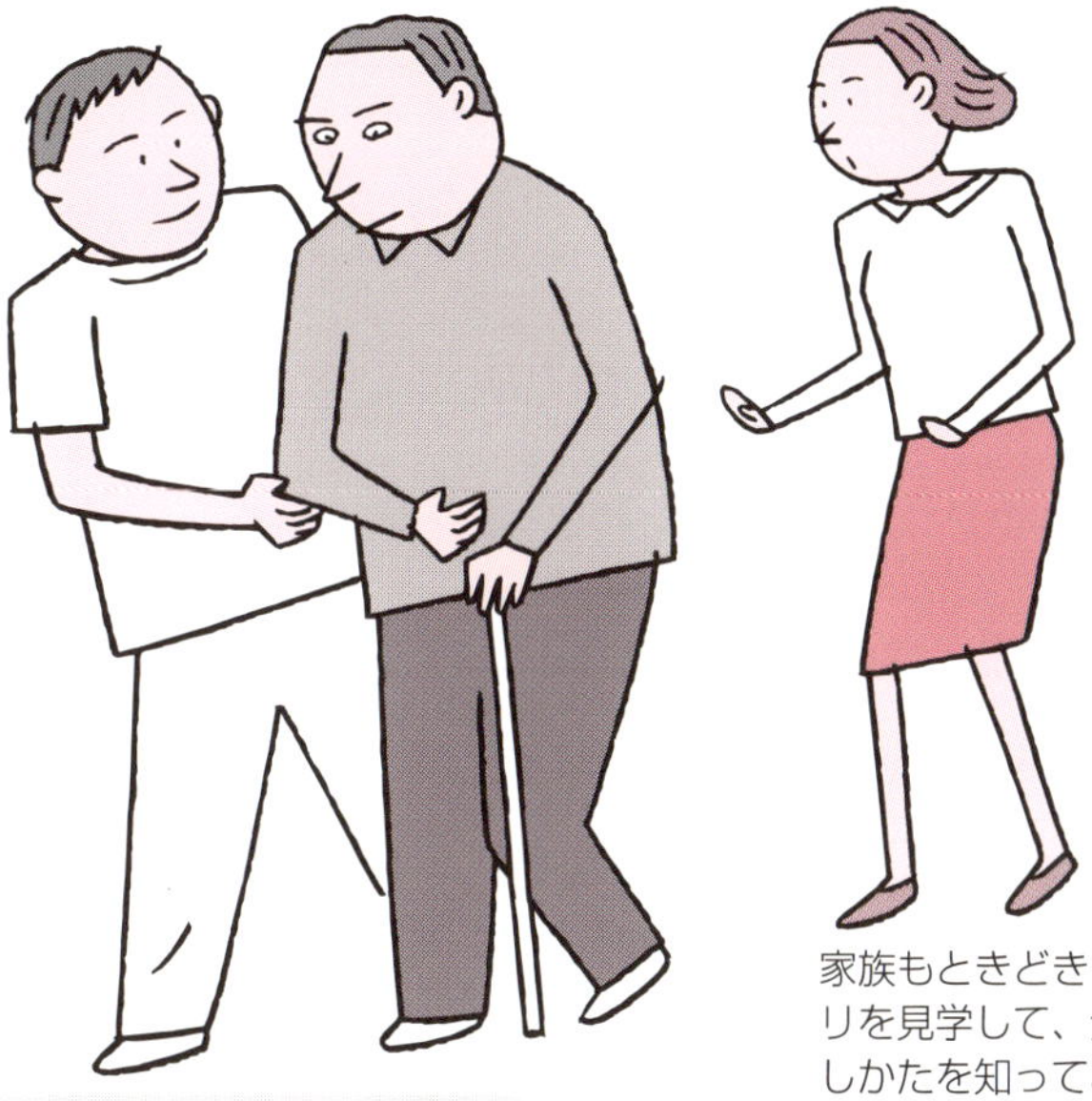

家族もときどきリハビリを見学して、介助のしかたを知っておこう

助けるよりもいっしょに生活することをめざす

一つひとつは小さな介助でも、それが重なると、周囲の負担はかなり大きくなります。患者さんができることを増やし、お互いに自立して生活できるようにしましょう。

●介助器具を使う

失語症とともに起こるマヒは右側がほとんどのため、利き手が使いにくくなります。左手でも使いやすい介助器具を活用しましょう。

●介護サービスの内容も確認しておく

2006年４月より、病院でおこなわれるリハビリテーションの健康保険が適用される期間が病気によって制限された。一定期間を過ぎると介護保険を利用する制度になったため、どんなサービスが利用できるのか前もって確認しておこう。

●お互いに楽をめざす

福祉用具や介護サービスを利用して、長く続けられる介護をめざします。

●よくしようと思わない

素人判断で訓練するのは事故の元です。専門家の指示を守りましょう。できることをやってもらうことは大切ですが、できないことは積極的に手伝ってください。

患者さんに合った方法を工夫して

歩くことができるなら、家の中に手すりをつけたり、つまずきの元となる段差をなくしたりと、患者さんが安全に移動できるようにします。車椅子が必要な場合には、車椅子を操作するスペースをつくったり、患者さんの居室を一階に移したりといった対応が必要です。

こうしたリフォームは、患者さんが退院する前から進めるのが理想的です。どのような設備が必要かなど、担当医や理学療法士に相談して進めるとよいでしょう。

介護保険を利用するほか、自治体によっては、リフォームに補助が出ることもあります。住んでいる地域の福祉課などに問い合わせてください。

リフォームなどには手間や費用がかかります。しかし、ひいてはそれが患者さんの自立を助け、周囲の人の手間を省きます。環境を整えることで、みんなの生活の質を高めることができます。

再発防止①

高血圧、糖尿病、高脂血症は最大の敵

脳卒中は、元となる病気をきちんとコントロールしないと、再発の危険があります。再発すれば、それまで続けてきたリハビリが無駄になるだけでなく、さらに状態が悪化することだってありえます。

再発は何としても避けたい

脳卒中の三大要因は、高血圧、糖尿病、高脂血症です。また、心《しん》房細動《ほうさいどう》という不整脈があると、心臓内に血液のかたまりができやすく、それが脳梗塞を招くことも少なくありません。これらの病気をきちんとコントロールしない限り、脳卒中の危険性は下がりません。

脳の神経細胞は再生しないため、一度傷ついた脳を、元に戻すことはできません。再発すれば、後遺症は悪化する一方です。医師の処方どおり薬を使うとともに、食事や運動、生活全般をいま一度見直してください。家族は健康のために、患者さんは再発防止のために、いっしょに取り組みましょう。

生活習慣の改善をとり入れる

脳卒中の発作を起こした患者さんのほとんどが、以前から高血圧、糖尿病、高脂血症をもっています。

これらの病気がある人はもちろん、事故などで脳をケガした人も、脳卒中の発作を防ぐための生活習慣の改善に取り組むにこしたことはありません。

生活のポイントは、病気によって異なるところもあります。医師や管理栄養士の指示を守って、続けてください。

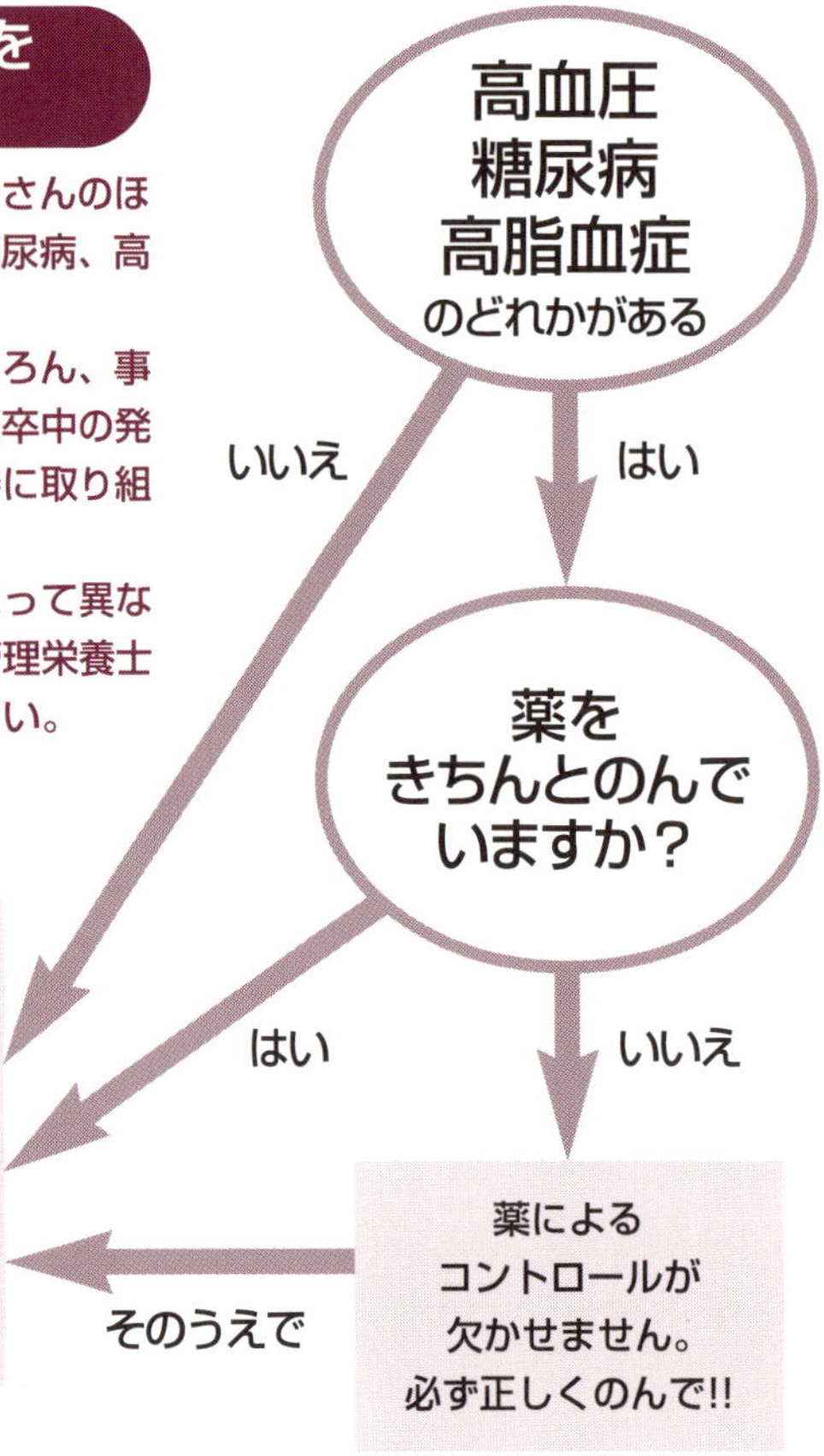
高血圧
糖尿病
高脂血症
のどれかがある
いいえ
はい
薬をきちんとのんでいますか？
はい
いいえ
薬によるコントロールが欠かせません。必ず正しくのんで!!
そのうえで

食事・運動の改善に取り組みましょう

食事のポイントは左ページに、運動については86ページに紹介しました。できることから始めて、習慣にしてください。

食事のポイントは3つ

①減塩する

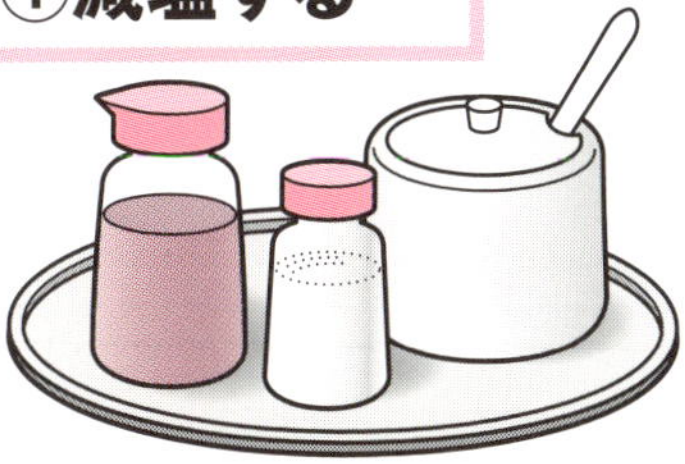

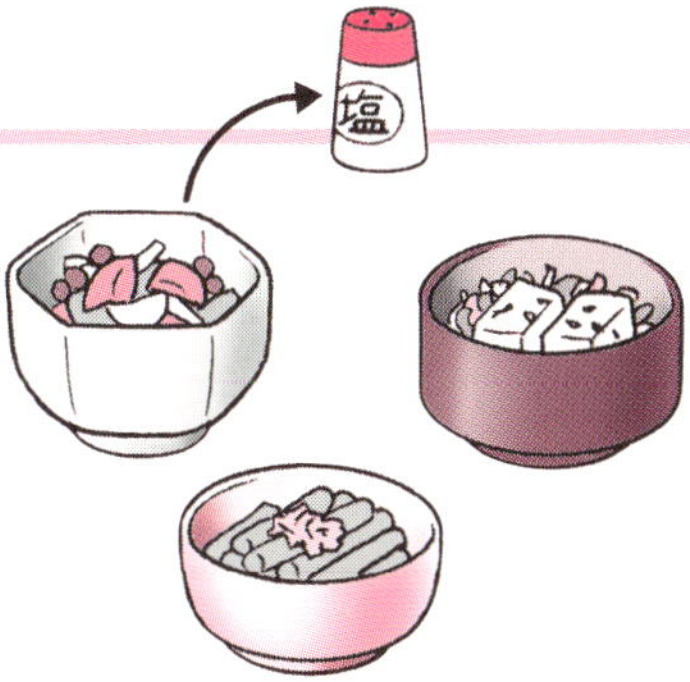

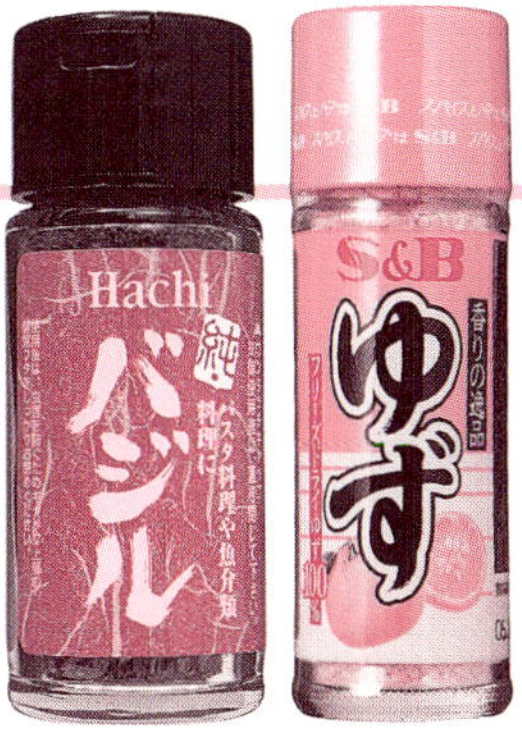

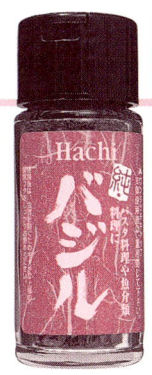

●食卓に調味料を置かない

目につくとつい使ってしまう。目につかないところにかたづけて

●一品だけ塩味をきかせて

すべてが薄味だと物足りなく感じる。メリハリをつけよう

●香辛料・薬味を使う

塩味以外の香りや風味で味わいに厚みを出す

②低脂肪・低エネルギー

●脂身の少ない部位を使う

赤身の肉を主に使い、ロース肉などはあらかじめ脂身を外して調理する

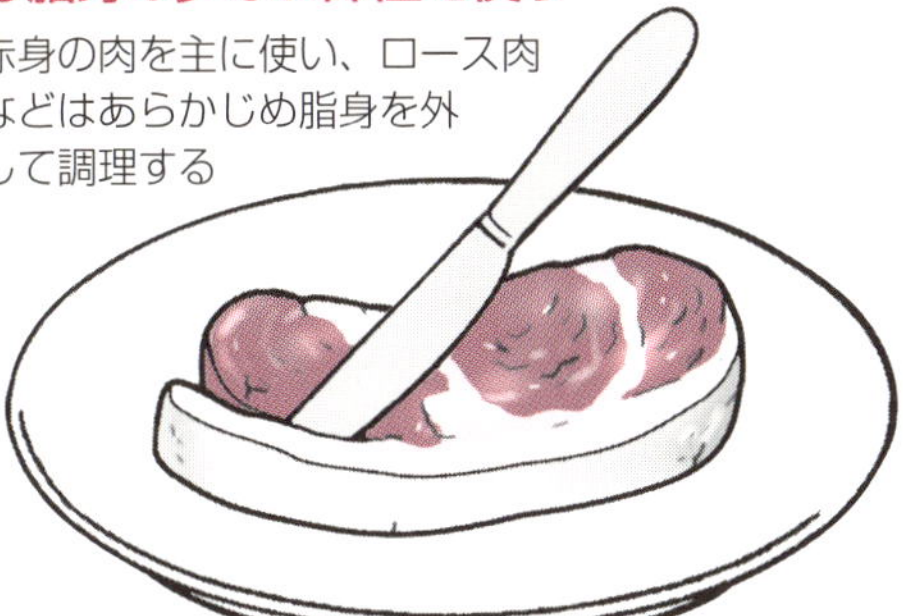

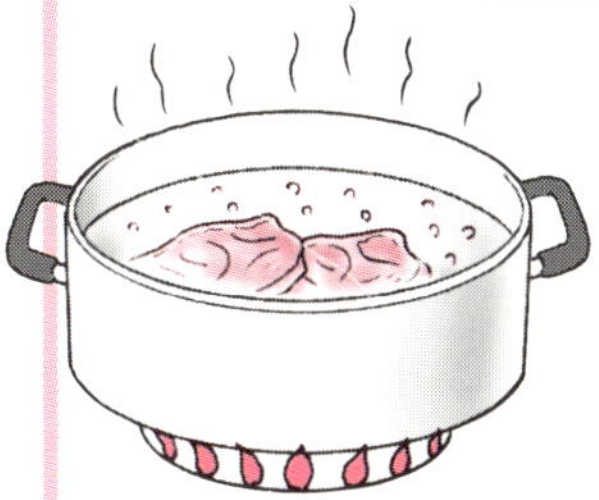

●油を使わないで調理する

炒めたり揚げたりするより、ゆでたり網焼きにして、脂を落とす

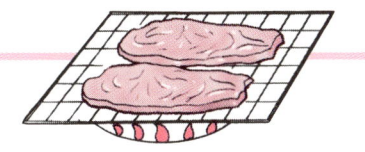

③野菜をたくさんとる

●温野菜で食べる

野菜はゆでるとかさが減るうえ、生野菜に比べて少ない調味料でおいしく食べられる

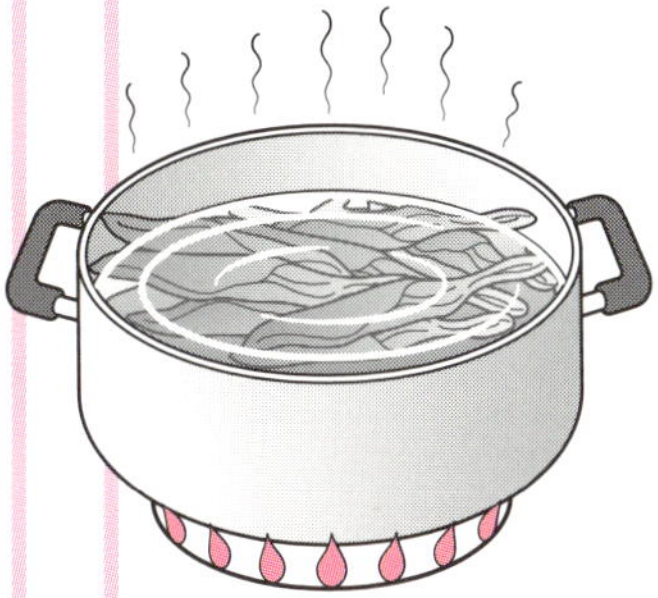

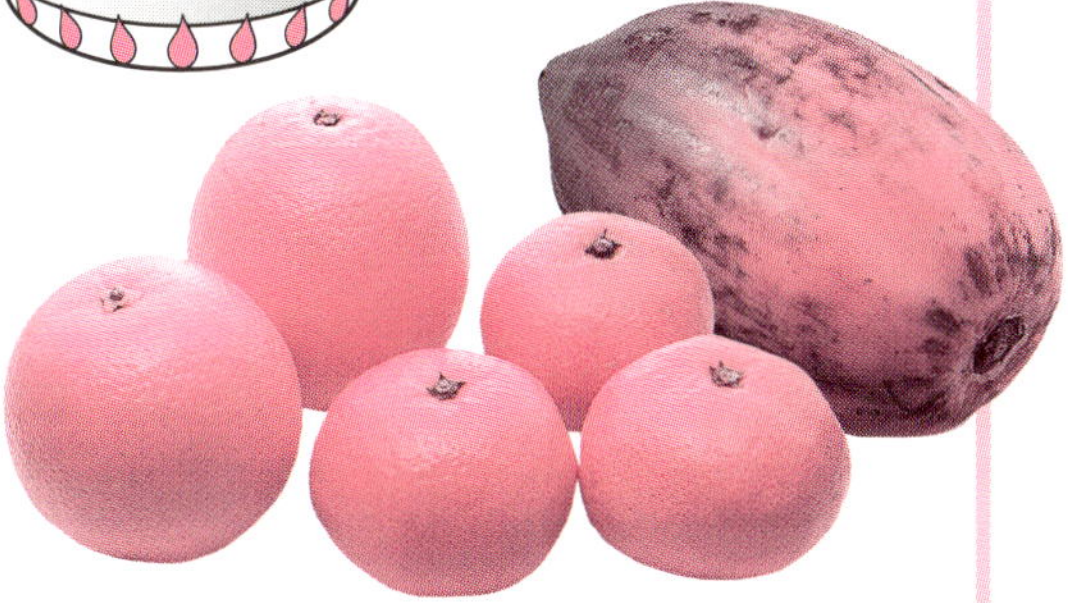

●くだものは適量にする

野菜代わりにくだものを食べるとエネルギーオーバーの元。適量を心がけて

再発防止②

運動習慣、し好品など全般を見直す

食事以外にも、見直さなければならない習慣はたくさん。一度にやろうとしてもむずかしいでしょう。進み方がゆっくりでも、あと戻りしなければよいと考え、あせらずに取り組みましょう。

散歩がオススメ

歩くことは簡単に始められて、しかも長続きできる運動です。気分転換に近所を歩くだけでかまいません。少しずつ歩く距離や時間を延ばします。

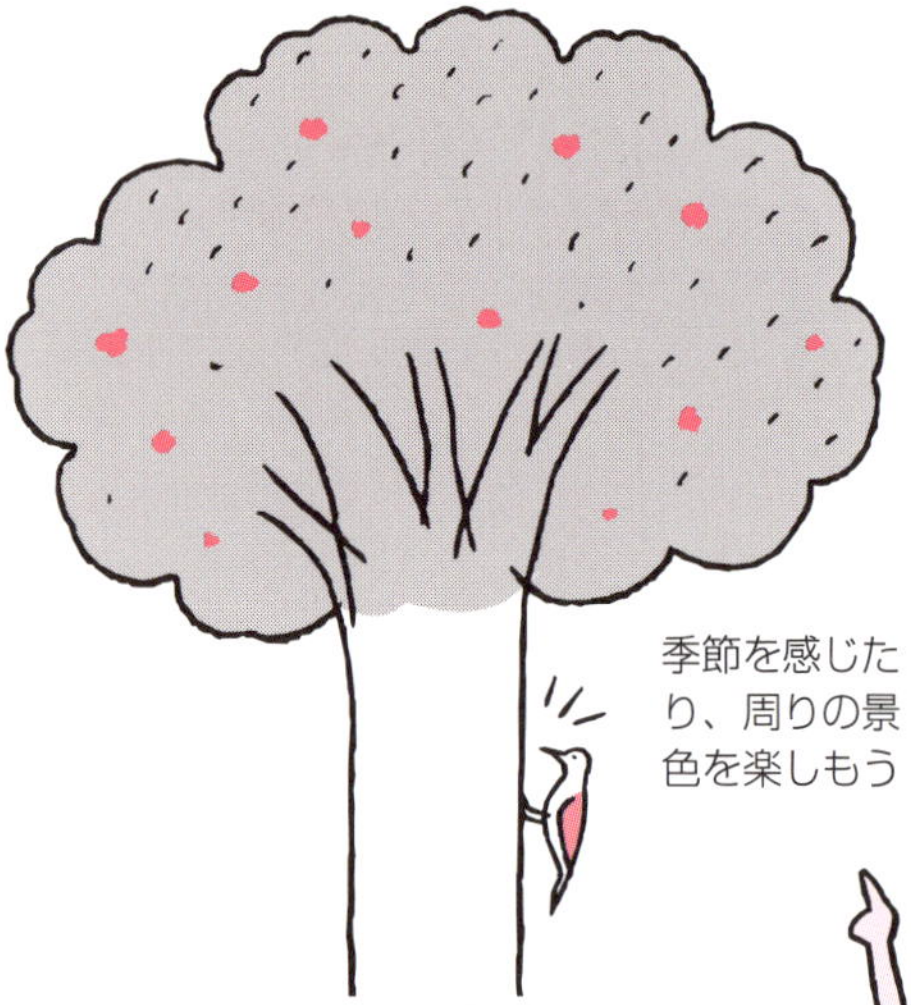

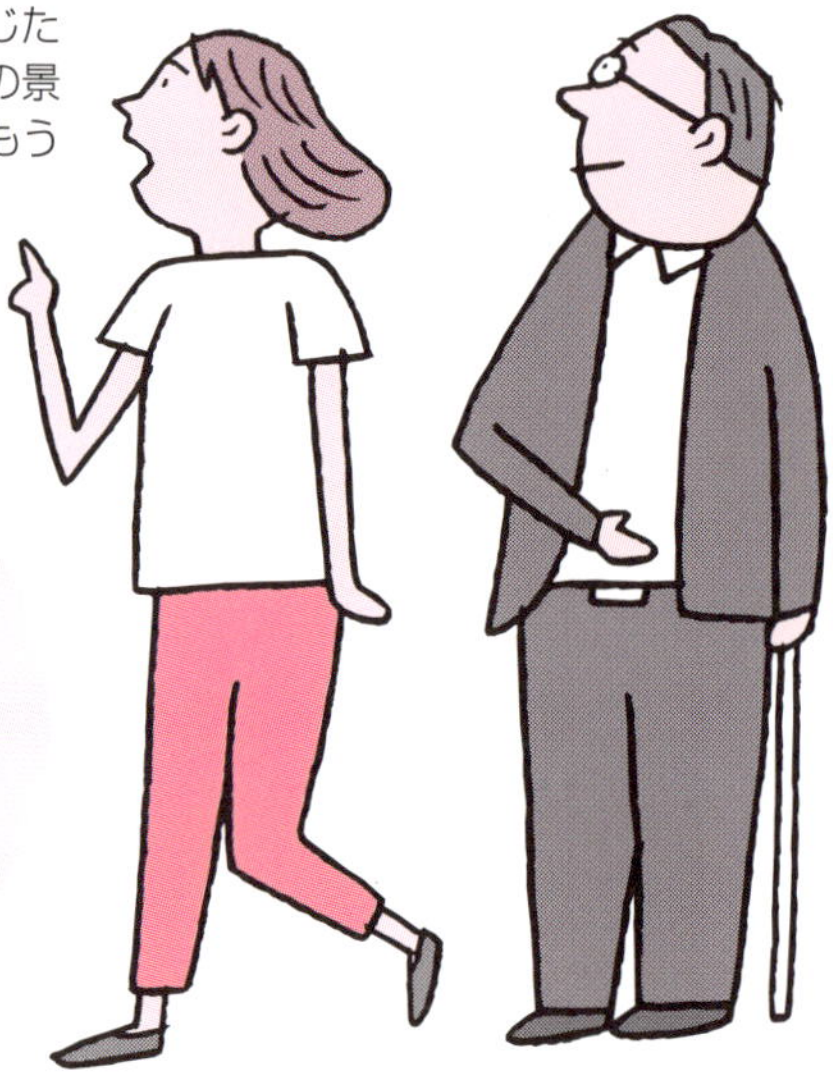

最初は誰かといっしょに行くとよい

歩きなれた道でも、マヒや視野障害があると、思わぬ障害物が出てくることもあります。家族といっしょに出かけ、安全に歩けるかどうか確かめるとよいでしょう。

少しずつが長続きのコツ

治療のために生活全般を見直すといっても、すべてを一度にやろうとしてもなかなかうまくはいきません。完璧をめざして厳しくしすぎると長続きせず、かえって逆効果になることもあります。

まず食事を見直し、運動をするようになったら、禁煙をめざしてたばこを減らし、アルコールを控えめに……というように、少しずつ取り組みましょう。

なお、生活の改善に取り組むのは、患者さん本人です。周囲の人は心配になることもあるでしょうが、あまり干渉しすぎず、見守ってあげましょう。

生活のポイント

①禁煙は強い気持ちで

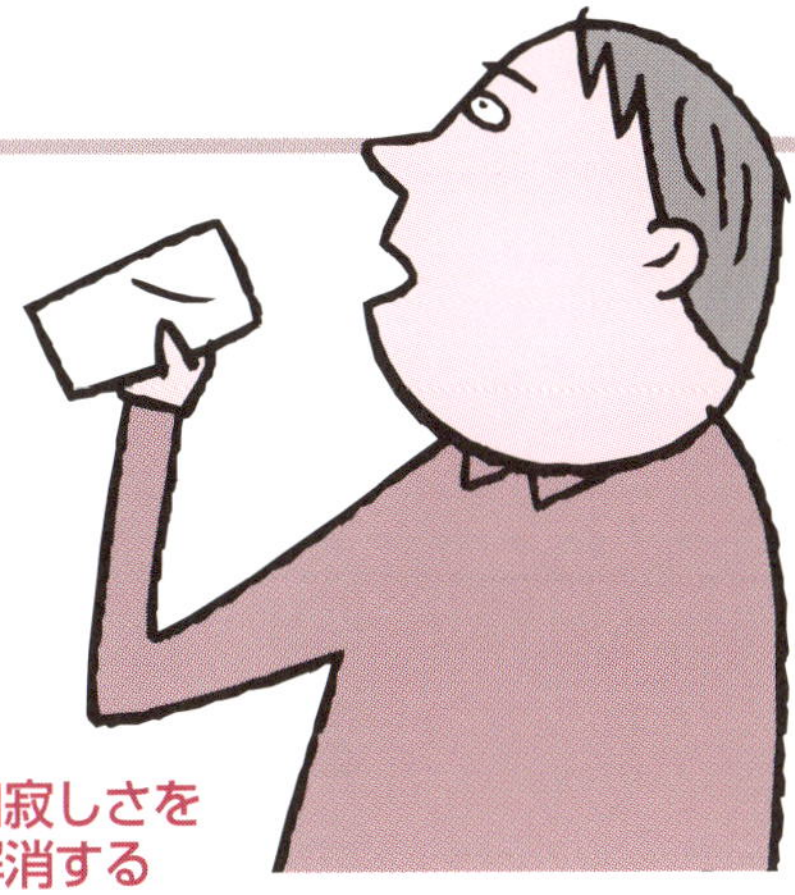

●禁煙治療を受ける

●すぐに禁煙したい
●ニコチン依存症である
●1日に吸うたばこの本数と、吸い続けた年数を掛けあわせると200を超える

2006年４月から、上の条件にすべてあてはまる場合、12週間の間に５回の禁煙指導を受ける禁煙プログラムに健康保険が適用されるようになった。ニコチン製剤を使った治療や、たばこを吸わないためのアドバイスなどが受けられる

●口寂しさを解消する

たばこが吸いたくなったら、水を飲んだり、ガムをかんで気をまぎらわす

②アルコールは控えめに

●適量を守る

日本酒なら
1合

ビールなら
中ビン1本

ワインなら
グラス2杯

●食事といっしょにゆっくり楽しむ

飲んでから食べるのではなく、食べながら飲むと、飲みすぎずにすむ

●飲む量を決めておく

たくさんストックすると、歯止めがきかなくなる。毎日、飲む分だけ用意する

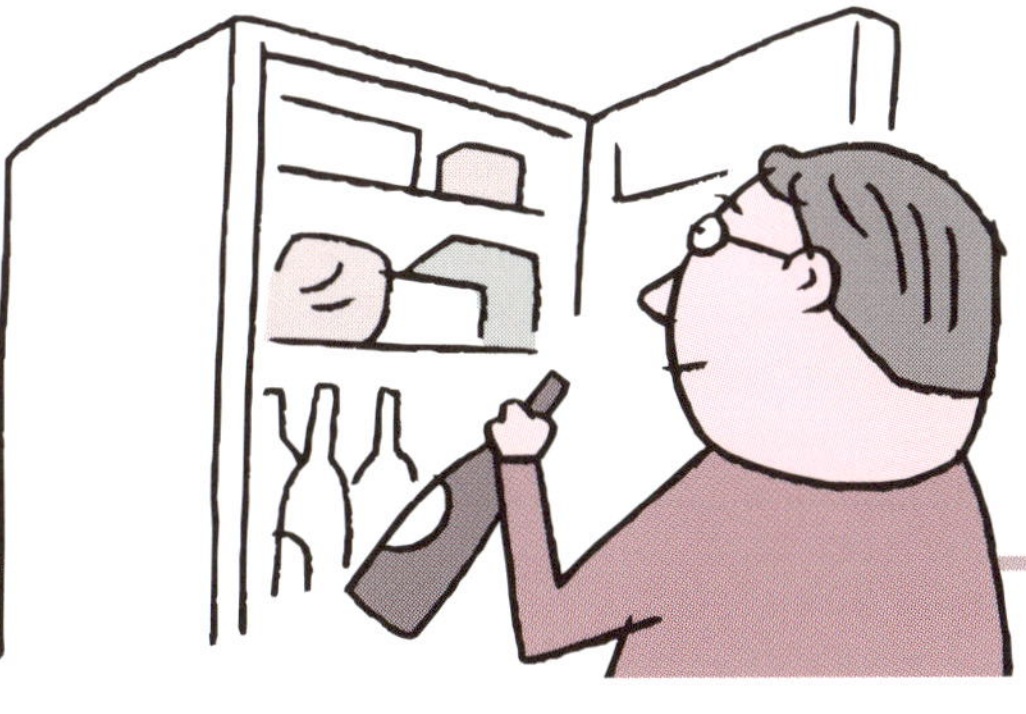

③薬を正しくのむ

脳卒中の発作を起こした人は、薬による治療が欠かせません。決められた量を正しく服用しましょう。

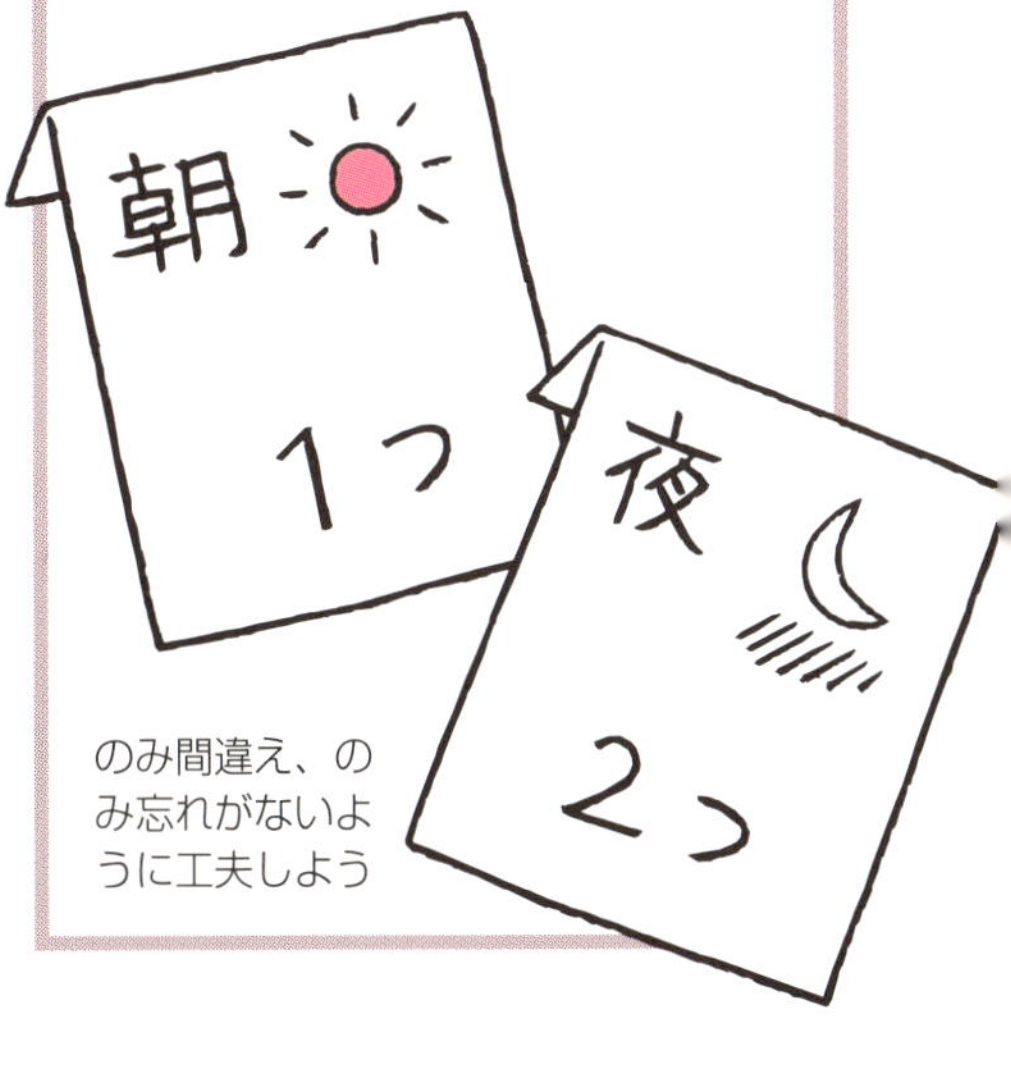

のみ間違え、のみ忘れがないように工夫しよう

再発防止③

危険なサインを知っておく

脳血管障害のうち脳梗塞は、心房細動という不整脈のためにできた血液のかたまりが脳の血管に詰まることや、脳の血管が細くなることなどが原因となります。どちらも前触れ症状があるので、注意しましょう。

注意したい症状

このような症状が起こったら、担当医に知らせてください。

心房細動のサイン

動悸《どうき》がする

胸の痛みや胸苦しさ

一過性脳虚血発作のサイン

ろれつが回らない

言葉が出ない

顔半分がしびれて、引きつったりする

「ふだんに比べてどうか」を目安に

めまいが起こる

力が入らない

立ちくらみのような、ふわふわするようなめまいが起こる

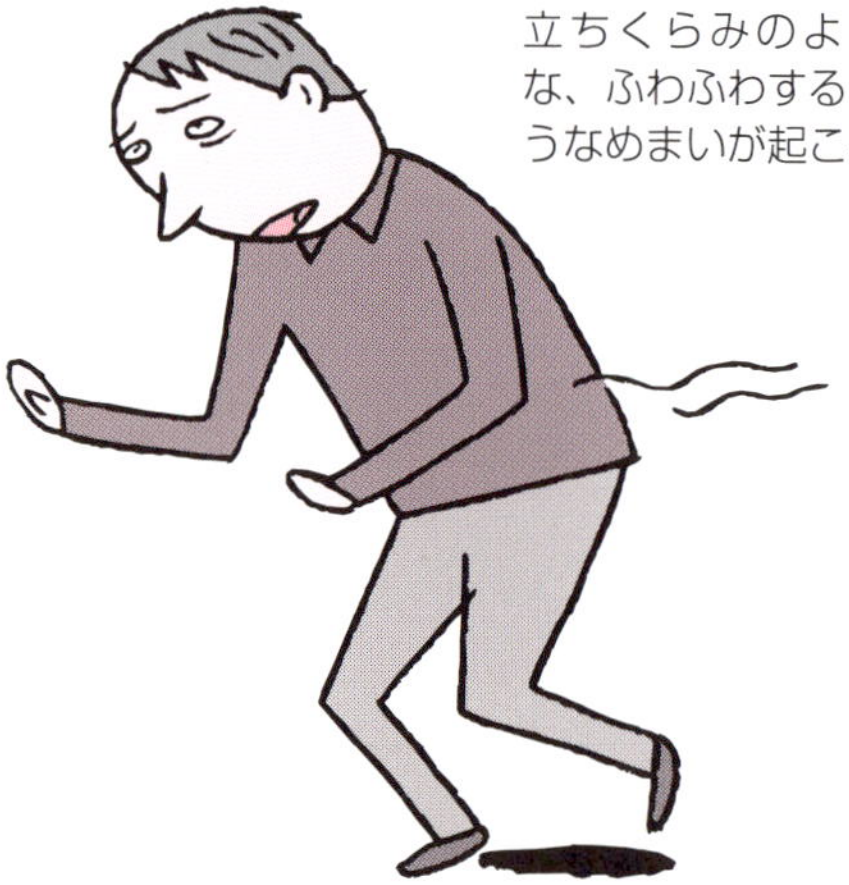

心臓の病気が脳梗塞を招く場合も

脳梗塞の第一の原因は、心房細動という不整脈です。動悸がする、胸苦しいなどがあったら、担当医に知らせ、検査を受けてください。

心房細動がある場合は、血液をサラサラにする働きのあるワルファリンという薬を使って、血液のかたまりができるのを防ぎます。

一時的な症状でも油断できない

脳の血管が動脈硬化を起こすと、その部分の血流が一時的にとだえることがあります。すると、脳の働きが低下して症状が起こります。これが一過性脳虚血発作《いっかせいのうきょけつほっさ》です。

血流が再開すると症状は改善しますが、ほうっておくと、本格的な脳梗塞を招く可能性があります。

ものが二重に見える

患者さんがものが二重に見えていることを、周囲の人が失語症による数字の言い間違いと思ってしまうことがあるので注意して

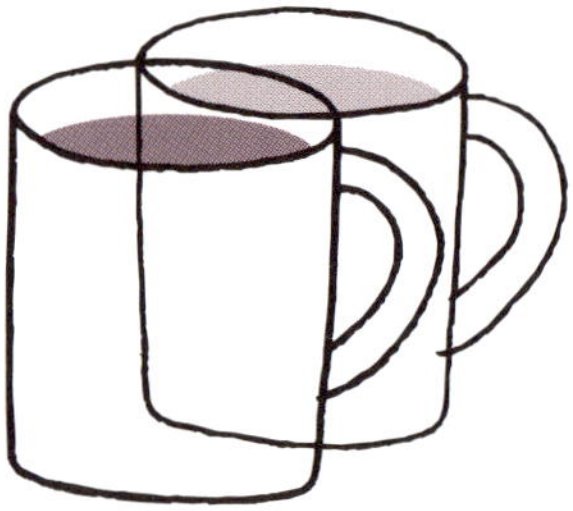

5

よりよい生活のために
社会資源を上手に使う

失語症になると、実際の生活でさまざまな不都合が
生じることもあります。そのときには、
経済的、社会的な支援も活用できますし、
趣味や患者会を通じて交流を広げ、役立つ情報を得ることもできます。

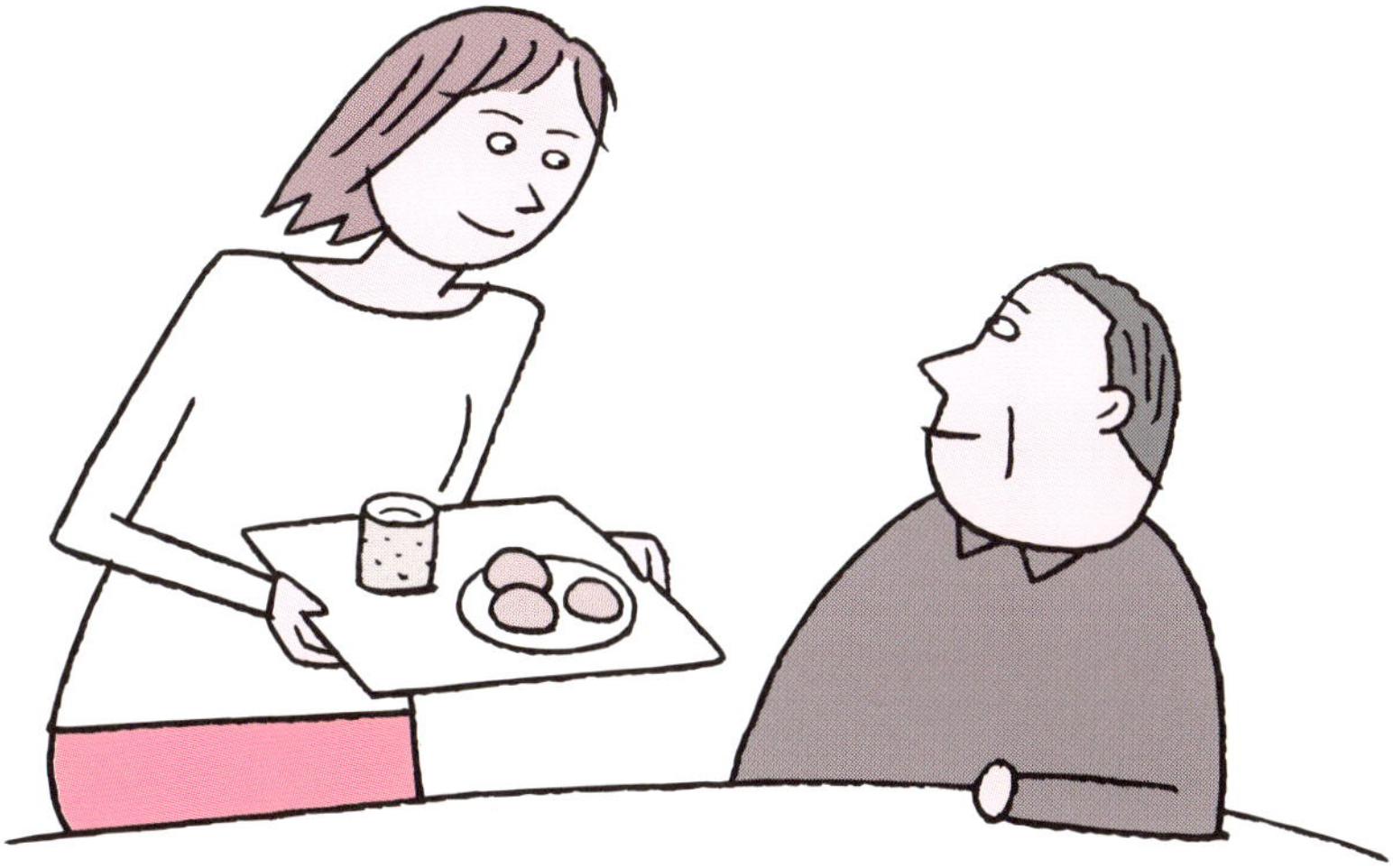

ストーリー⑤

悩みを分かち合いたい!

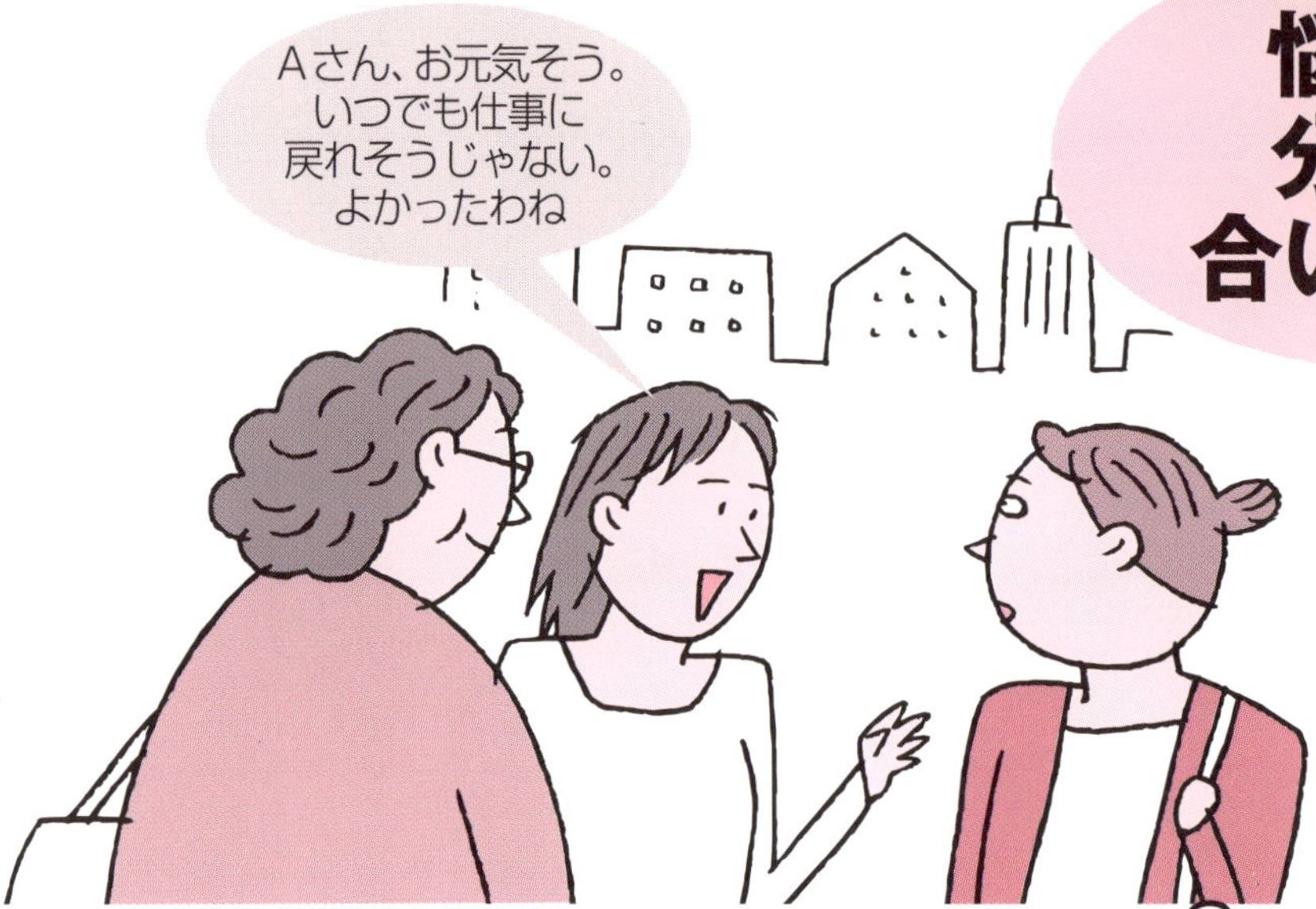
Aさん、お元気そう。いつでも仕事に戻れそうじゃない。よかったわね

1 Aさんのリハビリは順調に進み、少しずつ奥さんも趣味の絵画などを始められるようになりました。ある日、絵画教室の友達が「散歩の途中のAさんに会ったわよ」と声をかけてきました。

2 友達は喜んでくれましたが、奥さんの心の中は複雑です。マヒが軽く、失語症以外に大きな後遺症がないAさんは、周囲の反応と自分の状態のギャップに悩んでいたのです。

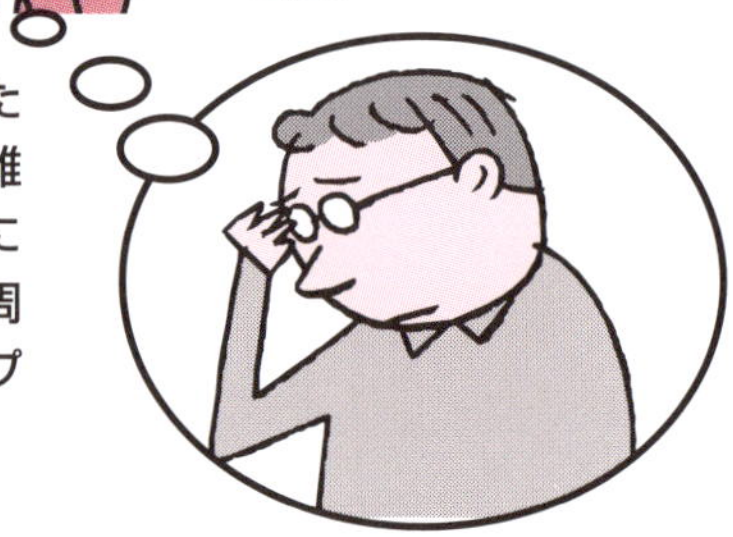

「元気になりましたね」という励ましの言葉も、失語症で苦労しているAさんには「自分のことをわかってもらえないのか」と落ち込みの元になってしまっていた

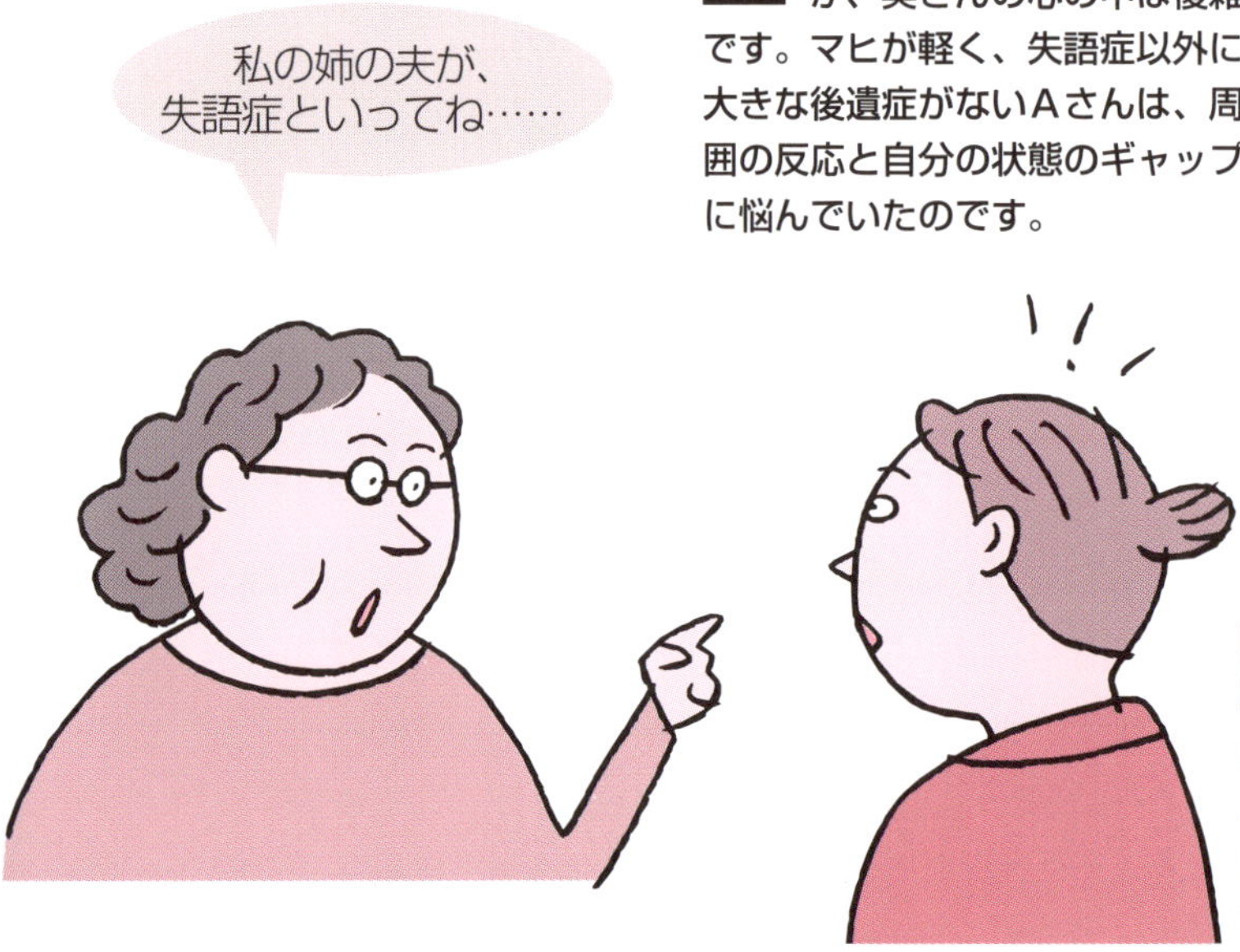
私の姉の夫が、失語症といってね……

3 そのとき、話を聞いていた別の友人が、何気なく話した言葉に奥さんはハッとします。その友人の義理の兄も、脳卒中の発作で倒れたあと、失語症になったというのです。

4 友人は、失語症がどんな病気かということや、患者さんや家族が苦労や工夫を重ねて失語症を乗り越えていったことを話してくれました。Ａさんの奥さんは、「自分だけじゃないんだわ」という気持ちと、周囲の人も話せばわかってくれることで胸がいっぱいになりました。

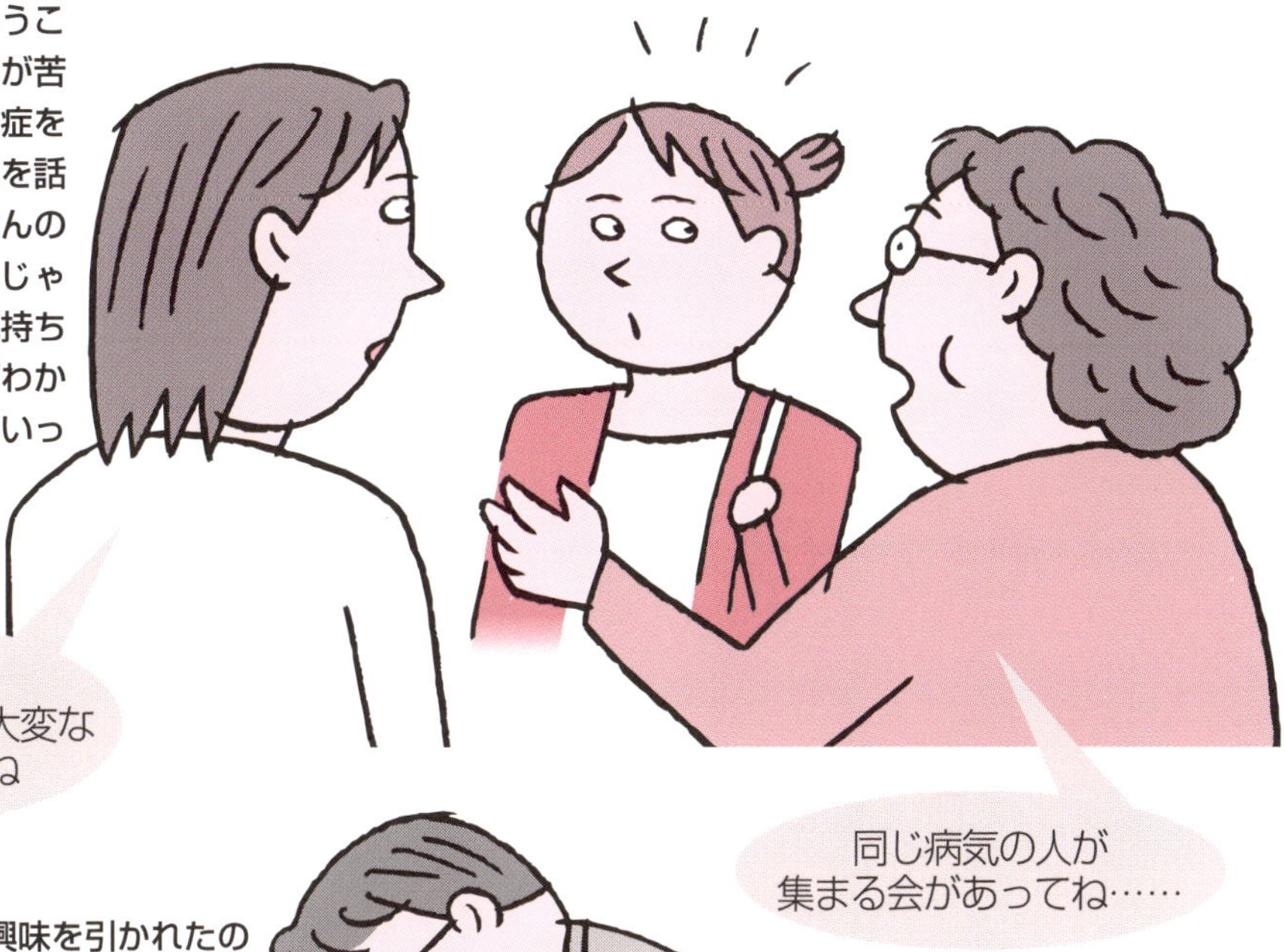
ふーん。知らなかったわ。大変な病気があるのね
同じ病気の人が集まる会があってね……

5 奥さんが興味を引かれたのは、失語症の人や家族が集まって交流する「患者会」の話でした。家に帰った奥さんが、さっそくインターネットで患者会について調べてＡさんに話したところ、Ａさんも興味津々の様子。いちど二人で会に参加することになりました。

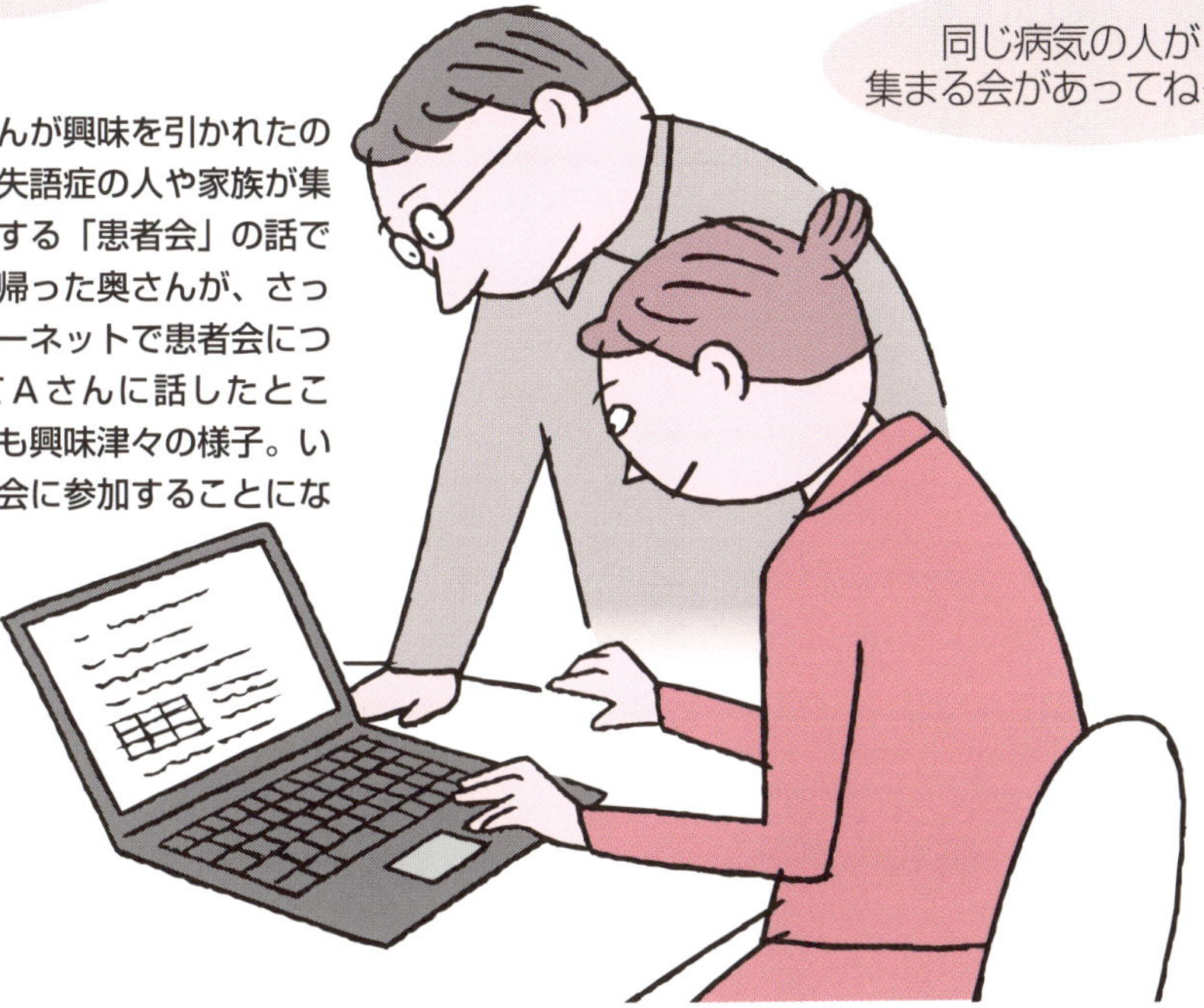

多いトラブル

見えない障害は理解されにくい

失語症の人が日常生活に復帰したときには、周りの人につらさをわかってもらえない苦労を感じることがしばしばです。特に、失語症だけが残った人ほど、自分の苦労と周囲の対応とのギャップを感じるようです。

"言えないつらさ"がついて回る

思うように言葉が出ないうえに、自分が失語症であることは言いたくないために、患者さんの苦悩は深くなります。

●周囲のお祝いがプレッシャーになる

「たいしたことがなくて何よりですね」「いつ仕事に復帰するのですか」など、失語症であることを知らない人からの励ましの言葉は、かえって患者さんには負担に響きます。

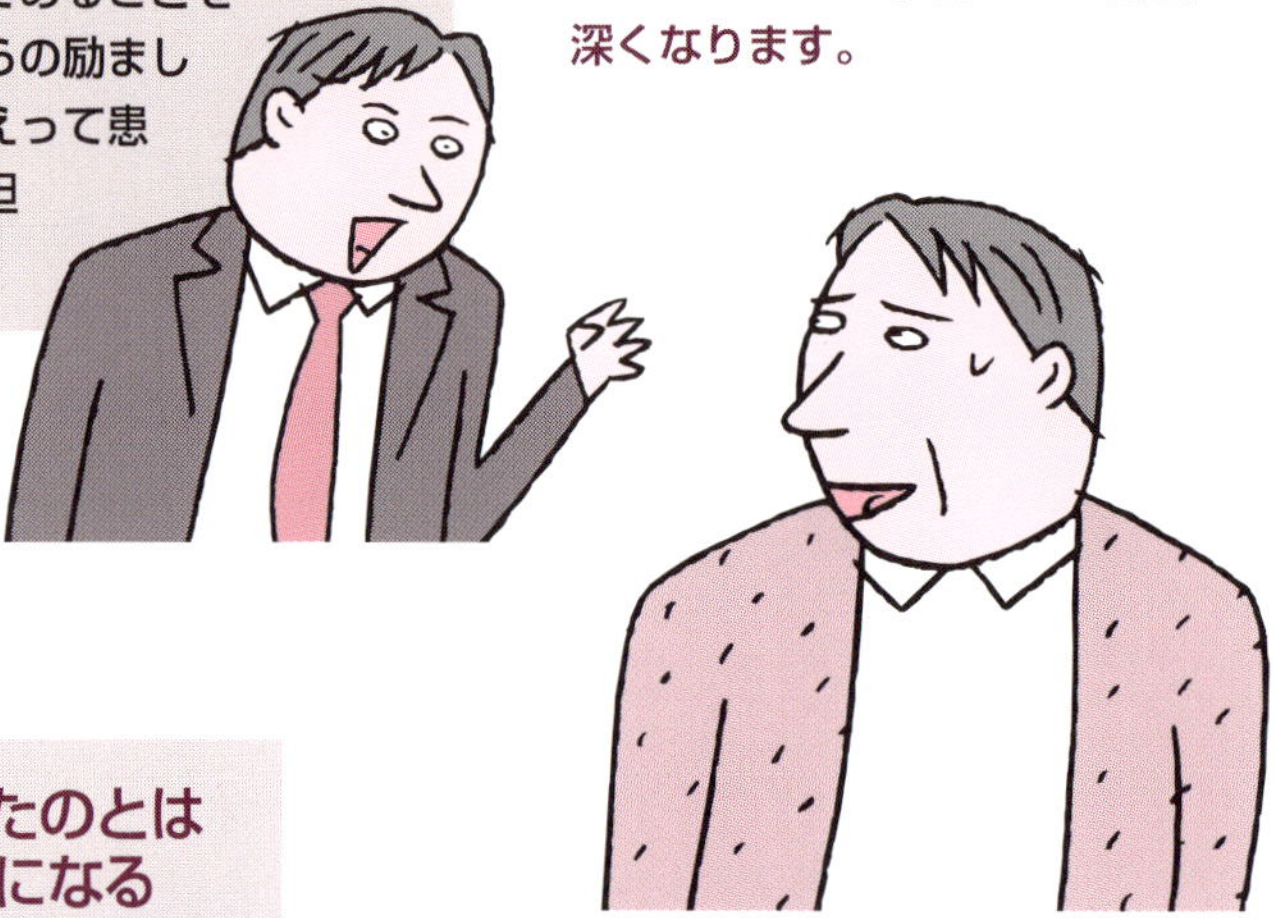

●思っていたのとは違う生活になる

「旅行に行きたい」「老後はのんびりしよう」など、心の中に描いていた将来の計画を変えざるをえなくなります。

●本当は違うのに言えない

失語症のために不自由なことはたくさんあるのに、思うように話せないために周囲に訴えることができません。

訴えられないために孤独感が強まる

マヒなどの目に見える障害は、初対面の人にも「大変だな」とわかってもらえます。ところが、身体に目立った後遺症がなく、失語症だけが残った人では、黙っていれば言葉に不自由があることはわかりません。

そのため、周囲の人は「たいした障害ではない」と誤解しがちです。患者さんは、言葉を使えず非常に不自由な思いをしているにもかかわらず、その大変さをわかってもらえないという、二重のつらさを感じることがしばしばです。

しかも、言葉が不自由なゆえに、自分の症状やつらさをなかなか説明できません。

言うことが食い違ってしまう

時に、患者さんが自分で思っていることとは違う言葉が口から出るため、「言うことがコロコロ変わる」「ウソが多い」と誤解されることもあります。

●数字の間違いが多い

特に数字は、言い間違い、聞き間違いが多く、しかも、言い間違えの場合は、会話の流れ上、間違えたことに相手が気づきにくい場合もあります。

自分の中ではイメージができているのに、違う言葉を話してしまう。待ち合わせの時間などでは、「遅刻した」「すっぽかした」などのトラブルの元に

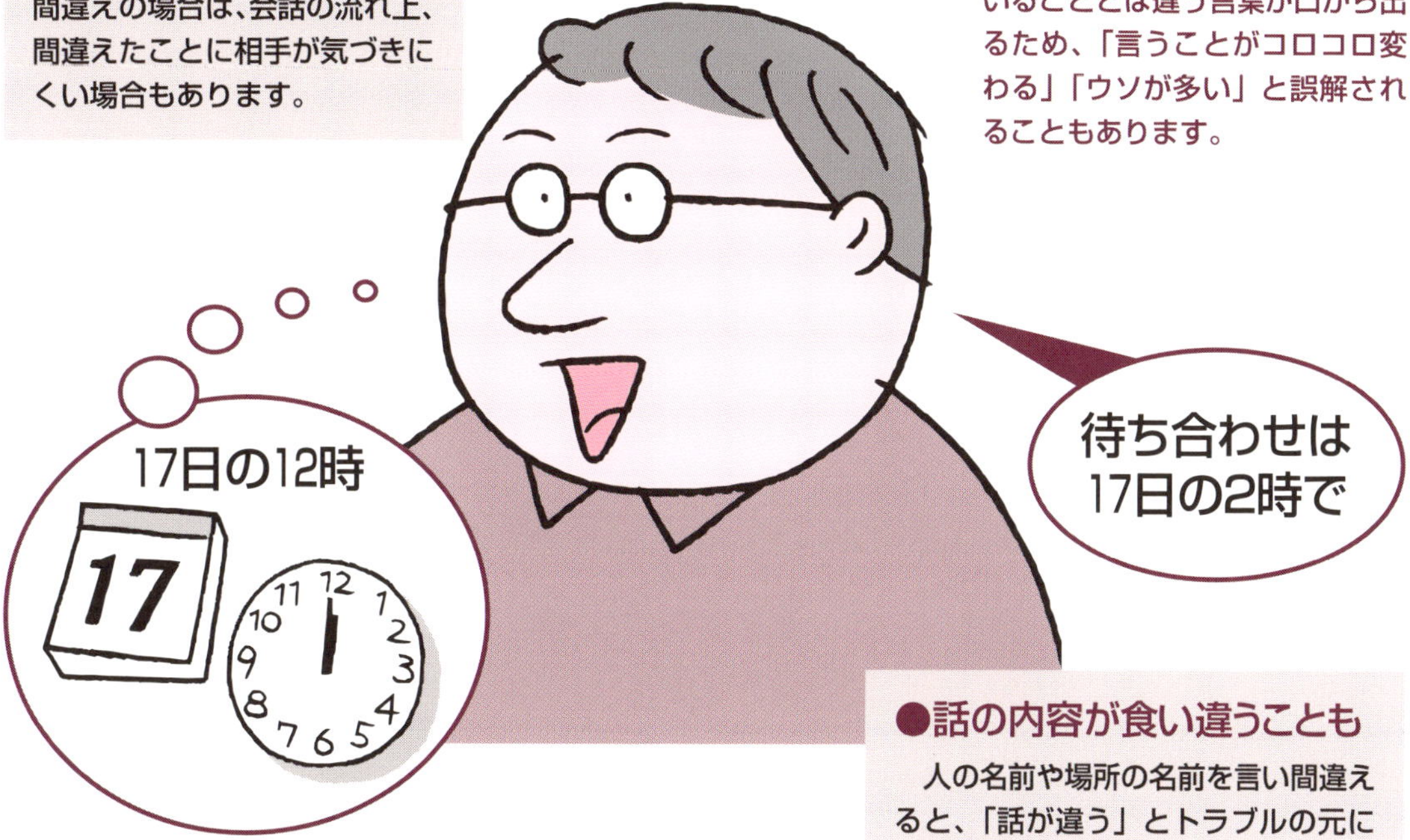

17日の12時
17
待ち合わせは17日の2時で

●話の内容が食い違うことも

人の名前や場所の名前を言い間違えると、「話が違う」とトラブルの元にもなります。

対処 大切なことは書いて確かめる

家の中でも、ふだんから話の内容を書いて確かめる習慣をつけましょう。ただし、書くときには患者さんの言ったことを周囲の人が書いて見せ、内容が合っているか確かめます。また、患者さんに伝えるときにも、言いながら文字に書いて見せることで、間違いを防げます。

知らない間に言い間違えてしまう

さらにもう一つ大きな問題が、言い間違いです。患者さんは自分が言い間違えていることに気づかないこともあるため、失語症をよく知らない人との間に行き違いが生じることもあります。

しかも、一度トラブルが起こると、患者さんはその理由をうまく説明できず、相手との関係がこじれてしまうことも少なくありません。

交流の場をもつ

趣味の集いや患者会などを活用する

誰でも、自分の障害についてはできるだけ知られたくないものです。しかし、だからといって閉じこもっていては、言葉の力も、生活の喜びも回復しません。自分の殻から、そして家の中から一歩を踏み出しましょう。

いろいろな場所に活動の場を広げる

家庭内で何か役割をもって生活していると、言葉の回復にプラスになることがわかっています。いろいろな人と交流することが、コミュニケーションの力を高めるのです。

地域・趣味

地域の活動に参加したり、
趣味を続けることで、
言葉以外の脳の働きが刺激されます。
また、気心の知れた人や、
同じ趣味を共有している人と
過ごす時間が、ストレス解消にも
つながります。

家庭

今まで働いていた人は、
家事を分担するなどして、
家庭内でも役割を
もつようにすると、
生活にメリハリが
出てきます。

仕事など

職種によっては、完全復帰は
むずかしい場合もあるのですが、
同じ職場で、別の職種に復帰する
ケースもあります。
また、地域によっては
福祉作業所などを設けている
自治体もあります。

病院など

病院での治療や
リハビリ、デイケアなどの
サービスを通じて、
同じ症状に悩む人と交流する
機会をもてることが
あります。

患者会を活用しよう

失語症の患者さんとその家族でつくる「失語症友の会」があります。同じ病気をもつ患者さんやその家族が交流する場を設けたり、失語症についての知識を広げるための活動をしています。

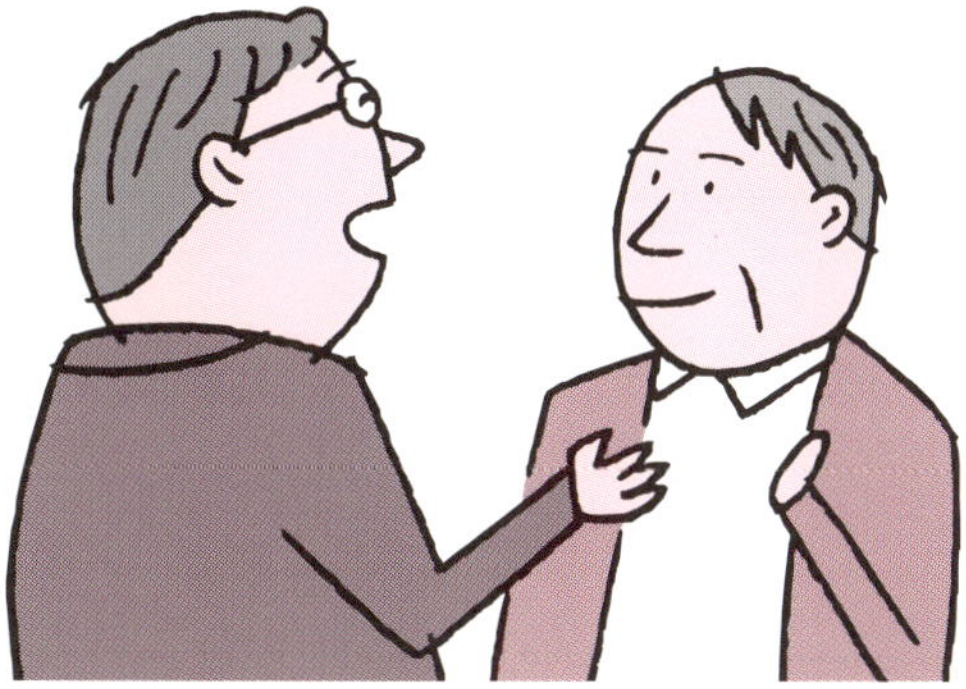

同じ病気の人と交流できる

同じ病気の人と交流することで、患者さんは孤独感を軽くでき、「あの人ががんばっているのだから自分もがんばらなければ」と意欲をもつことができる

近くの「失語症友の会」を知りたいときは……

現在、全国で103の失語症友の会が活動しています。住んでいる地域の近くに、失語症友の会があるかどうか知りたいときには、「日本失語症協議会」に問い合わせてください。

■NPO法人 日本失語症協議会
〒167-0051
東京都杉並区荻窪5丁目14-5-405
電話 03-5335-9756　FAX 03-5335-9757
office@japc.info

2021年4月現在

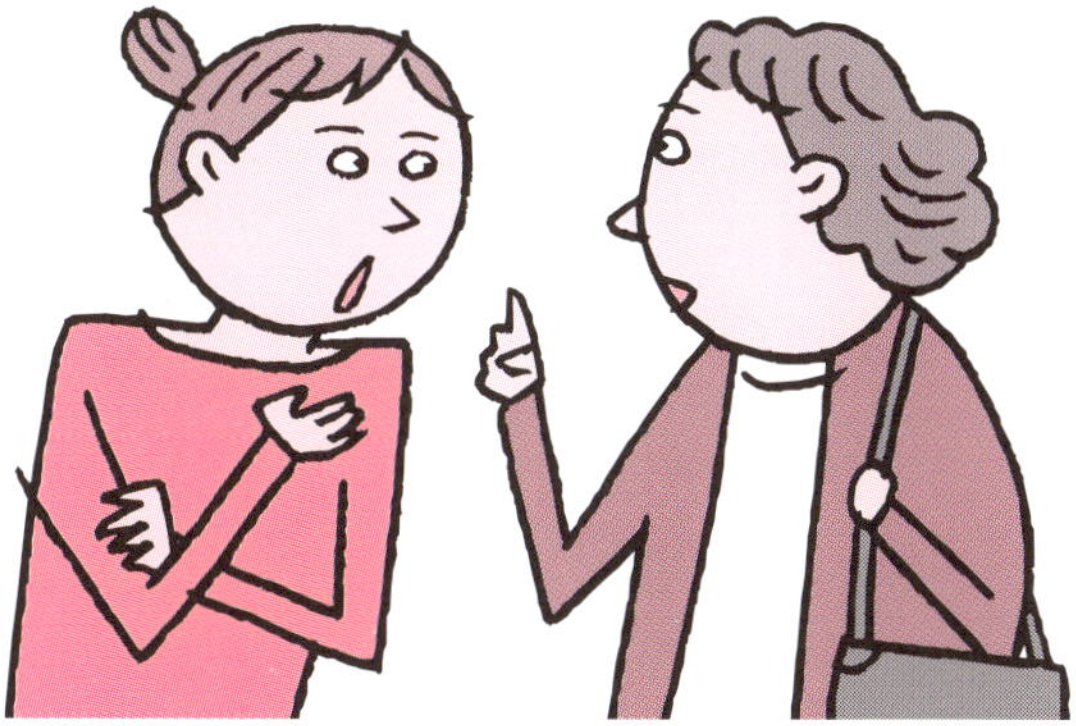

家族同士のアドバイス交換の場にも

家族は、日ごろの生活で苦労していることを話し合って、いっしょに解決策を考えたり、ほかの人の対処法を聞くことができる

励まし合えるのがうれしい

入院中や言語訓練をおこなっている間は、病院でほかの患者さんと接する機会もありますが、日常生活に戻ると、家の外に出るきっかけがなかなかつかめない人もいます。「失語症を知られたくない」という気持ちから、自宅に引きこもりがちになることもあります。

しかし、言葉は生きものです。言語訓練で言葉の力を回復しても、十分に使わなければよい状態を維持することはできません。

最初の一歩を踏み出すために、失語症の人による患者会などに参加するのも一つの手です。同じ病気をもつ人と触れ合うことで、安心したり、刺激を受けることができます。

患者会の活動を通じて、趣味や交流の場が広がることも少なくありません。また、家族の人にとっても、同じ苦労をした人と思いを共有できる、貴重な場となるでしょう。

社会資源を使う

介護保険や福祉サービスを使う

失語症になると、治療にも、また仕事の面でも経済的な負担が大きくなります。失語症をフォローする福祉サービスを上手に活用することが大切です。

介護保険のサービスを使う

介護保険では、デイケアや通所リハビリなどのサービスが利用できます。サービスの内容を決めるときには、失語症の症状を考慮して決めてください。

1

申請

患者さん本人か、家族の人（代理人）が申請します。申請は、市区町村の社会福祉を担当する窓口でおこないます。

2

訪問調査

担当の調査員が、患者さんの家庭を訪問し、障害の程度やどのくらいのサービスが必要かなどを聞きます。失語症特有の困難などもきちんと伝えておきましょう。

＋

意見書の作成

原因となった病気、失語症やほかの後遺症などについて、担当医に意見書を書いてもらいます。

3

認定が下りる

意見書や訪問調査の結果を踏まえ、患者さんの状態を要支援（1～2）、要介護（1～5）に認定します（非該当もあり）。

4

サービスの内容を選ぶ

利用するサービスを選び、ケアプランを立てます。ケアプランは家族でつくることもできますが、不安な場合はケアマネージャーに相談してください。

最近は、STが常駐している、失語症のリハビリをおこなう事業所や施設も増えてきています。サービスを選ぶ際に確認するとよいでしょう。

受けられるサービス

患者さんの認定内容によって、受けられるサービスは異なります。

●通所サービス
・デイケア
（通所リハビリテーション）
・デイサービス（通所介護）
●在宅サービス
・訪問介護、訪問看護
・訪問リハビリテーション
●入所介護
・ショートステイ

など

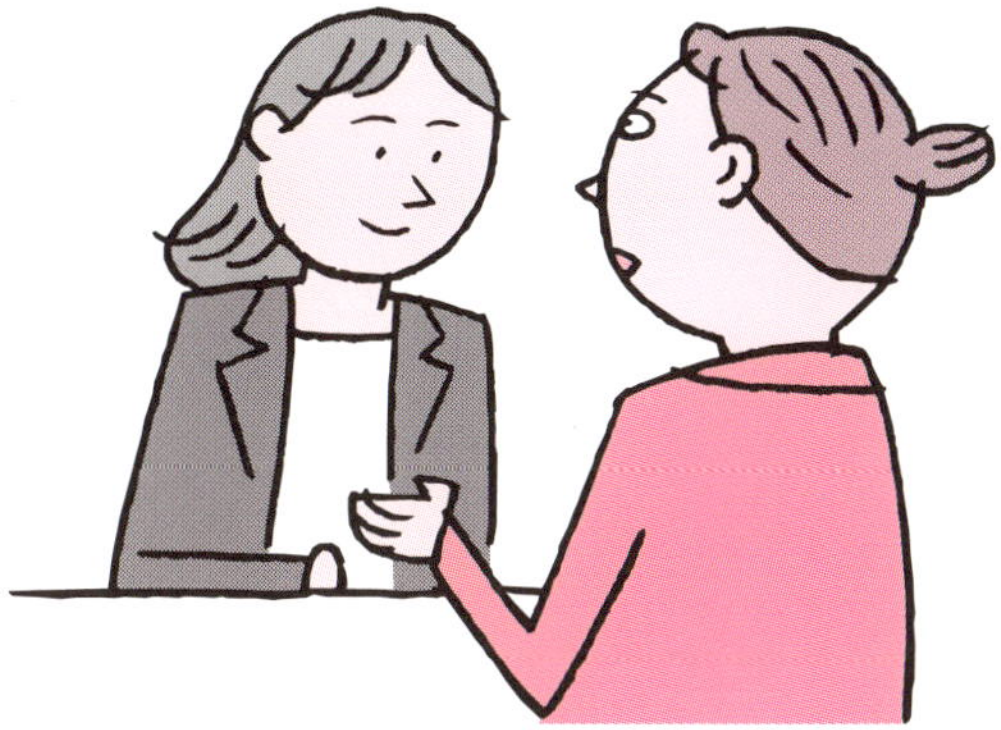

まずは身近で相談を

独自のサービスをおこなっている市区町村もある。福祉課などで利用できるサービスを聞いてみよう

身体障害者手帳を申請する

指定医が必要と認めた場合、身体障害者手帳を申請すると、その程度によって経済的、社会的な優遇サービスが受けられます。現在、失語症以外に障害がない場合には、3級または4級に認定されます。

1

指定医の診断を受ける

住んでいる地域（都道府県）が指定する医師の診察を受け、診断書を作成してもらいます。

2

申請・認定

診断書と申請書は、市区町村の福祉担当窓口に提出します。審査・認定は、都道府県がおこないます。

受けられるサービス

認定された等級や、住んでいる地域によって多少異なります。

- 医療費の助成や手当
- 補助具や生活用品の給付や貸与
- 住宅改善のための費用の給付
- 交通費などの割引制度
- 雇用についての相談、訓練

など

そのほか、経済的なサービスも

治療などにかかった医療費が高額になると、所得に応じて払い戻しを受けられます。

- 医療費控除《こうじょ》
- 高額療養費払い戻し制度

など

担当医や医療相談員、地域の福祉担当課に相談を

失語症によって社会的、経済的な制約が生じてくることもしばしばあります。こうしたときには、社会資源を活用してください。

どのようなサービスが利用できるのかは、地域の役所の福祉課などに問い合わせるほか、病院の医療相談窓口やSTにも相談するとよいでしょう。申請するときに、担当医や都道府県が指定する医師の診断書などが必要な場合もあるので、事前に医師や医療相談員に相談することも必要です。

任意の保険（傷害保険、疾病保険など）に加入している場合には、失語症が対象になっているかも忘れずに確認してください。

また、復職を考えるときには、どんな業務が可能かなどを、あらかじめ医師やSTに確認しておくとよいでしょう。元の職場と、復帰について話し合うときには、医師やSTに同席してもらうことが理想的です。

COLUMN

言葉と脳の深い関係

大脳は「個性豊かな」器官

　大脳は、外から見るとどの部分も大きな差はありません。しかし、その働きは、体を動かす部分、匂いを感じる部分、言葉を操る部分、と場所によって多種多様です。

　こうした区分は、生まれたときすでに厳密に決まっているものと、ゆるやかにしか決まっていないものがあります。特に言語の場合は、成長とともに少しずつ決まってくると考えられています。そのため、同じ言語中枢といえども、その場所には、若干の個人差があります。

　失語症を発症した年齢と、その後の経過を調べたデータがあります。それによると、生まれてから言葉を覚え始める三歳くらいまでの間に失語症になった場合には、再び言葉を獲得しなおすことができるケースがほとんどです。

　これは、生まれてすぐの時期には、ダメージを受けた言語中枢のかわりに、別の場所が言語中枢としての役割を果たすようになるからだと考えられています。

脳の底力を活用する

　年齢と失語症の関係でいうと、成長とともに脳の働きは限定され、年齢が上がれば上がるほど、失語症からも回復しにくくなります。

　適切な言語訓練を受けても、だいたい三年ほどで回復はゆるやかになり、言語訓練は終了を迎えます。しかし、その後、テレビを観たり、新聞を読んだりして言葉に多く触れた人では、そうでない人に比べ、長期にわたる言葉の回復が見られます。

　大脳は神経細胞のかたまりで、一度ダメージを受けた神経細胞はよみがえらないといわれています。しかし一方で、大脳には予備の部分がたくさんあり、一部分がダメージを受けても、ほかの場所がその働きを補う柔軟さも備えているのです。

健康ライブラリー　イラスト版

失語症《しつごしょう》のすべてがわかる本《ほん》

2006年7月10日　第1刷発行
2022年11月4日　第12刷発行

監　修　加藤正弘（かとう・まさひろ）
　　　　小嶋知幸（こじま・ともゆき）

発行者　鈴木章一

発行所　株式会社講談社
　　　　東京都文京区音羽二丁目12-21
　　　　郵便番号　112-8001
　　　　電話番号　編集　03-5395-3560
　　　　　　　　　販売　03-5395-4415
　　　　　　　　　業務　03-5395-3615

印刷所　凸版印刷株式会社

製本所　株式会社若林製本工場

N.D.C 493　98p　21cm

KODANSHA

ISBN4-06-259407-2

■監修者プロフィール

加藤正弘（かとう・まさひろ）

1935年生まれ。60年慶應義塾大学医学部卒業。65年ウェイク・フォレスト大学（アメリカ）に留学、伊豆韮山温泉病院、慶應義塾大学を経て、86年より江戸川病院院長。2013年より同名誉院長。98~2003年、日本失語症学会（現・日本高次脳機能障害学会）理事長。専門は神経内科、特にリハビリテーション。

小嶋知幸（こじま・ともゆき）

武蔵野大学大学院人間社会研究科教授。1958年生まれ。80年埼玉大学教養学部卒業。89年3月より江戸川病院リハビリテーション科勤務。99年東京大学大学院医学系研究科にて博士号（医学）取得。2006年2月より、市川高次脳機能障害相談室を開設。日本高次脳機能学会理事、日本神経心理学会評議員ほか。

■参考文献

『失語症の障害メカニズムと訓練法』（改訂第二版）小嶋知幸著（新興医学出版社）

『脳が言葉を取り戻すとき　失語症のカルテから』佐野洋子・加藤正弘著（日本放送出版協会）

『ボイスノート　コミュニケーションを拡げるために』加藤正弘監修　小嶋知幸・佐野洋子著（新興医学出版社）

『失語症の人と話そう　失語症の理解と豊かなコミュニケーションのために』地域ST連絡会　失語症会話パートナー養成部会編集（中央法規出版）

『脳卒中の在宅リハビリテーション』中村春基・神沢信行・東山毅著（家の光協会）

●編集協力
オフィス201　原かおり
●カバーデザイン
松本　桂
●カバーイラスト
長谷川貴子
●本文デザイン
勝木雄二
●本文イラスト
千田和幸　渡部淳士

講談社　健康ライブラリー　イラスト版

狭心症・心筋梗塞
発作を防いで命を守る

国家公務員共済組合連合会立川病院院長
三田村秀雄　監修

もしものときに備えて自分でできる対処法。
発作を防ぐ暮らし方と最新治療を徹底解説！

ISBN978-4-06-259817-0

糖尿病は先読みで防ぐ・治す
ドミノでわかる糖尿病の将来

慶應義塾大学医学部腎臓内分泌代謝内科教授
伊藤　裕　監修

糖尿病はドミノ倒しのように病気を起こす。
タイプで違う合併症の現れ方と対処法を徹底解説！

ISBN978-4-06-259816-3

高次脳機能障害のリハビリがわかる本

はしもとクリニック経堂理事長
昭和大学医学部リハビリテーション医学講座准教授
橋本圭司　監修

忘れっぽい、怒りっぽい、疲れやすい――脳損傷後に
現れる後遺症への理解が深まる実践リハビリの決定版。

ISBN978-4-06-259760-9

嚥下障害のことがよくわかる本
食べる力を取り戻す

浜松市リハビリテーション病院　病院長
藤島一郎　監修

家庭でもできる訓練法、口腔ケア、安全な食べ方・調理法など、
誤嚥を防ぎ、食べる力を取り戻すリハビリ術を徹底解説。

ISBN978-4-06-259786-9

まだ間に合う！今すぐ始める認知症予防
軽度認知障害（MCI）でくい止める本

東京医科歯科大学特任教授／メモリークリニックお茶の水院長
朝田　隆　監修

脳を刺激する最強の予防法「筋トレ」&「デュアルタスク」
記憶力、注意力に不安を感じたら今すぐ対策開始！

ISBN978-4-06-259788-3

脳卒中の再発を防ぐ本

杏林大学医学部教授・脳卒中センター長
平野照之　監修

発症後1年間は、とくに再発の危険が高い！
退院後の治療から生活の注意点まで徹底解説。

ISBN978-4-06-516835-6

講談社　こころライブラリー　イラスト版

うつ病の人の気持ちがわかる本

大野裕、NPO法人コンボ　監修

病気の解説本ではなく、本人や家族の心を集めた本。
言葉にできない苦しさや悩みをわかってほしい。

ISBN978-4-06-278966-0

認知症の人のつらい気持ちがわかる本

川崎幸クリニック院長
杉山孝博　監修

「不安」「恐怖」「悲しみ」「焦り」の感情回路。症状が進む
につれて認知症の人の「思い」はどう変化していくのか？

ISBN978-4-06-278968-4